# 栃木の流行《はや》り病《やまい》 伝染病 感染症

大嶽浩良［編］

下野新聞社

# 栃木の流行り病　伝染病　感染症

# はじめに

岡　一雄

本書は、四人の執筆者が、歴史研究者や医師というそれぞれの立場や視点で、栃木県における感染症の歴史を執筆した大変ユニークで類を見ない歴史書である。

本文は大きく三部に分けられている。第一部と第二部では天然痘やコレラ、スペイン・インフルエンザなどの急性の感染症を取り上げ、第三部は結核や梅毒など永年にわたって蔓延した感染症を取り上げた。序章では民俗学的な視点から感染症と信仰について触れ、終章では現在私たちが遭遇している新型コロナウイルス感染症を取り上げた。さらに関係する各所にはコラムや解説を加え、より深い理解が得られるようにした。

人類が文明を築き始めた時から感染症との長い付き合いが始まる。定住して集団生活を営み家畜を飼い始めると、家畜からは新たな感染症がもたらされ、さらに交易の広がりが感染症の拡大を容易にした。西洋では黒死病（ペスト）の流行が中世を終焉させたと言われるように、時に感染症は人類の歴史に大きな影響を及ぼすこともあった。しかし、原因が明らかでなかった時代には、治療手段や防御法も限られ、神仏祈祷に頼るしかなかった。一方、経験的に病人との接触で感染することを知ったことで、らい病（ハンセン病）のように、病人を疎外し、迫害するという歪んだ疾病観も作られることとなった。一九世紀から二〇世紀にかけて、顕微鏡の発明が感染症の原因となる病原菌の発見につながり、さらに抗生物質などの特効薬が開発され、感染症を抑え込む予防接種も発明された。二〇世紀後半には、「もはや感染症の時代は終わった」とさえ言われ、医学の関心は糖尿病や高血圧症など、飽食時代の文明がもたらした生活習慣病や癌の治療に向けられるようになった。しかし、その後もＨＩＶやエボラ出血熱などの新興感染症が次々と出現し、人類を悩ませ続けている。そして今、感染症の専門家さえも予想だにしなかった新型コロナウイルスのパンデミックが、私たちの生活を大きく変えてしまった。

本書のタイトルについても触れておこう。ある日突然現れ、人々の間に流行して命を奪ってゆく病気を、江戸時代までは「流行り病《はやりやまい》」とか「疫病《えきびょう》」と呼んでいた。西洋医学が導入された明治期に「流行り病」は、人から人へ伝染することを表す「伝染病」という名称に替えられる。明治三〇（一八九七）年には「伝染病予防法」が制定され、政府は法律に基づいて伝染病対策に乗り出す。海外からの伝染病の侵入を防ぐために防疫を強化し、国内での感染拡大を防ぐために衛生委員の設置や国民への啓蒙などの衛生事業を始めた。何度も改正を繰り返しながら、およそ百年間続いたこの法律は、平成一〇（一九九八）年に廃止され、これに替わる新たな「感染症法」が制定された。一般に病原体が体内に侵入して起きる病気を「感染症」、感染症の中で人から人に伝播する（うつる）病気を「伝染病」と定義しているが、同義語として用いられることが多い。現代では「伝染病」という病名は、差別や恐怖を増長しかねないという考えから使用される頻度が少なくなってきた。このような時代の推移による名称の変遷を踏まえ、タイトルを『栃木の流行り病《はやりやまい》　伝染病　感染症』としたのである。

歴史を振り返ると、幾多の感染症が人類に襲いかかり、そのたびに多くの尊い命が失われたが、私たちの祖先は、それらの災厄を乗り越えてきた。本書で取り上げた幕末から現代に至る感染症の歴史に触れることは、コロナ禍に苦しむ私たちにいくばくかの生きるヒントを与えてくれるのではないかと考える。

# 栃木の流行《はや》り病《やまい》 伝染病 感染症

## 目次

第一部　幕末・明治期の感染症

第一章　天然痘と種痘

第二章

# 第二部　大正・昭和期の感染症

## 第五章　行政の感染症対策……大嶽浩良　140

終章

## 新型コロナウイルス感染症……岡　一雄

# 序章　感染症と信仰

近世、人々は感染症を神仏に託した。

中野　英男

## (一) 疫病退散を願って

かつて、疫病、あるいは流行り病と称した感染症は、その正体がわからず、人々は厄神など何らかの神霊がもたらすものと考えていた。それから逃れるために、人々は祈り、まじないなどさまざまな信仰や儀礼を行ってきた。それらの中には人々の記憶に留まっているものもあり、今なお行われているものもあるが、その多くは忘れ去られている。伝統的な生活世界にあった人々が感染症に対してどう向き合ってきたか、古文書や先学の調査研究による各自治体史（民俗編）や報告書等を参照しつつ探ってみることにした。

非業の死を遂げた人物などの御霊《ごりょう》のたたりを恐れ、御霊を鎮めることによって平穏を回復しようとする信仰・祭礼は奈良・平安時代からあった。荒ぶる神の牛頭天王《ごずてんのう》をまつる京都の祇園社（八坂神社）は特に盛んで、これに由来する県内各地の八坂神社、八雲神社、須賀神社等で天王祭、祇園祭として広く行われている。明治の廃仏毀釈により祭神は牛頭天王から素戔嗚尊《すさのおのみこと》に変わったが、かつては旧暦六月上旬から順を追って各社で行われ、現在は七月下旬が多い。この時節は赤痢、疫痢、コレラ等がしばしば発生し、また稲の病虫害や水害の起き易い頃でもあり、人々は疫病の退散と五穀豊穣を神に祈ったのである。神輿は地域内を渡《と》御《ぎょ》し、その時、荒々しく暴れるほど神は喜び、ご利益があるとされた。付け祭りとして屋台を運行し、烏山のように山あげ祭が行われるところもある。

鹿沼市板荷の大杉神社（あんば様）のように全てが活動を開始する春先に行われる祭礼もある。ここでも神輿が地域内を巡行するが、板荷では家々の求めに応じて玄関先で悪魔祓《はらえ》の所作を行う。益子町山本では旧七月二七～二九日（近年は八月二七～二九日）の不動明王の縁日に、本郷の光明寺にまつられている不動明王の掛軸の入った御輿を担いだ行列が集落ごとに家々を廻り、無事息災を祈願した。希望する家では座敷に掛軸を掛け、不動の剣廻しを行って不動真言を唱えた。近年は行列はせず、公民館や光明寺に集まり祈禱を行っている。

以上のような祭礼とは別に、外からやってくる厄神を村（行政機構としての村ではなく、人々が生産や生活を維持していくための集落）に入れさせないために、道切りとか辻固めと称して、呪物《じゅぶつ》や護符などを用いたさまざまな儀礼が行われていた。

栃木市仲仕上町では本町の長清寺から疫病を追い払う神として知られる山倉大神の札を迎え、薬師堂で念仏を行った。さらに四方の村境に大ワラジと山倉大神の札を篠竹に下げて立て、百万遍の数珠を廻し四方固めの念仏を唱えた。数珠を廻し百万遍の念仏を唱える儀礼は県内各地にあり、日光市小百では現在でも村の外れに藁人形を立てて行われている。那珂川町大那地では「カイドウネンブツ」と呼んでいた。真岡ではかつて疫病の流行時に「カンカン念仏」と称する数珠廻しが行われ、一軒ごとに廻す集落もあったという。

数珠廻しは行わないが、日光市芹沼では旧暦の四月八日に春の風神祭として街道西の十文字と東の浅間神社入口に大ワラジ（ここでは巨大な足半）を吊るし（図版序―1）、文挟流獅子舞を奉納した。現在は八月最後の土日に芹沼ふれあい夏祭りとして行われている。大ワラジは巨人の存在を表している。鹿沼市板荷の唐沢では一〇年ほど前までは大ワラジを村の入口に吊るした。ワラジの表には病除け、裏にはいくつもの桝目が書かれた紙を貼り、さらに唐辛子や木炭を挟み込んだという。これらはいずれも厄神の嫌うものとされた。小山市でも天王様や大杉様の札を村境に立て大ワラジを置く儀礼があった。同市武井では、大山阿夫利神社の札を竹竿の上に挿し、御神酒を入れる竹筒とワラジ、さらに「天地神」と書いた木札を付け、二月一九日、武井に通じる道筋六カ所に立てる。これを「符行《ふぎょう》はり」と称している。真岡市の道祖土では大ワラジの他に「蘇民将来子孫之辻」と書いた木札にサイコロを付けて立て「符行」と称した。蘇民将来とは『備後国風土記』の、蘇民将来、巨旦将来の兄弟のうち武塔の神（素戔嗚尊）を丁重にもてなした蘇民将来の家族だけが茅の輪を腰に付けていたところ、命が救われたという話に基づく。

また、厄神等を家に入れまいとする呪物や護符にもさまざまなものがある。疱瘡やコレラの流行時には天狗の羽うちわの別名のあるヤツデの葉を戸口に掲げることがあった。「三峯神社」「蘇民将来」等の札を護符として玄関や台所などに貼っている家は多い。年中行事としては、節分の豆まきやイワシの頭とヒイラギの葉を大豆の枝に付けて玄関に掲げるなどは今も行われているが、かつて旧二月八日のコトハジメと旧一二月八日のコトジマイには、逆さにしたメカイ（目籠）を竹竿に付けて軒端

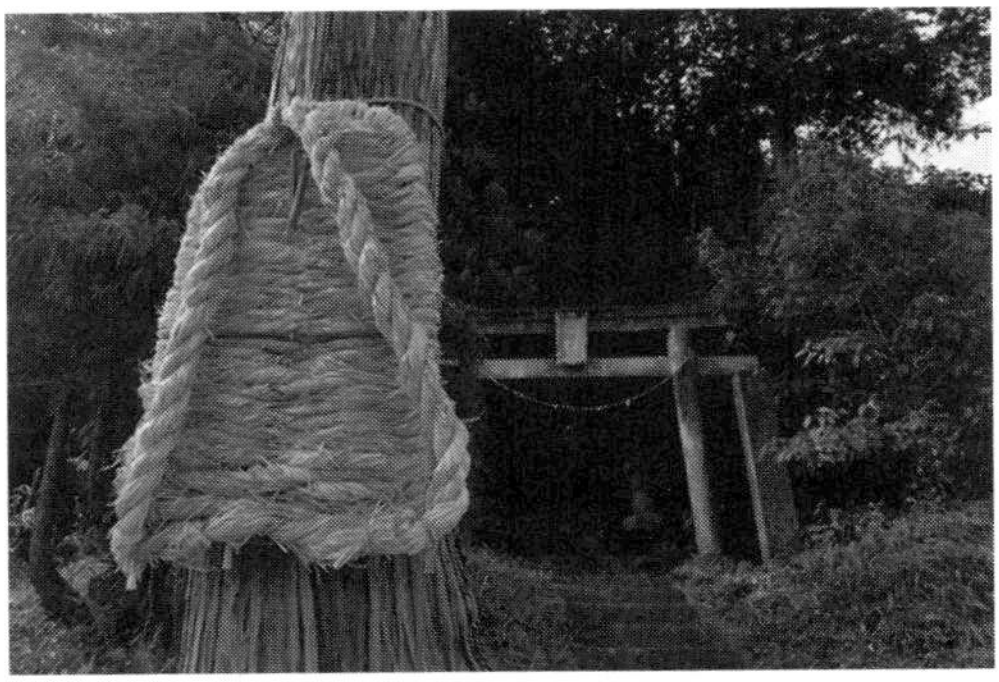

図版序-1　日光市芹沼浅間神社前に掲げられた大ワラジ（2020年8月撮影）

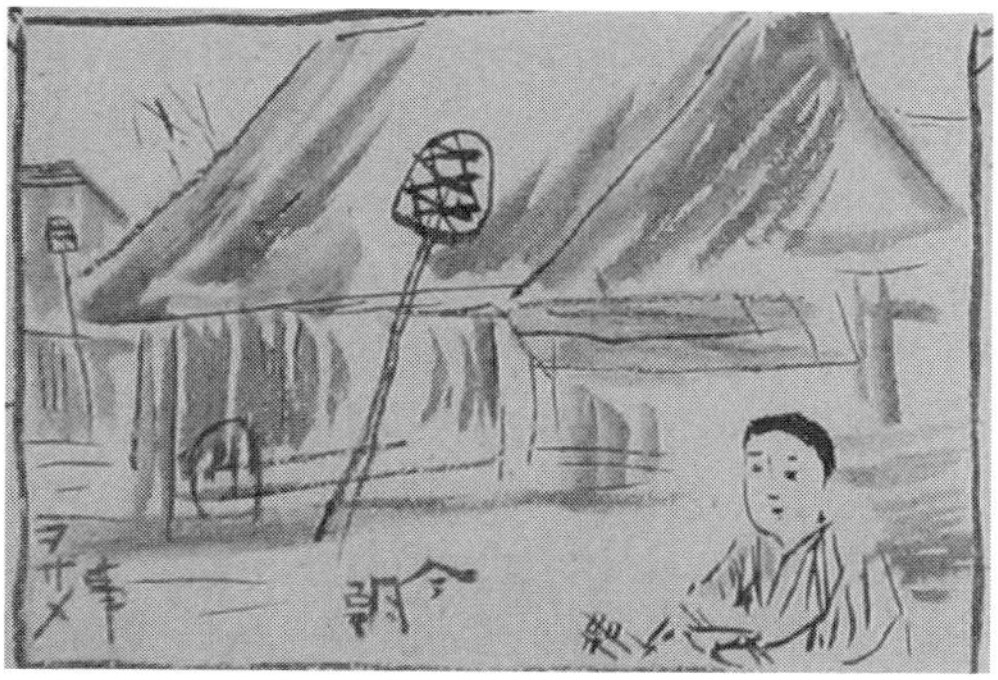

図版序-2　「渡辺清絵日記」（明治41年1月11日）。旧12月8日のコトジマイの日、渡辺家ではメカイを逆さにして軒に掲げた

に掲げた（図版序―2）。これをダイマナクと称した。この日はイワシの頭や唐辛子、蕎麦がきを家の入口に置いた。メカイにはたくさんの目があり、単眼の悪鬼は恐れて近寄らないとされた。また、この日は悪鬼が来るので、朝早くから外に出てはいけないとされた。さくら市の農民渡辺清は明治末に行われたこの習俗を絵日記に記録している。明治四一年一月一一日、この日は旧暦の一二月八日のコトジマイの日で、

> 今朝ハ屋根ニ竹ニ籠ヲサシ上ゲ、ネギ、トーガラシ、ソバガキヲ戸口ニ上グ

と記し、渡辺家のダイマナクや通りを挟んだ向かい家の様子を描いた。このように村の入口や家にさまざまな呪物を掲げ厄神を拒否しようとしたのであるが、それでも入ってくる疫病がある。次に具体的な感染症に沿ってみていく。

## （二）疱瘡（ほうそう）の神様

天然痘のことをかつては疱瘡とか痘瘡と称していた。感染力が強く死亡率も高いが、治癒しても顔に瘢痕《あばた》が残ることが多く、娘を持つ親からは殊に恐れられた。疱瘡は厄神の中でも疱瘡神と呼ばれる人間の恰好でやって来ると考えられた。この疱瘡神を家に入れさせないように護符を玄関や鴨居に貼る習俗が関東地方に広く行われ、本県でも旧家を中心にその文書が残っている。「疱瘡神の詫び証文」といわれるもので、若狭国小浜の豪商組屋六郎佐衛門家に伝わる話に由来している。長徳三（九九七）年、六郎佐衛門に世話になった五人の疱瘡神が六郎佐衛門宛に、疱瘡に罹らないし、仮に罹っても軽く済むようにすることを誓った詫び証文の形式になっている。他にも詫び証文ではないが、疱瘡の流行時には「組屋六郎佐衛門御宿」「鎮西八郎為朝御宿」「蘇民将来の宿」などと書いた宿札を戸口に貼る家があった。昭和八（一九三三）年の流行時には宇都宮でヤツデの葉を軒先に吊るす家が見られ（『下野新聞』昭和八年四月二八日付）、時期は不明だが「疱瘡守」や「疱瘡御守護」の守札（図版序―3）も残されている。

このような護符にも拘わらず家族（多くは子ども）が罹ってしまうと、家によっては疱瘡神をまつる棚をしつらえてしめ縄を張り、赤い幣束を立てて、赤飯と御神酒を毎日供えた。こうして、疱瘡神をむしろ手厚くもてなし、軽く済むよう祈ったのである。また、患者には赤い着物を着せて赤い帽子を被せ、赤いダルマやでんでん太鼓、宇都宮では黄ぶなといった呪術性をもったおもちゃや鍾馗、鎮西八郎為朝などの守護神的な絵を枕元に置いた。これを疱瘡絵と称したが、多くは魔除けのため赤一色で描かれたので、赤絵とも呼ばれ

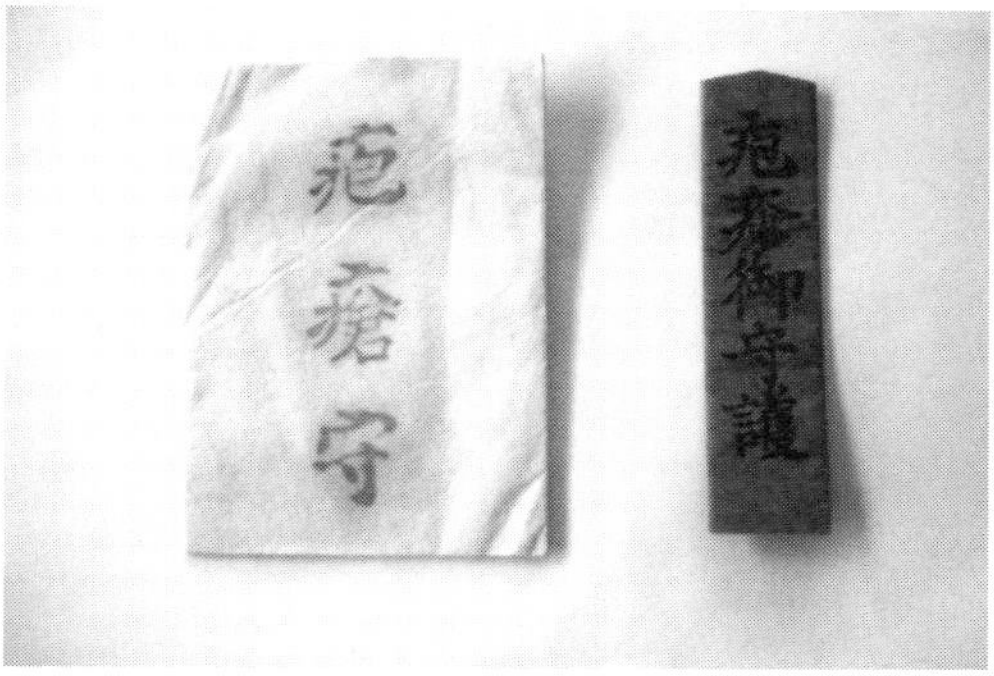

図版序-3　疱瘡のお守りと疱瘡守札（壬生町　藤田好三氏蔵）

た。鍾馗や鎮西八郎為朝などの図像は絵馬として平癒の願いを込めて寺社に奉納された例も多い。他に修験者や行者などを招き祈禱してもらうこともあった。

疱瘡に罹り高熱を発し、解熱後に発疹を生ずるなどの経過を経て、この期間を乗り越えれば治癒する。この頃、疱瘡祝を行うこともあった。さくら市上河戸の鷹野家では天保一五（一八四四）年二月、息子羽留三郎の疱瘡祝を行った。「疱瘡祝受納帳」によれば、料理・酒その他で五貫七五七文の出費に対し、親戚や近隣の延べ三九人から餅四斗六升と白米九升、銭三貫一四八文の金品の受納があった。これが終われば疱瘡神を送り出す。

さくら市氏家では、棚にしつらえた赤い幣束をサンダワラ（米俵の丸い蓋）に立て、赤飯と御神酒を載せ、村の外れか疱瘡神の祠に移した。これを疱瘡送りといった。大田原市では子どもたちが赤い旗を持って「ホーソー様送レ、遠クサ送レ、コッチサ来ンナ、ホーイホイ」と大声で囃しながら送ったという。那須烏山市藤田ではかつて、毎年四月、生後一年ほどの子の種痘が行われたが、この日、母と子は着飾って旧下江川村役場に向かった。役場周辺は店が並ぶほどにぎわったという。二、三週間後瘡蓋《かさぶた》が乾くとサンダワラに赤青黄色の幣束を立て、ぼた餅を載せ道端に置いた。この疱瘡送りは昭和三〇（一九五五）年頃まで行われた。このような種痘後に行う疱瘡送りは各地でみられた。種痘自体が一種の通過儀礼だったのである。小山市の高椅《たかはし》神社では旧二月一日、下野市台坪山の星宮神社では旧一一月一五日に疱瘡神の祭礼が行われた。さくら市上阿久津の高尾神社は犬を眷族《けんぞく》とし、「犬を殺さば疱瘡を患う」との言い伝えがあり、鳥居の前に疱瘡神の祠があった。かつてはほとんどの大字にあった疱瘡神の祠も今では多くが忘れられたように寂しく建っている。

## (三) 麻疹（はしか）を軽く済ませる神仏

江戸時代、疱瘡は毎年のように流行したが、麻疹は一〇数年から二〇数年おきに大流行を繰り返し、忘れた頃にやって来た。麻疹は命定めといわれたように、疱瘡ほどではないにしても流行の年によっては大量の死者を出す恐ろしい疫病であった。感染者の多くは子どもなので、親たちは神仏に祈願し、あるいはさまざまな儀礼・まじないで快癒を祈った。

那須塩原市寺子の會三寺《えさんじ》の麻疹地蔵にはかつて麻疹で亡くなった子どもの菩提を弔うために彫られた一一一体の木造の地蔵菩薩がまつられている。矢板市中の麻疹地蔵は、この地方を支配した中世塩谷氏ゆかりの石造地蔵菩薩である。嘉永三（一八五〇）年の河野守弘による『下野国誌』に、この地の人は「麻疹地蔵と呼びならわし、麻疹流行の折には参詣のもの多し」とあるほど、古くから麻疹に効験ある地蔵として近郷に知られていた。石の像を削って飲むと麻疹が治癒するといわれ、今では原形を留めていない。縁日は旧五月九日であったが、現在は四月の第二日曜日に行われ、乳幼児連れの参拝客でにぎわう。小山市出井《いでい》の白髭《しらひげ》神社は疱瘡だけでなく、麻疹の神としても信仰を集めた。参拝に来た人はお札を受けるほかに、祠の前にある小石を借りて帰ると良いとされ、お礼に赤い布で三角形の巾着を作り、中に五、六個の石を入れて返したという。

那須郡などには、橋をくぐると麻疹に罹っても軽く済むという言い伝えがある。大田原市にある雲巌寺の朱塗りの太鼓橋の下を母子で三回くぐる、また那珂川町富山では諏訪神社の神橋を子どもが三回くぐるといずれも軽く済むとされ、遠方からも来たという。宇都宮市新里町にはその名も橋くぐり地蔵がある。

馬の飼い葉桶を被ると麻疹に罹らない、或いは軽く済むというまじないは広く行われ、江戸浅草寺の神馬のものは特に良いとされた。益子町では北向きのうまやで黒い馬の飼い葉桶を頭に被せる真似をする、また炊いた釜の飯を鉢に移した後、洗わないうちに子どもの頭に被せると罹らないという言い伝えがあった。

## （四）コレラ退治の神輿《みこし》渡御《とぎょ》

江戸時代後期に外国から入って来たコレラは比較的新しく、まさに外からやって来た疫病であった。人々はコレラを何者かの祟りとして恐れ、それを鎮めるために、疫病退散に古くから御利益があるとされた天王祭などの臨時の祭礼を行った。文久二（一八六二）年のコレラ流行時、さくら市喜連川ではこの災厄を鎮めようと、閏八月四日から三日間、臨時の天王祭を施行した。暴れ神輿としてつとに知られるこの天王祭はい

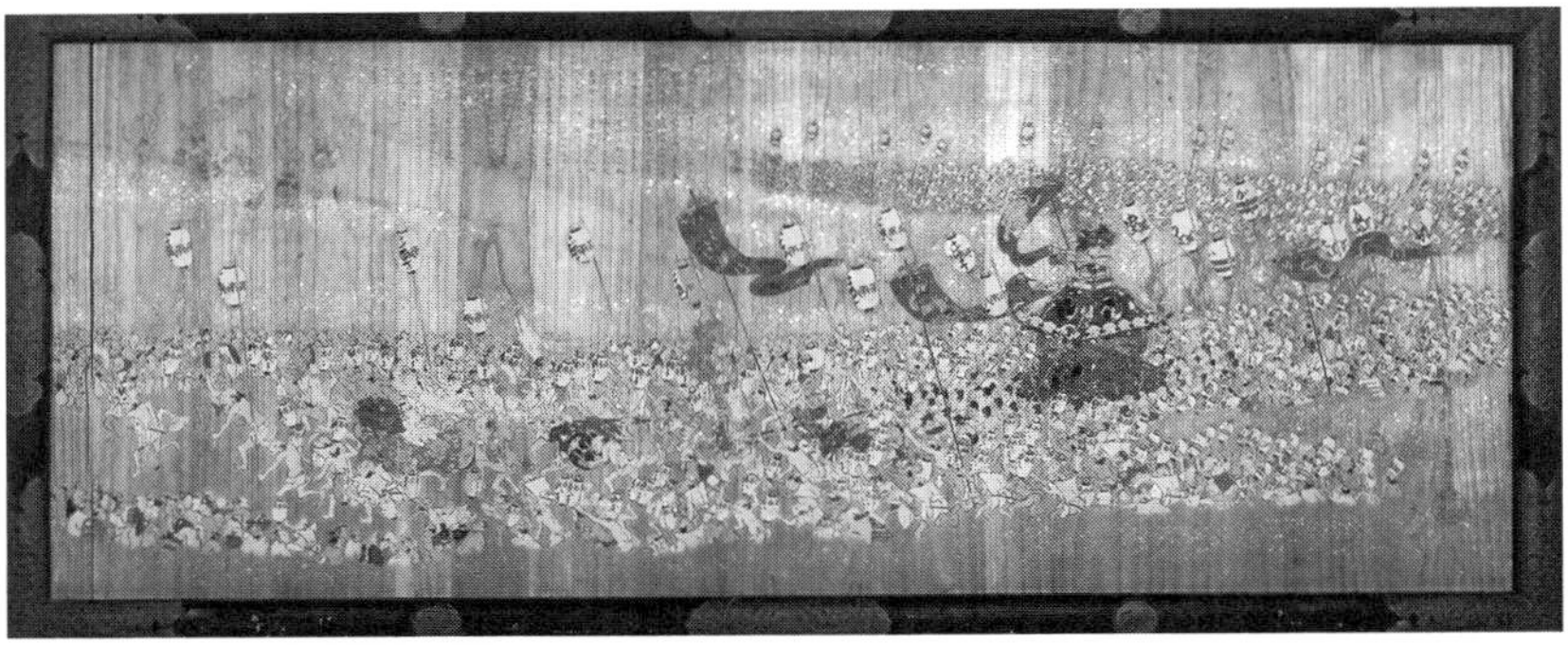

図版序-4　喜連川神社「神輿渡御図絵馬」（文久2年）。コレラ退散を願い、人々は臨時の祭礼を催した

つもの祭礼より盛大で、その様子や人々の群集ぶりが喜連川藩の絵師牧野牧陵によって縦九一センチ、横二四〇センチの大絵馬に仕立てられた（図版序―4）。この絵馬では神から発せられた霊力がコレラをもたらした厄神を撃ち滅ぼしている様まで描かれ、人々の顔には笑いがこぼれている。コレラ禍の不安の中で祭礼は人々に癒しをもたらし、人々はコレラが退散したと信じたのである。このような神輿が繰り出す臨時の祭礼は明治に入ってからも行われた。

明治一二（一八七九）年、コレラが大流行し、九月五日、宇都宮で感染者が出ると、早速臨時の天王祭が施行された。

（略）此五日同所明神前広馬場町森山《（仮名）》午吉方へコレラどのが御入来、同人母の即日死亡せしに、該駅では驚くまい事か、ソリャ来た担げと其翌日曲師町では天王様の臨時祭典とかで神輿を担ぎ廻り、又獅子舞はやしなんどまで担ぎ出し、夜る《（ママ）》まで騒ぎ散らし、神前では榊に結び付けたる玉串とか何とかのきり紙を参拝人に施せしハ、予防の守りか、又日野町でハ其翌晩明神の社頭へ獅子舞を担ぎ出し提灯を数十かけ渡し……

（『栃木新聞』明治一二年九月一〇日付）

江戸の町ではコレラから守るために神輿と獅子頭が町に繰り出す臨時の祭典が行われており、宇都宮でもこれに倣ったのであろう。獅子頭には悪疫退散の御利益があるとされた。

明治一九（一八八六）年の流行時、鬼怒川に面し水運を業とする人の多かった宇都宮市道場宿では、河岸関係者が守護神とする船玉神社の臨時祭礼を行った。コレラは舟運のルートに沿って広がる傾向があり、下流で感染者が出たことにより八月一六日、河岸関係者たちは独自の祭りを行った。『下野新聞』（明治一九年八月二二日付）によれば、この日船方たちは丸い提灯を掲げた屋形船に神輿を載せて川を上下し、これに数艘の小船が従って笛太鼓等の鳴り物を打ち囃したという。

時期は明確ではないが、真岡では、天王祭とは別に麦藁で神輿を作って町内を巡行し、最後に神輿を鬼怒川の河原で燃やし、川に流したという。厄神を神輿に載せて送り出し、村の安全を守ろうとしたのである。

さくら市上阿久津の与作稲荷神社はコレラに効験ある神社として特に知られていた。奥州道中の鬼怒川渡河地点にあり、多くの参拝者でにぎわったと伝えられている。明治一五年の流行時に宇都宮市横川の女性が感染したが、与作稲荷に祈願して治癒したというので「与作稲荷神社虎列刺霊験記」絵馬を奉納した。

宇都宮市田原では安政の流行時に、村境でコレラの流行している地方を目がけて鉄砲を撃ったという。現在のコロナ禍でも花火を上げて退散を願う例はある。

## （五）さまざまな感染症と信仰

疫病を村の外へ送るという儀礼はやんめ（はやり目、流行性結膜炎）でもみられた。これを「やんめ送り」といった。やんめに罹った時は、唐辛子と綿をくくりつけて竹に挟み、道の辻に立てた（那須烏山市藤田）。それに眼やにを付けたり、銭を置いたりする例もあった。それを見た人にやんめが移り、本人は軽くなるという。寺社に願掛けすることも多かった。薬師如来は眼病を直す仏として信仰され、薬師堂の扉や堂内に「め」と書いた紙を貼ったり、霊験あるとされた寺社には「め」や目の絵を八つ描いた「八つ眼図」絵馬などを奉納した。

佐野市犬伏町、栃木市箱森町等の鷲宮神社、小山市萱橋の日鷲神社、同市外城の鷲神社、宇都宮市駒生、さくら市氏家の鶏権現等はいずれも百日咳や風邪に効験ありと伝えられる神々である。百日咳はトリセキとも言い、平癒祈願の時、あるいは治った時に鶏卵かそれに似た白い団子を供える。小山の日鷲神社では神前で汲んだ水を朝夕子どもに飲ませると治るという。氏家の鶏権現は御神体が男女一対の丸い棒に重ね着した東北地方のオシラ様に似ており、それを借りて来て枕元にまつり頭をなでると全快するという。借りている間、母親は鶏権現に願掛けし卵を絶った。流行の季節になると、御神体は次々と借り継がれるが、旧一〇月の酉の縁日には必ず戻って来たという。

## （六）安心を得るために

かつて、科学・医学が未発達の段階では疫病の正体は見えないし、分からなかった。人々は、疫病は厄神がもたらすものであり、いかにしてそれに耐え、やりすごすかということを考えていたようである。そのために神仏に祈ったり、厄神を温かくもてなし、おまつりし、村の外へ行ってもらおうとしたのである。疱瘡や麻疹は命さえ助かれば、二度と感染しない。したがってそれに感染するのは一種の人生儀礼だとする傾向もあった。人々はさまざまな信仰、儀礼、まじないなどを通して疫病に罹らないよう、罹っても軽く済むようにと対処し、安心を得ていたのである。現代においても寺社から受けるお札やお守りなどの護符を大切にし、さらには夏越《なごし》の祓《はらえ》として六月三〇日頃行われる蘇民将来由来の茅の輪くぐりなどの年中行事は一層盛んになっている。それはいかに科学が発達し、情報が豊富になっても、お札やお守りはあるに越したことはないし、また、そうしなければ不安だと多くの人が思っているからである。

**コラム　黄ぶな**

新型コロナウイルスの感染拡大に伴い、伝説の半人半魚の妖怪アマビエが話題になったが、同様に県内でも宇都宮を中心に「黄ぶな」が脚光を浴びている。張り子の黄ぶなは毎年一月一一日、宇都宮市上河原町で開かれる初市でダルマなどとともに売られる正月用の縁起物で、軒先に吊るされたり、神棚に供えられたりしてきた。

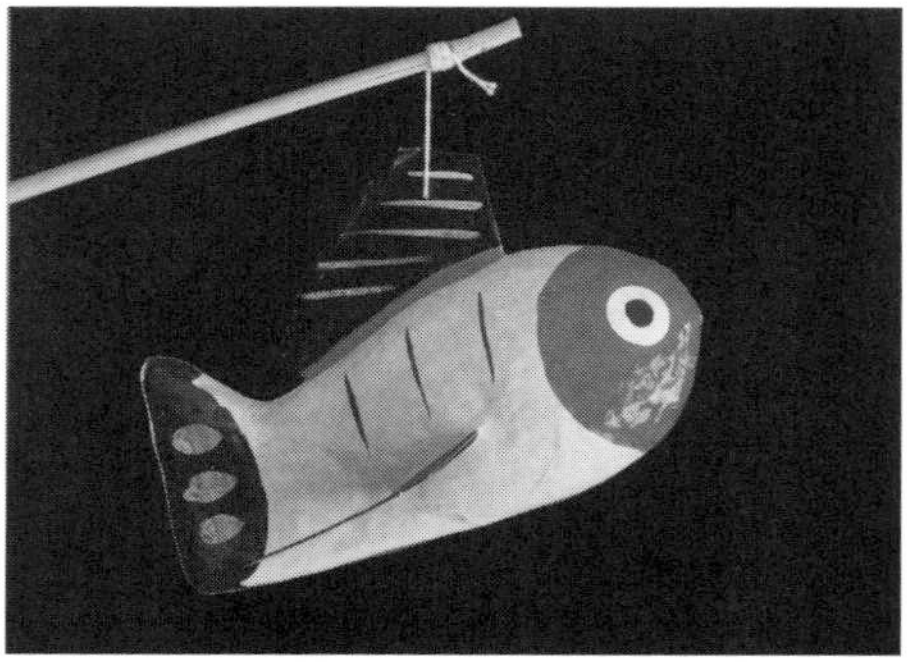

図版序-5　黄ぶな

かつては農家の副業として作られてきたが、現在その伝統は市内大通りのふくべ職人小川昌彦氏に継承されている。黄ぶなの体は黄色だが顔は赤い。この赤はダルマや赤べこと同様に厄除けや病除けの意味が込められ、そのためにいつからともなく次のような民話が伝えられてきた。

昔、宇都宮で疱瘡（天然痘）が流行し、ある家の子どもが罹ってしまった。親はたいそう心配して神に祈ったところ、黄色いふなを食べると治るというお告げがあった。親は近くの田川で釣りをすると黄色のふながかかり、子どもに食べさせると、次の日には熱が下がり、できものは治りはじめたと。その話が伝わってから、人々は張り子のふなを作って、子どもの健康を祈るようになったと。

かつて天然痘に罹ると赤いダルマや鎮西八郎為朝のなどの絵が枕元に置かれたが、コロナ禍で自粛生活が余儀なくされる現在、郷土玩具として細々と伝承されてきた黄ぶなが急速に注目され始めた。張り子の黄ぶなばかりでなく黄ぶなをあしらったマスクや和菓子などさまざまなキャラクター商品が開発されている。また、宇都宮出身の作家立松和平による絵本『黄ぶな物語』が装い新たに出版され、同じく市出身の漫画家湯沢としひとは四コマ漫画「黄ぶな係長」の連載をＳＮＳで開始した。蘇民将来由来の茅の輪くぐりが一層盛んになったように、昔も今も変わらない感染症への本能的な不安がこのようなブームをもたらしたのである。（中野）

痘瘡の症状は高熱で始まる。高熱が三日ほど続いた後、水疱が顔から始まって全身に広がる。発疹は水疱から血疱に変わり、それが化膿して青色を帯び、最後に瘡蓋《かさぶた》になって終わる。この間が上述した史料に紹介したとおり、猛烈にもがき苦しむのである。その間、七日程であるが、発疹は一斉に出るのではなく、次から次へと出るために、水疱もあれば瘡蓋もあるといったように、色々な段階の発疹が混じって現れるのが痘瘡の特徴である。

発病してから一四日から一五日の経過を経て全快するが、この間に死亡することも多く、致死率は三〇%台と高い。たとえ治っても「あばた」と呼ばれる痘痕が残るため、さまざまな生きにくさを生じた。

痘瘡を免れる術のなかった時代、人々は神頼み（図版1―1）に生きる外はなかったが、痘瘡を乗り切った赤子を喜び合い、酒湯《ささゆ》など特別な行事をして祝ったのである。下野に残る疱瘡除け等の信仰は、序章「感染症と信仰」を参照して欲しい。

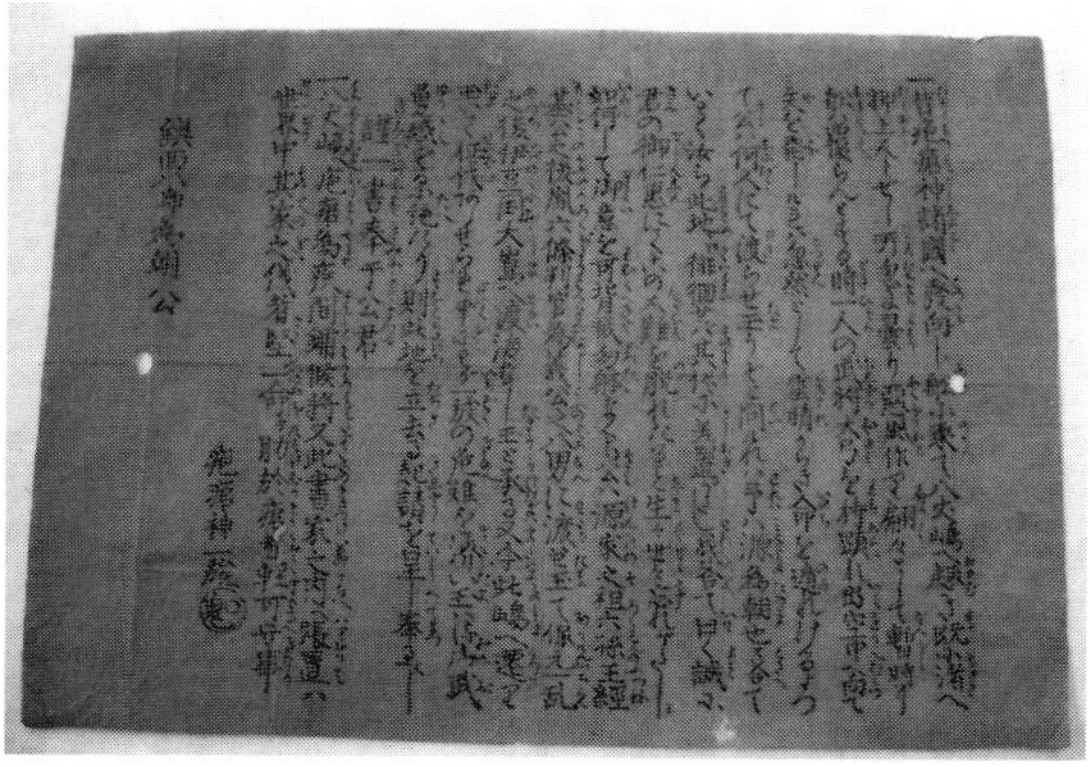

図版1-1　疱瘡除けの守り（壬生町　藤田好三氏蔵）

## ②壬生藩で行われた牛痘

牛の病とされた「牛痘《ぎゅうとう》」が、乳牛飼育に使役される男女を通じて人に感染することは、以前から知られていた事実であったが、ただ人に出る症状は軽く、回復した後も天然痘に感染しない。ならば予め人に牛痘を植えて、天然痘を防ぐことができるはずだと考え、一七九六年、イギリス人医師ジェンナーは研究の末に牛痘の漿液《しょうえき》（動物の体内にある透明な液）を皮膚に接種し天然痘に対する免疫を作りだすことに成功した。日本では寛政八年のことで、政治改革を主導した松平定信が失脚し一一代将軍家斉が実権を掌握するいわゆる大御所時代の最中で、当時は天然痘を痘瘡などと呼び怖がられていた病であった。

しかし牛の病気の膿《うみ》を人に植える種痘法は、当時の人々にとって違和感のある医療行為であった。西洋医学に関心のある医師たちは、中国から入った種痘書を読み、オランダ人医師にその安全性と有効性を質問して種痘法への信頼を徐々に深めていき、牛痘苗の入手を模索した。

嘉永二（一八四九）年、牛痘苗《ぎゅうとうびょう》は長崎出島の蘭館医モーニッケの努力でオランダ領インドネシアから運ばれ、各地の蘭方医たちの手に渡っていく。彼らは根強い迷信と闘いながら民衆に種痘を広げていき、七月に長崎・佐賀で成功した種痘法は、急激に全国に普及しその年の暮れには各地で実施されるようになった。安政五（一八五八）年には幕府も江戸神田お玉ヶ池（現・東京都千代田区岩本町二丁目）に種痘所を設置したのである。下野種痘の嚆矢《こうし》（始まり）は、嘉永三年三月に壬生藩が小児に実施したもので、一年で下野まで広まったことを物語る。

此度以　思召う《（植）》い疱瘡被為遊《あそばせられ》御施行候間難有《ありがたく》相心得、村々小前末々迄申渡、疱瘡前之子供男女名前年齢迄認《したため》、人数等不洩様《もれざるよう》取調書付早々支配所へ可差出《さしだすべく》候、且《かつ》委細之儀は支配代官衆より可被申達《もうしたつさるべく》候間可得其意《そのいをうべく》候、右之趣相触候也

（古河市三和資料館蔵、嘉永三年「御用留」）

（意訳）この度殿様のお考えで種痘をすることになったので村々百姓たちに申し渡す。疱瘡前の子供たち

の性別・年齢・名前を書き連ね支配所へ提出しなさい。委《くわ》しくは代官より申し渡すので心得ておくように。

種痘を「植疱瘡《うえほうそう》」と呼んでいるが、当時は一般的な呼称であった。これは壬生藩領下総国前宿村（茨城県古河市）ほか二〇カ村を対象とした触であるが、城付き領でも同年の記録は残る。

なお、壬生藩の種痘について二宮陸雄『種痘医北城諒斎　天然痘に挑む』（平成九〈一九九七〉年）は、壬生藩の痘苗入手経路が不明であることや、これがモーニッケ痘苗の接種であったとすれば、北関東では異例として「人痘の腕への接種」と推定し、壬生町立歴史民俗資料館の中野正人が集めた「植疱瘡」の史料は、「これが牛痘であるという直接間接の裏付けがない」と主張した。

この件に関しては、平成二六（二〇一四）年に横浜市在住で壬生藩主の子孫宅で口上書（藩主鳥居忠挙《とりいただひら》より江戸家老鳥居帯刀《たてわき》宛）が見つかり、嘉永三（一八五〇）年二月一一日時点で「牛痘之為成儀《なさせるぎ》、実ニ人命ヲたすけ」とあり、牛痘であることが証明され決着がついた。

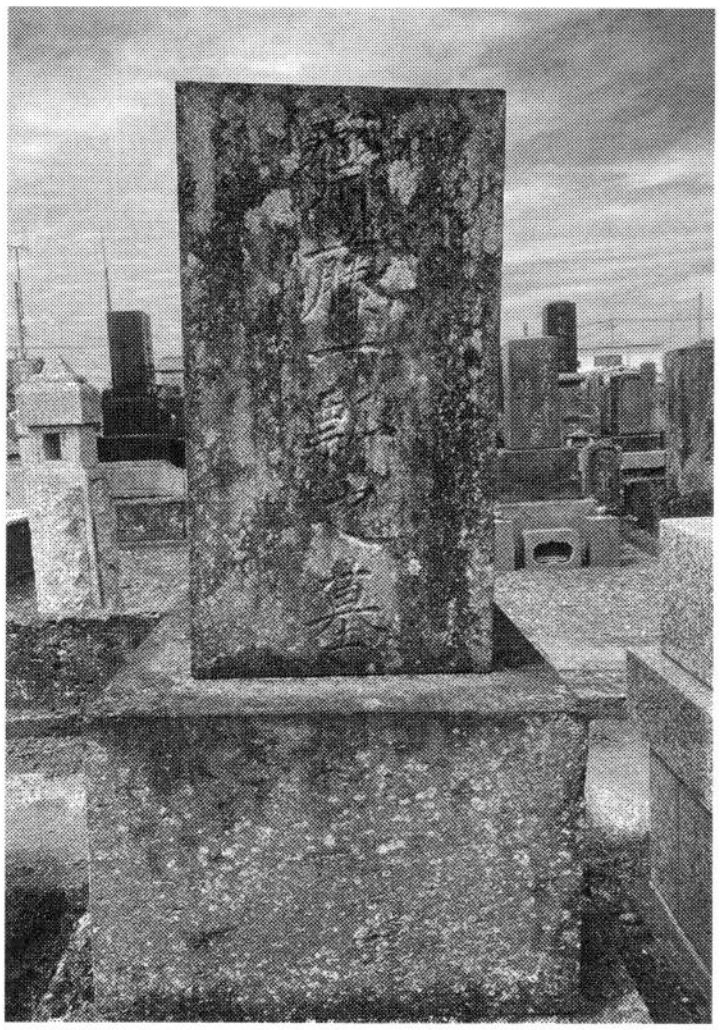

図版1-2　齋藤（一瓢）玄昌の墓（壬生町　常楽寺）

このように、当時の壬生藩主鳥居忠挙は蘭学を含めた学問の振興・人材登用を進めた人物として名高い。種痘を担当したのは藩医で蘭方医の齋藤玄昌《さいとうげんしょう》（一八〇九〜七二、図版1―2）。玄昌はすでに天保一一（一八四〇）年、藩医石崎正達《しょうたつ》と壬生上河岸の刑場で解剖を行うなど西洋医としての実績を積んでいる。なお、種痘実施にあたっては、趣旨の徹底を図る一方、費用を徴収した記録は見当たらないから、大局的に見れば農村復興における労働力の確保という意図も働いていたのであろう。

同藩では藩医五十嵐順智も嘉永四年三月に自宅で小児に種痘を行った記録もある。また玄昌は報徳仕法を受け継いだ息子二宮弥太郎（尊行）の二児にも安政年間に種痘を実施している（壬生町立歴史民俗資料館『種痘医齋藤玄昌』『壬生の医療文化史』、執筆・中野正人）。

**コラム　齋藤玄昌**《さいとうげんしょう》**（一八〇九〜七二）**

梁田郡羽刈《はかり》村（現・足利市）生まれ。享和元（一八〇一）年壬生藩主鳥居忠熹《ただてる》の藩医となった父玄正から医学の手ほどきを受けた後、江戸へ遊学し蘭医学を修業。天保五（一八三四）年藩医として採用され、同一一（一八四〇）年には藩医石崎正達らと壬生上河岸の刑場で解剖を実施するなど蘭学研究をすすめた。藩医として最も関心を寄せたのが種痘であった。天然痘によって六人の我が子を失った悲劇があり、清国の邱洪川《ていこうせん》の『引痘略《いんとうりゃく》』によって牛痘法が良法であることを学び、多大な成果をあげていることを知った。

嘉永二（一八四九）年蘭船がいわゆるモーニッケ苗を長崎にもたらすと、ルートは不明であるが壬生にもたらされて、翌三年には玄昌の請願が採用され、藩営の種痘所が開設された。

また玄昌は二宮金次郎（尊徳）の主治医を勤め、安政六（一八五九）年五月には治療を加え「医道巧者《いどうこうしゃ》」の評を得ていて、息子弥太郎には今市宿で種痘を接種している。また弥太郎がコレラに罹ると加療を加え、一命をとりとめた。

子の元昌も父の遺業を受け、明治期に種痘の普及に尽力した。

（大嶽）

## ③足利の種痘医たち

足利地方でも種痘に尽力した医師群がいた。まず須藤佐十郎（玄佐）である。菊地卓は、「佐十郎が種痘術をいかに積極的に修得したかを物語る医学書が須藤家に伝来する。『壬生斉藤文庫』の朱印が押されているところから師の斉藤玄正より佐十郎に譲与されたことがうかがえる」と『牛痘発蒙』（桑田立斎著、嘉永二年）等を紹介した（「北関東における種痘の普及と医師群―下野国の場合―」『実学史研究Ⅵ』）。

次に早川俊堂とその弟子たちである。菊地は俊堂を「足利地方における西洋医の開祖」と位置付け、「西洋医学を修め種痘をひろめるなど近代医学への脱皮に努めた医師」と紹介し、栗崎道機など八名の弟子を紹介した（同上）。

さらに鈴木千里である。「足利種痘の開祖」で、「オランダ医者」の異名があり「種痘を足利に普及せむと欲し、先ず之を家人に試み、世人の疑懼《ぎく》を除き以て足利に種痘の行はるゝを見るに至」（『足利市史』下巻）ったという。

壬生の医師齋藤玄昌が弟子である梁田郡羽刈村の須藤玄佐に送った安政元（一八五四）年と推定される書簡に、「兼て御噂之通リ鈴木千里最早相始メ候哉ニも承知仕候、如何候哉」と千里が種痘を始めたという噂を確認している。これらのことから、菊地は種痘実施を安政年間（一八五四～五九）と推定した（「種痘の普及と足利地方」『とちぎメディカルヒストリー』）。

もと米沢藩医であった千里は、江戸に出て医師坪井信道の塾に入門した。信道は伊東玄朴や戸塚静海とともに江戸の三大蘭方医家として仰がれた人物で、その坪井の出先機関が足利にあった関係から来たのである。田崎草雲《たさきそううん》なども親交を結び、風邪を患った時には見舞いかたがた処方箋を書いて送り届けている。

## (二) 宇都宮藩の場合―宇都宮藩でも行われていた証拠発見

### ①江戸屋敷での実施

推定ではあるが、安政五(一八五八)年の七月二八日に、宇都宮藩江戸屋敷で種痘が実施されていた。

(端裏書)三河町新道　池田多仲様　伊東玄朴

急用

明廿九日夕七ッ時頃より七軒町(1)戸田様御屋敷(2)ニて三人種痘仕《つかまつり》候約束ニ御座候、右ニ付御多用中恐入候得共、七ッ時より拙宅え御出可被下《くださるべく》候、私事も早ク帰リ御同道ニて罷出《まかりいでたく》度候、何卒御繰合無相違《そういなく》御出被下候様偏ニ御願申上候、此段相願度如《かくのごとく》此御座候、草々頓首

七月廿八日

(1) 七軒町―現在の台東区元浅草一丁目

(2) 戸田様御屋敷―宇都宮藩主戸田因幡守忠恕《ただゆき》の上屋敷

(池田文書研究会『東大医学部初代綜理池田謙斎　池田文書の研究(上)』)

宇都宮藩上屋敷は下谷七軒町にあったから、戸田御屋敷とは註に記載された藩主忠恕のいた屋敷である。ただし忠恕は因幡守ではなく越前守であり、因幡守はその前の藩主戸田忠明（嘉永四年〜安政三年）であるが、時期的に忠恕と判断した。藩主の家族への種痘を物語る。

書簡を出した伊東玄朴は、江戸後期の蘭方医で肥前出身である。長崎でシーボルト等に蘭学を学び、天保一四（一八四三）年鍋島藩医に抜擢され、牛痘接種方導入を献言した。嘉永二（一八四九）年に成功後、江戸で普及させるのに力を注ぎ、安政五（一八五八）年には八三名の同志らと計らい江戸にお玉ヶ池種痘所を設立、同所取締になる。また同年、幕府に最初の蘭方医として奥医師に取り立てられ、法印長春院と称す。書簡が出された時期は年欠で不明であるが、安政五年と推定する。理由は後述するように、宇都宮藩領での実施が翌年一一月であり、お玉ヶ池種痘所の設立は五年五月七日であったから、七月二八日の日付を考慮して判断した。

## ②宇都宮藩医とお玉ヶ池種痘所

ところで、宇都宮藩上屋敷で三人に接種（藩主の子女と推定）した背景には、如何なる人的関係があったのであろうか。それは江戸屋敷の藩医にお玉が池種痘所関係者がいたのである。

お玉ヶ池種痘所建設拠金者名簿

| 姓名 | 生年 | 没年 | 安政五年時の年齢 | 引用者註 |
| --- | --- | --- | --- | --- |
| 箕作阮甫 | 寛政一一（一七九九）年 | 文久三（一八六三）年 | 六〇歳 | 番所調所教授 |
| （以下二一名略） | | | | |
| 安藤玄昌 | 文政一〇（一八二七）年 | 明治九（一八七六）年 | 三二歳 | 宇都宮藩医 |
| （以下二六名略） | | | | |
| 伊東玄民 | 不明 | 不明 | 不明 | 烏山藩医 |
| （以下三三名略） | | | | |

（深瀬泰旦『伊東玄朴とお玉ヶ池種痘所』）

安藤玄昌について少し説明を加えておきたい。東京谷中墓地にある安藤玄昌の石碑は明治一〇年（一八七七）二月、東京大学医学部医員永坂周二の撰文で建碑されたものである。

伊東玄朴翁ニ亦以医《いをもって》仕テ幕府負海内重名[1]頗有識量、一見先生蘊籍[2]重厚風体秀絶属望テ後日俊斎[3]翁借先生居門下学術益進、嘉永三年庚戌四月就聘[4]於宇都宮藩為其侍医

（1）重名（じゅうめい）—広まった良い評判。
（2）蘊籍（うんしゃ）—寛大で穏やか。
（3）俊斎—大槻俊斎は万延元（一八六〇）年、お玉ヶ池種痘所頭取に就任。
（4）就聘（しゅうへい）—招かれる。

安藤玄昌は伊東玄朴に仕え、日本全国を見渡しても識量共に評判が良い。性格は寛大で穏やか、風体は秀絶、属望され万延元（一八六〇）年、お玉ヶ池種痘所頭取に就任した大槻俊斎門下生として学術を発展させた。嘉永三（一八五〇）年四月には宇都宮藩医として招かれた、という内容である。

宇都宮藩上屋敷付きの藩医であったのであろう。なお大正五（一九一六）年発刊の『伊東玄朴伝』には玄朴の門人帳が掲載されており、藩関係者二人の名と安藤玄瑞の身元引受状が見いだせる。

『伊東玄朴伝』に掲載の門人姓名録

肥前佐賀藩　　上村春菴

（以下七一名略）

嘉永三年四月七日

戸田大学頭内　　安藤玄瑞

請人　井上筑後守内　管谷又兵衛

（以下四七名略）

慶応二丙三月一五日入塾

野州宇都宮　後改伸　前澤龍亭

請人　前澤大峨

（以下一一名略）

身元引受状

一、私門人安藤玄瑞義、此度　御家え被召出《めしだされ》於私難有《ありがたく》仕合に奉存候、玄瑞身分之趣に付故障之儀御座候はゞ私引請御家之御苦労相掛申《あいかけもうす》間敷《まじく》候、為後證仍て如件

嘉永三戌年四月　松平肥前守内

伊東玄朴

戸田大学様

御役人衆中

（伊東榮『伊東玄朴伝』）

安藤玄瑞は玄昌の間違いかとも考えられるが、「戸田大学頭」内という肩書きから考えると別人とみたほうがいいだろう。戸田大学頭は「戸田家当用留」（『宇都宮城主戸田御家記』）に三回出てくる（嘉永四年七月二六日条、九月一三日条、同七年五月二五日条）から、城主の一族か最上級藩士と考えられる。興味深いのは安藤玄瑞と並んで前澤龍亭の名が登場することだ。請人（身元保証人）は前澤大峨となっていて、前述したように宇都宮藩医であるから父と考えられる。こうして宇都宮藩関係者が何人も、お玉ヶ池種痘所の設立に貢献した伊東玄朴と関わりを持っていたのである。

## コラム　蒲生君平（一七六八〜一八一三）のあばた

江戸時代後期の儒学者で、天皇陵を踏査して『山陵志』を著した。前方後円墳の名付け親である。尊王論を唱え、海防学者としても知られる。同時代の仙台藩士林子平や上野国郷士高山彦九郎とともに、「寛政の三奇人」の一人に数えられる。なお「奇」は「優れた」という意味を持つ。

生まれは下野国宇都宮新石町（現・宇都宮市小幡町一丁目）。父は福田又右衛門で油屋と農業を営む。祖母から祖先が会津藩主蒲生氏郷《がもううじさと》だと聞かされ、発奮し学問で身を立て祖先に恥じない生き方を決意したといわれる。氏郷の子蒲生帯刀が宇都宮から会津に転封の際、福田家から嫁いできた娘を身重のため宇都宮に残し、それから四代目が父であるという縁から天明四（一七八四）年、一七歳の時に姓を蒲生に改めたといわれる。

赤貧と波瀾の人生を送りながら、忠誠義烈の精神を貫き幕末尊王論のさきがけとなった。君平は字で、名は秀実、通称は伊三郎、号に修静庵。

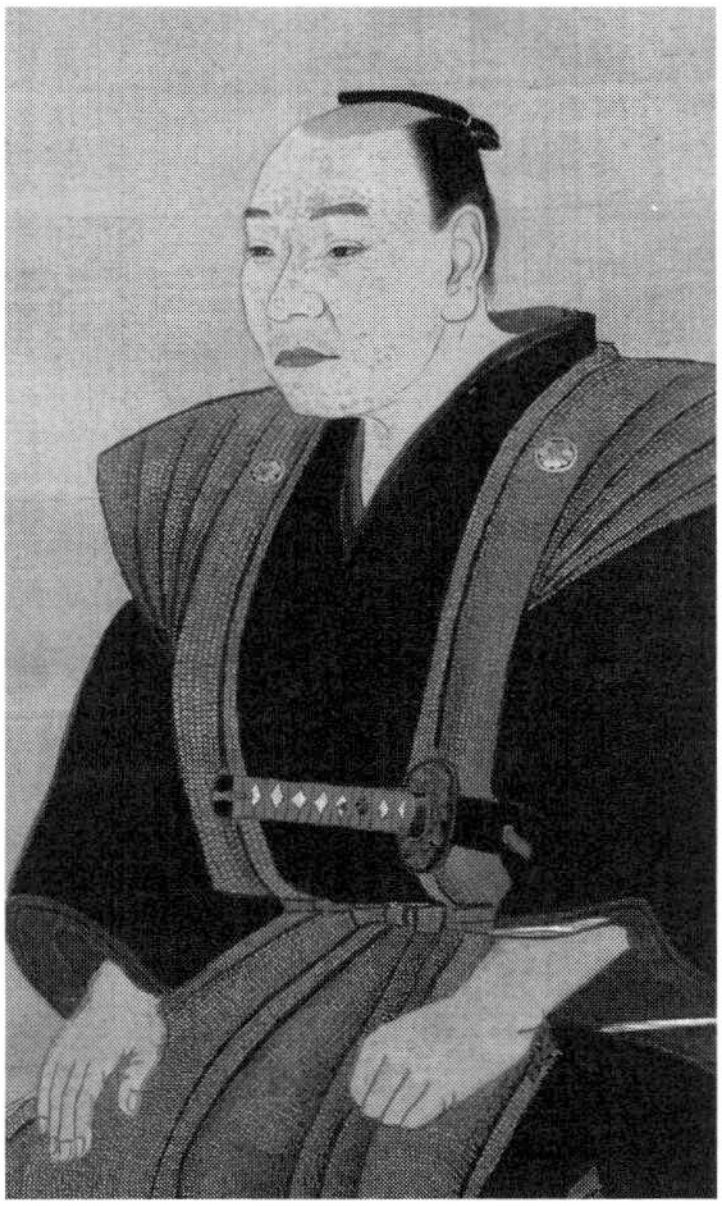

図版1-3　蒲生君平肖像画（さくら市ミュージアム−荒井寛方記念館−提供）

ところで、逝去した年は文化一〇（一八一三）年で、場所は江戸。病に臥す中赤痢を併発し四六歳で没したが、近年あばた面の君平像が紹介され話題を呼んだ。おそらく乳幼児期、天然痘に罹ったのであろう。それを広く江湖に伝えたのは、医師で歴史研究者の長嶋元重である。昭和六二（一九八七）年、著書『東の山道』の口絵写真で紹介し、「蒲生君平は痘痕面《あばたづら》だった」との表題で、「青年期の若さと気力あふれる君平像で、顔面、手の露出部には痘痕の瘢痕を克明に描いている。あばたがない体にあばたは描かないだろう。それだけ写実的であると思われる。あばたのある肖像画は珍しい」とし、天保二（一八三一）年白河の画人巨野泉祐《おおのせんゆう》によって描かれた「蒲生君平秀實大人之影《がもうくんぺいひでざねうしのかげ》」を称えた（図版1―3）。

君平は幼くして天然痘に罹り、死ぬ間際に赤痢に罹患するなど「流行り病」と闘った生涯でもあった。（大嶽）

### ③道下村の植疱瘡の記録

塩谷郡道下村《どうした》（現・塩谷町）は幕末、宇都宮藩領であった。同村の青木マサイ家文書「安政六年、諸向控覚帳、未二月吉日」には以下の記述がある。

四月朔日
一、長澤仲庵様
植疱瘡御出郷候処、東房村ヨリ当村継立之処、東房村ヨリ田所村へ御継立相成候ニ付、御目見ニ惣代長左衛門罷《まかりいで》出申候

「四月一日、長澤仲庵様が種痘のため村々にお出ましなされた。宇都宮藩領の東房《ひがしぼう》村から我が道下村へ継

送りのところ田所村に変更となった。見参に惣代の長左衛門が出かけた」という内容である。

徳田浩淳『宇都宮郷土史』の元治元年「宇都宮藩人名帳」には医師が二一名記載されていて、九番目に「御医師十両三人扶持　長澤仲庵」とあるから、長澤は種痘を実施すべく塩谷郡の宇都宮藩領を巡回した。なお後述する前澤大峨は七番目に「御医師六十石」で登場するので注意しておきたい。

青木家には安政六（一八五九）年の「諸向控覚帳」についで種痘実施を示す以下の史料が残る。

文久元（一八六一）年四月　植疱瘡植付并相改帳
文久二（一八六二）年四月　植疱瘡姓名帳
元治二（一八六五）年三月　植疱瘡姓名帳
慶応二（一八六六）年五月　種痘姓名控帳
明治三（一八七〇）年四月　種痘植付覚
明治四（一八七一）年二月　種痘植付覚
明治五（一八七二）年二月　種痘姓名覚

安政六年から明治五年まで一三年間の記録であり、明治五年以降は、宇都宮藩から宇都宮県へ種痘が引き継がれたため文書そのものも存在しなくなったと考えたい。

ここでは文久元年の記録を紹介しよう。

「文久元酉年
植疱瘡植付并相改帳
四月」

覚

四月十四日植付、同廿一日改

一 右十箇 居村
左六箇 幸右衛門孫

一 右壱箇 同
左壱箇 仁左衛門娘

一 右五箇 同
左六箇 長三郎孫

一 右九箇 荻野目村
左九箇 源兵衛悴

一 右九箇 同

・居村―道下村（宇都宮藩領）、但し寛延三（一七五〇）年から明和元（一七六四）年までは下総佐倉藩領。佐倉藩は一〇万石、内三万三千石は下野国内に飛地領があり、陣屋は櫻野（現・さくら市）に置かれた。現・塩谷町。

・荻野目村―原荻野目で近世は原荻野目村と称した。宇都宮藩領。現・塩谷町。

左八箇　仁右衛門娘
〆五人
四月廿一日植、同廿八日改
一　右壱箇　武　助悴
左再植不生　当酉壱歳
五月　六日
一　再植　右二箇　青木六右衛門悴
左三箇　酉弐歳
一　右三箇　森右衛門悴
左再植　当酉弐歳
一　右三箇　同人宅居
左四箇　植　娘四歳
当酉十三歳

一　右四箇　　仙　蔵悴
　　左弐箇　　　　当八歳

一　右四箇　　綱治郎悴
　　左六箇　　　　当酉四歳

一　右壱箇　　吉郎右衛門
　　左壱箇　　　　自分妹
　　　　　　　　当酉五歳

　　　　　　　玉生村
一　左壱箇同壱箇　　七市郎娘
　　右再植四箇　植　　酉ノ三歳
　　　　　　同

一　再植右壱箇　　与平悴
　　（不生）植左二箇　　酉ノ三歳

・玉生村──宇都宮藩領。現・塩谷町。

荻野目村

一　右弐箇後壱箇　　清右衛門娘

左再植不生　　酉ノ五歳

〆七人

（後略）

七日おきに種痘を実施していることがわかるから、発痘の具合を診察し再種の要不要を確かめたのであろう。八カ村を巡回し一歳から八歳までの幼児三九名に接種している。代金を取った記録はない。青木歳幸の『江戸時代の医学』によれば「佐賀藩では、種痘者からの費用徴収はなく、引痘方からの出張医師の費用と種痘にかかる費用は全額藩費で実施していた」とあるから、宇都宮藩も同様であったのであろう。慈恵的施策といえよう。

### ④種痘は漢方医も行った

ところで青木家も幕末、種痘を実施している。では蘭方医であったのかというと、残された書籍からは古方派と考えられる。古方派とは古医方ともいわれ、江戸時代前期以降に起こった漢方医学の一流派である。中国漢代の張仲景の『傷寒論』を尊び、理論より実践を重んじた。名古屋玄医に始まり、後藤艮山《こんざん》・山脇東洋・吉益《よします》東洞らが発展させた。一派には漢蘭折衷派も生まれ、吉益派から麻酔外科の開拓者華岡清洲が生まれた。清洲門人に本間玄調（一八〇四～七二、号は棗軒《そうけん》）がいる。常陸医家出身で、初め江戸で漢方を学んだ後、二四歳の文政一〇年（一八二七）年に華岡清洲に入門した。清洲を生涯の師と仰ぎ、創意工夫して華岡流外科手術の大成と発展を図った。江戸で開業し、積極的な外科手術治療により水戸藩医に抜擢され、藩校弘道館医学館の医学教授になり、徳川斉昭の侍医を務めた。天保八年（一八三七）に『瘍科《ようか》秘録』一〇巻を刊行し、秘伝的であった華岡流外科を初めて公開した。また弘化三年（一八四六）には『種痘活人十全弁』を著し、種痘の普及にも努めたのである。

青木家文書には華岡清洲口授『金瘡治要』（天保五年）や本間棗軒『医方纂要便覧』（年不詳）が残るところから古方派と判断した。この時期の青木家は青木治郎左衛門尚之（明治二一年没）が担っており、種痘も彼が担当している。尚之が慶応二年（一八六六）に記した「秘方録」は、痘瘡患者に対する施薬帳であり、以下の記録（抄）がある。

痘瘡
初ねつ脈ふえした白く
三日之内ハ
升　葛根湯　出ても干シテ用る也
升　葛　芍各一銭　甘少
生五分　水三合入　二合煎し用

・升―升麻のこと。サラシナショウマの根茎で、解熱・解毒剤。

・葛根—葛の根が主材料。
・芍—芍薬で生薬
・一銭—一貫の千分の一匁
・甘—甘草で生薬
・生—生姜で生薬

## （三）大田原地域・日光領の場合

### ①大田原藩医北城諒斎—維新後の活躍

大田原藩医の北城 諒斎《ほうじょうりょうさい》（一八二二〜九一）は那須郡から塩谷郡にかけて種痘医として活躍した人物である。天然痘撲滅のため種痘普及に生涯を献げたといっても過言ではない。

嘉永二（一八四九）年、諒斎は二度目の江戸留学を果たしている。一度目は弘化二（一八四五）年で二四歳の時であった。この時は江戸にいた烏山藩医伊東玄民《いとうげんみん》に弟子入りした。玄民の師が伊東玄朴である。鳴滝塾出身の蘭学者でドイツのフーフェラントの『牛痘法』を翻訳して『牛痘種法篇』を発刊した医者でもあった。再遊学時には、佐倉藩医の鏑木仙安《かぶらぎせんあん》や串戸瑞軒《くしどずいけん》に入門して種痘法を学び、長崎まで行っている。こうして諒斎は嘉永四年に帰郷すると、子どもたちに種痘を施すことが使命と考えるようになった。「時人《じじん》（当時の人の意―筆者）呼んで痘医と曰ふ」（『北城諒斎翁遺徳碑』）とあるように「痘医」と呼ばれるようになっていたのである。

最初の種痘はいつだったか。これを示す史料はないが、『種痘医北城諒斎　天然痘に挑む』を著した二宮陸雄は嘉永四（一八五一）年と推測している。諒斎はさらに精進を重ね、江戸お玉ヶ池にある幕府経営の種痘所に入門し、安政六（一八五九）年九月に免許皆伝となった。疱瘡除け等の平癒祈願しか方法を持たなかった民衆にとって、牛痘種痘法が有効な術であることはなかなか理解できるものではなく、忌み嫌い続けた。諒斎はそれらの家々を一軒ずつ廻っては説得し続けたが、幕府のお墨付きを得ることで施療の信用を幾分でも保証できればと考えたことであろう。諒斎は徳川幕府が倒れた後も、種痘に信念を燃やし続けた。明治期になってからの諒斎の行動を綴っておきたい。明治五（一八七二）年、諒斎（一行）は宇都宮県令宛てに「建言書」を提出した。不種痘者をなくすため取締りを強化してもらいたいというものであった（傍線部分のみ口語訳）。

種痘ハ済生ノ良法タルコト論ヲ待タス、故ニ天朝ニ於テモ深ク御配慮被為在《あらせられ》、東京府ニ種痘舘ヲ被為建各県医士種痘有志ノ徒工業術御検査ノ上種痘官許被成下《なしくだされ》、遍ク嬰児ヲ被為済度《すくわされたき》御仁志ニテ既ニ去歳海外ヨリ新痘苗ヲ御取寄被為遊《あそばされ》、各地種痘官許医生迄右痘苗御分配被成下勉励種痘可致旨御教令有之候ニ付、短才方未熟ナカラ種痘官許ヲ蒙リ居候条、御国恩万分ノ一ニダモ奉報度至願ニテ尽力仕、旧県管内及ヒ処々エ出張幼児大凡一万百余人種痘仕候得共、未タ愚民不学ノ者ニ至リ候テハ種痘ノ良法タルコトヲ不弁《わきまえず》、或ハ巫祝《ふしゅく》ノ妄言ヲ信シ猥リニ種痘ヲ誹謗候者十ニ五六モ有之候処ヨリ天朝御配慮ノ厚モ衆庶エ貫徹不仕、私輩尽力仕候テモ遍ク種痘為致《いたさせ》候事不行届、故ニ歳々天然痘流行仕既ニ昨未歳ハ大ニ流行シ幼児ノ死忘（ママ）不少、今歳再ヒ流行候ハ、損亡亦多カル可ク実ニ憫然ノ至リト奉存候、伏テ考ルニ御管轄内愚民種痘ノ良法タルコトヲ不弁者ハ説諭シ巫祝猥リニ下民ヲ蠱惑《こわく》スル者ヲ禁制イタシ候様御管轄内戸長村長エ厳重被仰付候ハ、種痘医一際奮発勉励遍ク種痘仕遂ニハ自然痘ノ流行無之様相成可申然ラハ天朝御配慮ノ厚キモ始テ衆庶エ貫徹シ且人口ノ繁茂スルコト言ヲ待タス、私苟モ種痘官許ヲ蒙り罷在前条黙止スルコト能ハス、何卒私ノ寸衷御賢察被成下幾重ニモ戸長村長エノ命令厳重被仰下候様此段伏テ奉願上候謹言

壬申正月　　　北城一行

（さくら市押上、長嶋厚樹家文書）

（傍線部分意訳）愚民で知識のない者に至っては種痘が役に立つものであることを弁えず、宗教者の言を信じ、種痘を誹謗する者が一〇人中五、六も出る始末である。よって管内の愚民共へ種痘するよう説諭し、宗教者が民衆を惑わすことのないようその旨を戸長たちにくれぐれも指示してもらいたい。

幕末から明治の初期にかけ忌避する者が多くいたことを示している。種痘の効果が現れ始めてきたのであろう、明治一五（一八八二）年、諒斎はジェンナーの碑を建立しようと運動を始めた。この運動は実を結ばず、最終的に二宮氏が地元医師会の協力を得て平成九（一九九七）年に建立した。諒斎は明治二四（一八九一）年一〇月に死去するが、直前の一月に本間玄調《ほんまげんちょう》が弘化三（一八四六）年に著した『種痘活人十全弁』を諒斎は大田原種痘所から復刻した。種痘が普《あまね》く実施されるようになった結果、種痘が人々をどんなに苦しめたかを忘れつつあると思ったからでる。このように死の直前まで種痘に執念を燃やした生涯であった。

## コラム　遺族によって建立されたジェンナー紀念碑

北城諒斎は明治一五（一八八二）年に、友人の菊池済安等と図って種痘の始祖日納爾《ジェンナー》の紀念碑（「日納爾先生碑同志文」）を薬師堂境内に建設することを企図し、県内各地の同志を募って趣意書を広く那須郡町村に配布した。

同志とは、那須郡成田村 大貫玄亨、同佐久山宿 荒井貞庵、同黒羽町 磯良三、同烏山町 川俣誠、塩谷郡矢板町 柴田玄仲、芳賀郡祖母ヶ井村 平石謙三、下高根沢村 酒井昌菴、河内郡宇都宮町 伊東祐一、都賀郡鹿沼宿 鵜飼三省、同壬生町 斎藤元昌、同栃木町 粟田口三貞、同町 石塚玄昌の一三名で、何れも各地で種痘普及に尽力した者たちであり蘭学に深い理解をもつ医師達であった。しかしこの碑は、明治一九（一八八六）年建立の運びであったが、故あって果すことはできず、諒斎は明治二四（一八九一）年一〇月に没した。

平成九（一九九七）年、遺族の一人であった医師の二宮陸雄氏（東京大学講師）らは『種痘医北城諒斎天然痘に挑む』を刊行した後、大田原保健センターに「日納爾先生碑同志文」の碑を建て、その前面に同志文がそのまま刻まれ、諒斎をはじめ磯良三ら当時の発起人・賛同者ら計一四名の名が綴られた。

同志文には「嗚呼《ああ》此大《このだい》功徳《くどく》ヲ我国ニ付与セシ者ハ其誰ゾヤ、英国哥羅斯徳社《グロストンヤー》ノ大医日納爾《ジェンナー》氏ナリ、先生一タビ種痘ノ法ヲ発明セラレ其術洽《あまね》ク諸洲ニ伝播セリ、其功偉《い》ナリト云ベシ、其徳大ナリト云ベシ、誰カ其恩ヲ戴《いただ》カザラン、誰カ其恵《めぐみ》ヲ蒙《こうむ》ラザラン」と記され、種痘法の創始者ジェンナーに対する尊崇の念が表された。

碑文裏には、新たに建立に尽力した那須郡市医師会長阿部敏夫氏、大田原市長千保一夫氏、遺族の北城栄一・二宮陸雄氏、そして同志の一人磯良三の子孫で今なお黒羽で医師を続ける磯良男氏の連名で建立趣旨が刻まれ、「諒斎のこの崇高な意志を継いで種痘発明二百年と新制那須郡市医師会創立五十周年を記念し保健推進活動の拠点であるこの地に碑を建て」先人達の遺徳を顕彰したのである。当初の計画から実に一一五年たって悲願は達成された。（大嶽）

## ②福原村の医師、幕臣になる

那須郡福原村（現・大田原市）は中世には城館があり、那須氏の一族福原氏の本拠地であった。箒川《ほうきがわ》右岸の河岸段丘上に位置し、幕末には幕府領四三七石・旗本久留島氏一千石の相給村であった。相給とは一つの村を複数の領主が分割知行していることを指す。この村で医者をしていた大野龍玄《りゅうげん》は幕末、江戸へ上り種痘医となる。入学したのは医学所である。医学所（校）の前身である種痘館について説明をしておく。

種痘館は江戸神田お玉ヶ池に設けられた牛痘接種所で、種痘所とも呼ばれる。嘉永二（一八四九）年に蘭館医オットー＝モーニッケによってもたらされた牛痘接種法は、蘭方医の努力によって、その施術所として種痘館・除痘館などが大坂・京都・福井などに設けられたが、普通種痘館とは、江戸神田お玉ヶ池に開設された種痘所をさす。安政四（一八五七）年八月、大槻俊斎《しゅんさい》・伊東玄朴《げんぼく》・箕作阮甫《みつくりげんぽ》らが協議して幕府に開設願を提出し、翌五年正月許可がおりたので、江戸在住の八三名の蘭方医と、西洋薬種商神崎屋源蔵の援助によって、五月神田お玉ヶ池松枝町元誓願寺前の川路聖謨《かわじとしあきら》の拝領地に種痘館が開設された。一一月神田の大火による焼失後、銚子の豪商浜口梧陵《ごりょう》の侠気によって、翌六年九月玄朴邸の隣接地に再建された。再建後の種痘館に対して、幕府は江戸市民に接種勧告を出すなどの援助をはかり、万延元（一八六〇）年一〇月これを官におさめて直轄として、大槻俊斎《しゅんさい》を頭取に任命した。種痘館は幕府から財政的なてこ入れをうけ、あわせて分担を定めて蘭方医術を教授し、蘭方医学研修所の色彩をおびるようになった。翌文久元（一八六一）年、西洋医学所と改称したのである。

西洋医学所は種痘・解剖・教育の三科に分かれて、名実ともに蘭学医の教育機関となった。文久二（一八六二）年大槻俊斎の死去後、幕府は大坂より緒方洪庵《こうあん》を招いてその後任とし、翌年二月には西洋の二字をはぶいて、単に医学所と改められた。洪庵は諸規則を定めるなどの努力をしたが、医学教育面ではきわめて不満足な状態のうちに死亡し、後をうけて頭取に昇格した松本良順《りょうじゅん》は、蘭医ポンペが長崎で行った教則に従い、医科七科を系統的に教授した。明治元（一八六八）年明治新政府に引き渡されて、幕府の医学所は終わりをつげた。新政府は医学所を再興し、これが医学校兼病院・大学東校・東京医学校などの名を経て、東京大学医学部に発展した。

龍玄が出府した年は不明であるが、医学所に籍を置いたまま文久二（一八六二）年八月には中小姓格手当が付与された。その辞令である。

大野龍玄へ

其方儀医業出精ニ付、御中小性（ママ）格御手当として年々御米弐俵ツヽ被下候《くだされ》

亥（文久二年）

八月十五日

（壬生町　藤田好三氏収集文書）

中小姓格とは若年寄の支配下にあって中奥に詰め雑務に従う役であるが、いずれにしても幕臣に取り立てられたのである。
文久三（一八六三）年以前と推察される史料で、種痘診察を許可する「条目」を受領している。

条目（（木版））

一、種痘中他病を併発し危篤ニ相成候節は世俗ニて種痘之罪に帰し候輩も有之候ニ付、右様之悪名受不申《もうさず》候様に相心懸、種（植）たる日より四日目ニは急度診察致し七日目ニは無相違《そういなく》召連候様に申諭し置、八日目又は九日目ニも診察致し、他病併発有之《これあり》候は丶厚施療致し可申候事

種痘館

大埜龍玄（墨書）へ

（同　文書）

内容は種痘中他病を併発し危篤になった場合、世間は種痘のせいにするので、気をつけるよう植えた日より四日目に診察し、七日目に確認。八日・九日目にも診察しなさいというものである。そして元治元（一八六四）年五月には種痘医の免状を付与された。

免状（半印）

一、種痘術熟練ニ付向後於何方《いずれにおいても》も随意ニ種痘可致《いたすべく》事

元治元甲子年

五月　　医学所印

野州福原

大野龍玄老

料紙大高檀紙二折

上包奉書

元治元子年

五月　　医学所印

大野龍玄老

（同　文書）

同時に「分苗則《ぶんびょうそく》」と呼ばれた許可証を得、弟子を取ることが認められた。入門の時、弟子入りのしるしとして先生に差し上げる礼物を束脩《そくしゅう》というが、金百疋（一千文で金一分）を医学所に上納することが義務づけられた。

分苗則

一、初て分苗相願候者は入門束脩として目録金百匹相納可申事

一、入門後重て分苗相願候者は其度毎ニ医学所為《として》永続金百疋ツヽ相納可申事

一、初て種痘致候者は先医学所へ四五度以上出席致し種法并《ならびに》真偽之鑑定等習錬可致事

一、種痘免状受候共其国ニて他へ免状差出候事不相成候、種痘免状相願候者は医学所へ願出可申事

一、別紙医学所条目之写堅相守可申事

元治元子年

五月

医学所印

（同　文書）

大野龍玄は明治に入ると帰郷し、明治六（一八七三）年五月には学校創立に付き献金をしている。

大野龍玄

学校創立ニ付献金願出候段奇特之至誉置、猶皆納之上大蔵省エ可申立候事

明治六年五月

宇都宮県　印

（同　文書）

また、地元で種痘医や検疫医員を勤めた。

大野龍玄

太《ママ》田原種痘所採漿方申付候事

明治七年二月

宇都宮病院　印

（同　文書）

宇都宮病院は明治五（一八七二）年五月に開院した共義病院（塙田村二里山、現・宇都宮市）を元とし、翌六年六月、宇都宮県が廃され、栃木県に合併されたため、栃木県立宇都宮病院と改称された。本県最初の公立病院である。この病院の管轄下にある大田原種痘所採漿方になったのである。そして、精勤し一円五〇銭が付与された。

第三大区大田原種痘所

採漿方

大野龍玄

種痘所創業以来精勤致候ニ付、為手当金壱円五拾銭下与候事

明治七年十二月
栃木県印
（同　文書）

そして、明治一四（一八八一）年五月には施療医としての職務がみとめられ、明治一九（一八八六）年四月、那須郡第二一衛生区の種痘担当医員に就任し、地域の種痘医として生涯を全うした。

### ③日光奉行所の触れ書き

慶応二（一八六六）年、日光奉行所は領内村々に、疱瘡に対する呪術的な対応は誤りである旨の触を出し、希望者への種痘接種を奨励した。奉行所は江戸種痘所に医師派遣を申請し一二月七、八日、日光原町（現安川町）の役宅に僧俗に拘わらず種痘前の者を集合させ実施した。さらに一四、一六日にも村を束ねた組合で種痘を実施した。その触には、

今般救い之ため江府種痘所より大野貞斉と申す医師呼び寄せ、最初今市宿へ出張《でばり》、最寄り村々都合ニ寄り、猶又宿村へ出張致させ、種痘施行致し候間（中略）如何《いかがわ》しい俗説ニ迷ひ申さず、種痘仕る可く候
（旧今市市岩崎、森山秀樹文書）

とあり、俗説に惑わされず種痘を受けるよう指示した。注目すべきは、種痘医が江戸から直接派遣されて

きたことである。東照大権現が祀られている聖地日光に対する幕府の配慮であったに違いない。これに対し上岩崎村は一七日付けで「疱瘡前之子供壱人もこれ無く」と村出役の奉行所同心に届けたが、背景に牛痘法への無理解があったと考えたい。

さらに日光奉行は、翌三年正月九日に、

旧朧中相触れ候種痘施行之儀、医師出張先へ村々之もの多分ニ罷出、種痘いたし候趣ニ候處、未タ村方ニ寄り小前之中ニは俗説ニ迷ひ罷出でざるものもこれ有る哉ニ相聞け候間、先達て種痘いたし候分改め、並びに不感之もの再種として御役所御雇ひ医師手塚良安廻村致させ

（同　文書）

と触れ、一〇日から一九日まで、日光を出立し、一一日足尾郷、一三日上草久《くさきゅう》村、一四日引田《ひきた》村、一六日板橋・文挾・長畑・明神・小代・南北小倉・土沢《どさわ》・上下岩崎村、一七日今市宿、一八・一九日小百村と領内を広く接種のため廻村させた。注意すべきは、無料実施と予定日限も時宜により日延も可とつけ加えたことである。

明治四（一八七一）年七月、日光県は手塚良安を雇い廻村、種痘を奨励させている。

辺鄙《へんぴ》之地、医師迎へモ行き届かず叶う可き養生モ非命ニ落ス、尤も憐むべきハ貧窮之モノ共テ候

といい、これを除くのは種痘以外になしとし、

是迄見慣れざる儀ニモ候得共、其功験《(効)》アルヲ以テ今般格別之御仁政ヲ体認シ支配中深山幽谷ニ至ルマテ徹底的な実施を強調した。医師の宿泊費は村持ち、個人負担は実施後「其シルシ相顕《あらわれ》候上、医師見計ヲ以（中略）壱人前金弐朱ヲ上シテ差出ベキ事」（以上、「栃木県史附録日光県材料二」）と、成功した時のみ有料としたが、高額であった（佐藤権司「神領農民のコレラと種痘」、『大日光』七四号）。

なお、廻村医師の手塚良安については、「日光山森羅録慶応年間」（『社家御番所日記』二二）中に、「御扶持高三人扶持　御雇医師手塚信斎」「御手当金弐両弐分　同見習信斎倅　手塚良安」と出てくるので日光山御役所附医師であったことが判る。

## （四）明治期に流行した天然痘の記録
### ―明治以降

中野英男

### ①整備された県の種痘体制

明治六（一八七三）年六月、栃木県と宇都宮県が統一して新制栃木県が成立、県内は一三の大区に区画さ

れた。同年一一月、県は種痘所規定を定め、大区ごとに種痘所が設置されることになった。第三大区は那須郡と塩谷郡にまたがり広大だったので、大田原と喜連川の二カ所に置かれた。また、戸長には人を説諭して種痘を行わせる責任が明確化され、種痘料は一人一二銭半とされた。明治七年の「種痘規則」では種痘医の免許制を定め、種痘証の交付も規定した。種痘の結果が良かったか否かの善感と不善感を見極め、不善感だった時は再接種する必要があり、種痘証には初種再種三種別を記載することになった。同九（一八七六）年、種痘は強制となり、生後一年以内に一回、その後は五年か七年の間隔で二回、計三回受けることになった。同一九（一八八六）年には種痘は春秋の二期、衛生区ごとに種痘所を設置することなどが定められた。

このように種痘を実施するための法令、体制が整えられて来たが、明治初め頃は種痘をすると牛の角が生えるなどの迷信が依然としてはびこり、民衆の反応は冷ややかだった。このため大田原の種痘医北城一行（諒斎）は明治五年一月、宇都宮県令あての建言書で「種痘の有効性を理解せず、種痘を誹謗する人々を取り締まるように」と訴えた。また、高額な種痘料も普及を遅らせる原因となっていた。そこで、喜連川種痘所では、貧困により種痘を受けられないことのないように、住民が種痘費用を捻出するための「種痘投会社」を設立した。一口二二銭の富くじ一五〇〇本を作って販売し、その剰余金を種痘の費用に充てたのである。この取り組みは明治一四（一八八一）年に始まり、一〇年間実施された。このような多くの人々の努力により、種痘は急速に普及していったが、明治以降も天然痘は間歇《かんけつ》的に流行を繰り返し、種痘の実施はなお不完全だったことを示している。

明治八（一八七五）年、天然痘が流行し三〇七人が感染（内死亡者数は九四人）した（『芳賀町史』通史編　近現代）。明治一九（一八八六）年には河内郡桑島村（現・宇都宮市）を中心に流行した。『下野新聞』（明治一九年四月一〇日付）は次のように報じている。

河内郡桑島村にてハ天然痘に罹りたるもの都合六拾二名なりたる由なるが尚未だ全治に至らず治療中のもの多しとか

人口が数百人規模の村で六二人もの感染者が出てはさぞ混乱したと思われるが、残念ながら続報記事などの史料がなく、その後の経過は不明である。断片的に残された当時の『下野新聞』によれば同年六月までに報じられた県内の天然痘感染者数は、桑島村の他に芳賀郡三名、下都賀郡一三名、上都賀郡一一名、那須郡二名であった。最終的に県全体では一七〇人（内死亡者二七人）であった（前掲書）。

## ②考古学者の記録した明治二四年の天然痘

戦前から戦後にかけて本県における考古・民俗・歴史学の先駆者であり文化財保護に尽力した足利の丸山瓦全《がぜん》（本名・太一郎、一八七四～一九五二）は小学生時代の明治一八（一八八五）年五月三日、小遣帳に「種痘料三銭」と記した（竹澤謙『丸山瓦全』）。明治一八年当時の種痘料金は初種痘が六銭、再種痘が三銭であった。この年、太一郎は一一歳だったので、三回目の接種であったと考えられる。

明治二三（一八九〇）年四月、丸山太一郎は宇都宮にあった栃木県尋常中学校（宇都宮高校の前身）に入学した。その翌二四年一一月、宇都宮を中心に天然痘が発生し、太一郎は「丸山太一郎日記」に学校内での様子を記録した。

十一月十五日
（略）学校ニ至ル　時ニ予科生某氏天然痘ヲ発シタリ（略）寄宿生ハ皆帰宅ス　校長来リ明日ヨリ十日間
消毒法ニ付休業スト　乃チ帰宅（略）
記ス　本日ハ〇〇《ママ》（明治一九年か・引用者註）以来天然痘流行ノ年ニ付　当時宇ニ於テ其患者百名近　而
シテ其勢益々ナリト
十二月四日　金曜日
本日出校スルヤ天然痘二人アリ　一ハ予科一ハ四級　乃チ消毒法施行ニ付両級休業（略）
九日　水曜日
本日寄宿生和田某氏外一名天然痘ニ〇〇《ママ》為メニ午后ヨリ三日間臨時休業

（竹澤前掲書）

同年の『下野新聞』にみる天然痘の記事の初見は一一月二五日付なので、「丸山太一郎日記」はその一〇日前の様子の記録で、貴重である。日記にみる限り中学校での患者は五名であった。学校は生徒から患者が出ると直ちに一〇日間の休校、二回目は学級閉鎖、三回目は三日間の休校措置を取り、消毒法を実施した。
明治一三年七月、政府は「伝染病予防規則」を公布、さらに同九月「伝染病予防心得書」を布達し、伝染病を予防するために清潔法、摂生法、隔離法、消毒法の四つの必要性を説いた。中学校で実施したのはこの内の消毒法で、施設や備品等をフェノール（石炭酸）で消毒したのであろう。

### ③『下野新聞』にみる宇都宮の惨状

「丸山太一郎日記」は栃木県尋常中学校のみの記録であったが、『下野新聞』によれば明治二四（一八九一）年一一月から翌年三月にかけて、本県は天然痘の大流行に見舞われた。特に宇都宮では一二月八日までに感染者数は三八〇人に達した。年を越しても衰えを見せず、三月には累計感染者数は八七〇余人に達した。二三年当時の宇都宮町の人口は二万九三七〇人で、人口の二・五％強が感染したことになる。この時期の史料は少なく、『下野新聞』も当時のもので残存するのは特に少ない。しかし、辛うじて残された紙面では、ほぼ連日「当町の流行病」と題し、宇都宮の患者の氏名・年齢・住所を掲載している。伝染病患者は検疫所への届け出が義務付けられ、これに基づいて記事を掲載したのである。例えば明治二四年一一月二五日付は次のように報じている（番地、人名は略）。

当町の流行病

天然痘　一昨日より昨日午后四時迄に当検疫所へ届出たる同患者は曲師町三女（一年七月）、下河原町婿（二十二年）、千手町（三十八年）、小幡町（二十七年）、下戸祭雇人（十七年一月）、石町長女（十四年）、江野町娘（二年）、杉原町（十三年）、池上町雇人（十五年）、芳房（ママ）町二女（一年）、尾上町（二十年）の十二（ママ）人なり

監獄の天然痘　当地監獄署囚の二名ハ同病に罹れりと

翌二五年二月二日付は、宇都宮だけで新たに一七人の感染者が出たと報じている。天然痘は劣悪な住環境

の住民に多く発生し、感染者の多くが貧困層であった。二五年一月二六日付では次のようなルポ記事を掲載している（人名は略）。

哀れなる患者　当地四条町三十四番地男性は此程中商用にて他出せし侭《まま》帰宅せず何地《いづこ》へ行きしや一向に行衛知れず、妻は大ひに心配し居たる中《うち》、次男（六年）は天然痘に罹り遂に去る十七日死去せしより、母親の悲しみは物に喩《たと》へんやうもなく涕《なみだ》に咽《むせ》び居たりしに、不幸にも引続きて長女（四年）長男（八年）三男（八ヶ月）共亦同病に襲はれしにぞ、唯さへ活計《くらし》に困難の身なるに家族の衣食を給すべき主人は逃走して居所知れず、小供は打揃ふて病褥《びょうじょく》に臥し妻の難儀ハ一方ならず、夫れ故身体も衰弱せしが、右の子供は両三日前避病院に入院せしと。又戸祭六十一番地男性にては長男天然痘に罹りて去る二十七日死亡し、尚ほ三男（七年）長女（四年）も発病せしが、固より赤貧のことなれば医を招くやうもなく、加ふるに主人は出稼中にして妻一人にて内外の用を弁ずるとなれば其惨状は云はんかたなく、三畳しきのむさ苦しき所に枕を並べて苦悶し居るとの哀れと云ふも愚かなり

この二家族はいずれも父親の他出中に子どもたちが相次ぎ感染しそれぞれ一人が死亡、四条町の家族は避病院に隔離されたものの、戸祭の家族はなす術もなく三畳の部屋で苦悶しているという悲惨な状況であった。このような記事の背景には多くの人々の天然痘への恐怖があり、一方、記者には感染拡大への強い危機感があったと思われる。天然痘の蔓延で明らかになった貧困問題に対し、『下野新聞』は一月二四日付で「天然痘患者救助金及物品義捐《ぎえん》広告」と題した社告を掲載し、患者のための救援金と物品の支援を呼びかけた。以

下、要約し紹介する。

天然痘は昨秋以来、宇都宮全町に広がり、町役場と有志はこの予防と撲滅に尽力し、費用は数千円に及んだ。しかし、病勢は益々盛んで患者は八〇〇人を超え、このままでは町の衰退はもちろん、全県下の人民の安寧と幸福を失いかねない。この原因は未痘もしく初痘のままの者が少なくなく、その上隠蔽者が多いことだ。これらの多くは貧しい人たちで、種痘の必要を認めながらもそれができず、寒気の中、家族そろって凍死に瀕する者も少なくない。これらの人々が種痘を忌避し隠蔽するのは、ただ貧乏に基づいている。開業医諸氏は公費で痘苗を購入し、無料接種を知事に建言するとのこと、我々はこれに賛成し、金銭及び物品を募集し、一は貧困なる同胞を救い、一は全県に及ぶ災害を防ぐため、多くの方々の協力を求めたい。

猖獗《しょうけつ》を極める天然痘禍の中、下野新聞社告は貧困者を救い、延いては全県下への感染拡大を防ぐよう訴え、義捐は金銭にとどまらず、古着、古足袋、手拭等も可とした。同日の紙面には早速、宇都宮の仏教各宗協和大恵会からの金三円等の応募が紹介されている。

## ④臨時種痘と怪しい記事

県全体の感染者数は、二四年が七九三人（内死亡一六八人）、二五年が一五二一人（内死亡二六一人）であった（『芳賀町史』通史編　近現代）。天然痘の流行は、種痘未接種者が多いことと、それを隠蔽している者が多いからと考えられた。そのため、未接種者への種痘実施が緊急課題となり、その実施の令達が県から各町村に出された。那須郡馬頭町（現・那珂川町）の臨時種痘について『下野新聞』（明治二四年一二月一日付）は次のように報じている。

臨時種痘接種　那須郡馬頭町にては毎年必ず春秋両期に於て其年出生の幼児に初種痘を接種し来りしが這回《こたび》臨時種痘の令達ありしにつき役場吏員総出にて天然痘未済四十年以下の者一般に種痘を接種し去る十七日廿日廿一日廿三日廿四日まで都合一千九百十四人なりと云ふ

天然痘は芳賀郡内でも茂木はじめ久下田《くげた》（現・真岡市）、祖母ケ井《うばがい》（現・芳賀町）、清原（現・宇都宮市）などでも発生した。同日付『下野新聞』「◎茂木町の種痘紛擾」によれば、茂木町では医師六名に対し、三日間で二千人以上の種痘の実施を依頼した。ところが予算難の折、臨時種痘費の予算はわずか一〇円で、不足分は医師の義務として尽力してほしいということであった。医師側は意見が分かれ、町は臨時町会を開いて相当費額を議定することにした。しかし、町の有力者の中には義務として種痘を実施するよう医師側に働きかける者もいた。この続報記事が発見できないので、その後の経過は不明だが、医療従事者への過度の要請はすでに行われていたのである。

宇都宮においても県と町は検疫所を設け、検疫医、検疫掛《けんえきかかり》を任命したほか未接種者のため各所に種痘所を設置した（『宇都宮市医師会史Ⅰ』）。一二五年三月、芳賀郡南高根沢村八ツ木《やつぎ》（現・芳賀町）では住民二三二人に対し村役場から臨時種痘実施の通知が出された。これによれば、三月四日、八ツ木の小堀角平宅で種痘を実施するので、四〇歳以下の男女、出産後三〇日経過した者で未接種の者は残らず参着するように、という内容であった。鹿沼町（現・鹿沼市）では種痘嘱託医総代が再種痘実施を求める建議書を町長あてに提出し、これを受けて町会では痘苗購入のための追加予算が議決された。ところが宇都宮では種痘に使われる痘苗に牛痘ではなく人痘が用いられるという報道が行われた。

真の牛痘にあらず　天然痘流行以來今日迄当宇陽にて種痘せし痘種ハ全く牛痘にあらずして人痘なりし由、そを如何と云ふに往々種痘して十数日を経ざるに其の天然痘に罹るもの多きより其筋にて取調られ終に発見せしものなりと云ふ、随分迂闊《うかつ》極まりし次第なりし、右に付県庁に於て今度真正の牛痘種を購入せらるゝ、都合にて其価費は地方税より支出せらるゝ、哉に聞けり（同明治二四年一一月二五日付）

この記事は伝聞に基づくもので、宇都宮では天然痘の感染拡大とともに臨時の種痘を実施したのだが、その一〇数日以内に発症した者が多いことから、種痘は牛痘ではなく人痘接種だったことがわかった、というのである。人痘は天然痘に罹った人の瘡蓋《かさぶた》を利用するもので初めは中国から伝えられたが、この方法では実際に感染する危険性が高かった。幕末に牛痘が伝えられると、蘭方医の間に急速に牛痘接種が広まっていった（三五・六頁参照）。このようなことから、明治も中期になって、人痘接種が行われていたとは考えにくく、天然痘の感染拡大の中で人々の疑心暗鬼がこのような報道をもたらした可能性がある。

## コラム　描かれた明治の種痘風景

塩谷郡熟田《にいた》村狭間田《はさまだ》（現・さくら市）の農民渡辺清（一八九二〜一九六四）は明治から大正にかけて三五冊の絵日記類を残した。「渡辺清絵日記」として知られている。その中で渡辺清は明治四一（一九〇八）年二月二九日、村で行われた種痘の様子を絵と文章で記録した（図版1―4）。当時、熟田村には役場庁舎がなく（その年の一〇月に竣工）、清（当時満一五歳）たちは近隣の農家に集まり種痘を受けた。この時、清は三回目の接種だったと考えられる。翌四二年から種痘は一期が生後六カ月、二期が一〇歳前後の二回接種に変更されるからである。

（略）午後末サン［友人］来リテ共ニ油屋［近隣の農家の屋号］ニ行ク、早ヤ大抵完リヌ、直ニ植エ貰フ、添田医ニ阿見医ナリ、父等ハ衛生ニテ受付書記ナリキ　幼子等ノ泣ク声騒シキ（略）

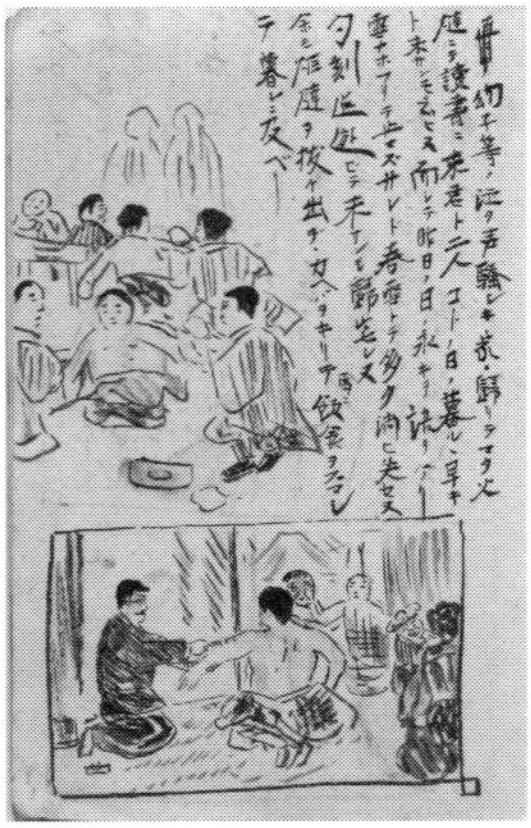

図版1-4 「渡辺清絵日記」（明治41年2月29日」）

絵には、上半身裸になり上腕に接種を受けている清たちや、氏家町の添田兼松医師（ひげの人物）、地元熟田村の阿見良作医師（奥の眼鏡の人物）らが巧みに描かれている。この時、清の父は衛生組合の世話掛で受付を担当した。それから間もなく、清は絵日記帳の余白に「近時雑報少年世界ヲ見テ書ス」と題して国内外のニュースを書きとめた。その中に「天然痘の猖獗」という一文がある。それには「天然痘ハ種痘ニヨリ予防シ得ラル、モノナレバ、少年諸君ハ一日モ早ク種痘ヲ励行スベシ、種痘発明家ハ英国医ドクトルジェンナー氏ナリ」と記した。「猖獗」という難解な漢字の習得の目的もあったであろうが、絵日記からは『少年世界』などの雑誌を友人たちと廻し読みし、貪欲に知識を吸収しようとした当時の農村の少年たちの日常や精神性の一端をうかがい知ることができる。一七年後の大正一三（一九二四）年三月二四日、三二歳の清は区長代理として役場で行われた種痘の手伝いに参加した。この日、清は博文館日記帳に「幼児百余名賑やかなり、十時過ぎ漸く初める、泣く子の多くて喧騒甚し」と書いた。

（中野）

## （五）昭和まで続いた天然痘

明治二四、二五年以降で最大の流行をみたのは明治三〇（一八九七）年であった。県全体では三四一人が感染、内七二人が死亡した。地域別の感染者数（カッコ内は死亡者）では下都賀郡一一二人（二二人）、安蘇郡五三人（一九人）、上都賀郡四二人（二三人）、那須郡四〇人（九人）、宇都宮市二四人（二人）、河内郡二二人（三人）、塩谷郡二四人（八人）、芳賀郡二二人（四人）、足利郡一四人（三人）であった（『宇都宮市医師会史Ⅰ』、『下野新聞』明治三〇年四月三日付）。比較的感染者の多かった安蘇郡内の様子を『下野新聞』（明治三〇年二月二三日付）は「一般人民は種痘を面倒がり、患者があっても隠蔽《いんぺい》する傾向があり、ある医師はこのままでは一層の流行を来すとし、佐野警察署は強制予防法の施行を実施する」と報じた。同郡赤見村（現・佐野市）では痘苗の不完全など種痘に七つの弊害があると噂する者もいた（同三月四日付）。明治二四年の宇都宮における人痘報道のような話が広がっていたのであろう。県は二月二三日、県庁内に臨時検疫部を開設し、警部一一名を検疫官に、医師二名を検疫委員と検疫医に任命した。

大正・昭和期では大正七（一九一八）年に天然痘が全国的に流行し、『下野新聞』（大正七年三月六日付）によれば危機感を募らせた宇都宮市は例年より早く四月一日より種痘を施行することにし、その対象は明治四二年生まれ以降大正六年生まれまでとした。さらに三月一七日には瀬川昌也医学博士の、予防するために「五年前に種痘を行っても免疫が効力を失っていることがある。種痘を実施するとともに、室内を清潔にするよう」との談話を掲載した。しかし、四月に宇都宮市中河原町の興業師の息子二人が感染、次いでその友人、学校へと広がった。この頃から感染経路の調査が行われるようになり、一八歳の興業師の息子は東京の理髪店へ出稼ぎ中に感染し、治癒しないまま帰宅、弟とその友人に感染した。四月五日、宇都宮市議会は前年度の繰越金一三〇〇円を種痘費用に充てることにした。議会中、市民約六万人の内、被接種者は約四万人であることが明らかにされた。市は天然痘発生地区住民に強制種痘を実施、高等小学校と尋常小学校東校は休校措置をとった。五月に入り、花房町で教員の息子三人の発生が判明した。その内の一人（四歳）は二年前とこの四月に種痘を行い、いずれも善感であったとい

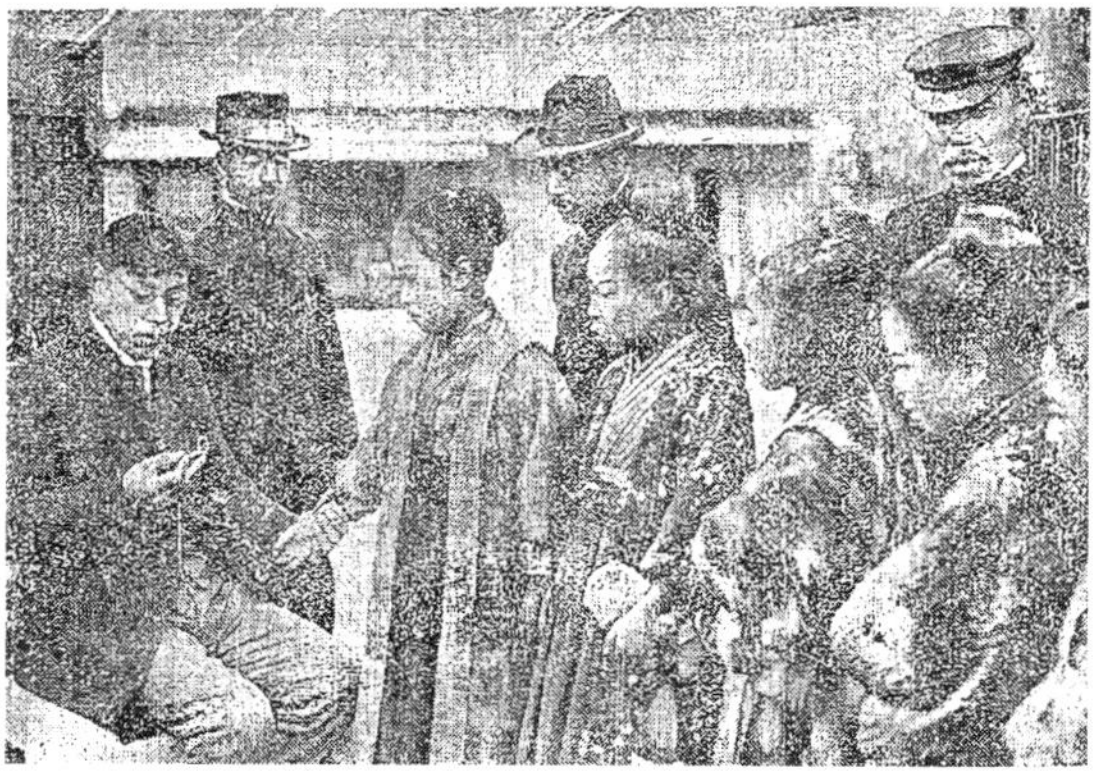
図版1-5　宇都宮市東校児童の健康診断風景（『下野新聞』大正7年4月9日付）

う。花房町と一条町の一部は直ちに健康診断と臨時消毒を行い、付近住民の生後一ヵ月の小児及び未接種者に対して強制種痘を実施することにした（同五月三〇日付）。これを最後にこの年の天然痘は終息したが、この時は宇都宮だけにとどまり二一人が感染した（『宇都宮市医師会史Ⅰ』）。

昭和八（一九三三）年の感染者は全県下で二三人であったが、中でも宇都宮が二〇人を占めた。初発は四月二日、大寛町の二歳児であった。やがて西原町、西大寛町へと拡大し市は西原小、南校などの消毒や交通遮断の措置をとり、二万人分の痘菌《（ママ）》を用意して市内の開業医を動員した（前掲書）。同月二三日、西大寛町から九人目の感染者が出、県衛生課は個々の感染経路を発表した。初発患者の父は下駄の鼻緒製作の内職で東京から仕入れてきた材料のボロに天然痘

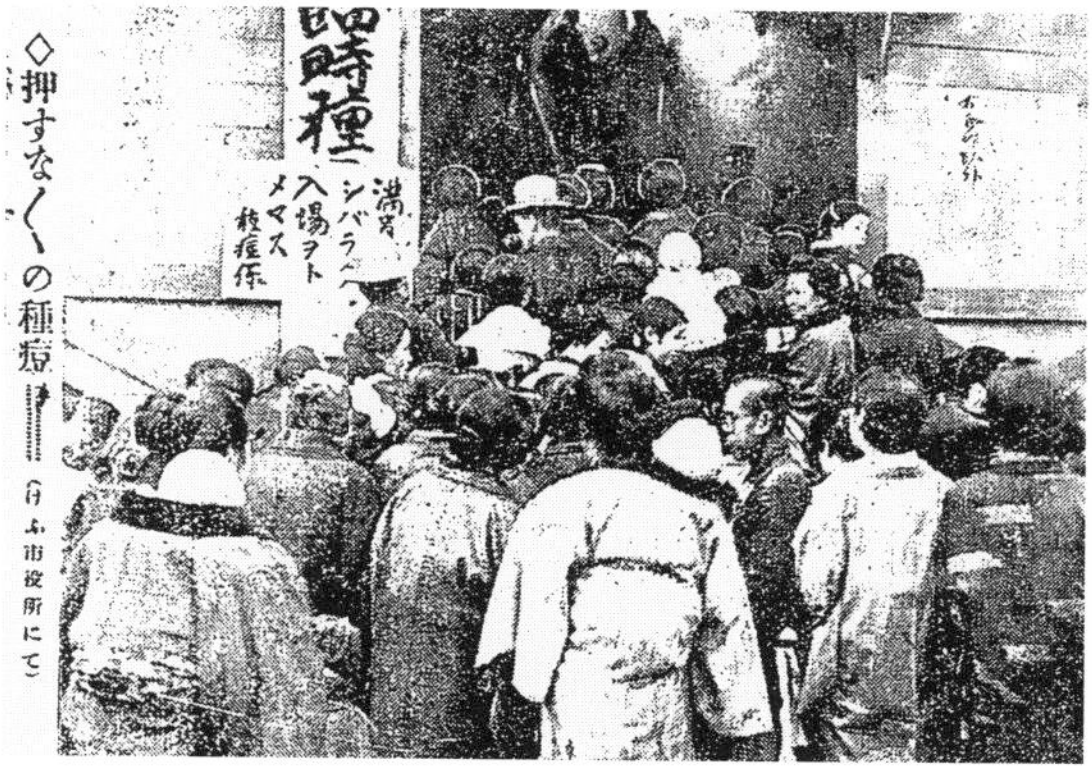

図版1-6　臨時種痘会場の宇都宮市役所に集まった市民（『下野新聞』昭和8年4月26日付）

の瘡蓋が付着していたのではないかとした。一方、『下野新聞』（四月二四日付）は「無音のギャング　天然痘襲来　開業医の大多忙」の見出しで「押し寄せる種痘者がわんさわんさ、中には種痘とは大分遠い耳鼻科、眼科医まで動員される騒ぎ」と報じている。また、その翌日は大寛町在住の県庁の土木書記が感染し、「庁内戦々恟々《きょうきょう》の有様」と伝えるとともに、県は大寛町を通過する際はマスクの着用及び各郡市への拡大防止に努めるよう通達、さらに宇都宮第十四師団の留守部隊は二五日から外出止めを実施するとした（同四月二六日付）。宇都宮市は八万市民に種痘を無料で実施することになり、初日の四月二五日、会場の市役所には午

前中だけで市民の一割の八千人も押し寄せた（同四月二六日付）。

これ以降、県内での感染は徐々に少なくなり、昭和二〇年の一人を最後に感染者は出ていない。昭和五五（一九八〇）年、WHO（世界保健機構）は天然痘（ウイルス）の地球上からの絶滅宣言を出し、天然痘との戦いの歴史に終止符を打った。

# 第二章　麻疹ウイルス感染症―はしか

大嶽　浩良

## （一）幕末期の麻疹流行

富士川游『日本疾病史』（明治四五〈一九一二〉年）には、文久二（一八六二）年の麻疹流行が以下のように綴られている（意訳）。

夏の半ばより麻疹が流行し、七月半ばに至って蔓延甚だしくどんな人もこの病気に罹らない家はなかった。この病は幼い年齢の者や天保七（一八三六）年時の流行に罹患しなかった者が多く、四〇代の者は稀なり。二月の頃、西洋の船が長崎に停泊して病を伝染させ、次第に京都や大坂に広まり、三・四月に広く伝播し江戸では小石川にある寺の修行僧二人が患ってから広く罹患し、六月末には庶民が枕を並べて臥す状況となった。文政・天保年間の流行と比し、この度は殊に猛威を振るい、名医も薬を施せず、吐と咳が出、手足は血冷する。烏犀角《うさいかく》は病の進展を防ぐ薬だが、多くを用いると正気を失ってしまう。もとより熱気甚だしく、狂ったように水を飲まんとして駆けだし、河溝へ身を投じ、井戸の中に入って死ぬ者もあった。七月より特に激しく、死する者数千人と数えることができない。寺院は安政五（一八五八）年の暴瀉病（コレラ―筆者註）流行に倍する死者を弔った。そのため、寺院は葬式が重なり、日本橋に一日、棺の渡ること二〇〇に及ぶ日もあったとか（『武江年表』）

と、安政五年のコレラ流行を上回る死者を出したことを報告している。

特徴は、幼児に死者が多いとしたことや天保七年の流行時に罹患しなかった者としたことだ。『藤岡屋日記』は江戸で古書店を営んでいた須藤由蔵が、文化元（一八〇四）年から明治元（一八六八）年までの、江戸の町触、諸事件の評判、落首・落書などを編年で集成した江戸市中の諸事記録である。ここに江戸町奉行支配下の市中名主が書き上げたという死者数が掲載されている。それによると、文久二年六月から八月の麻疹による江戸市中死亡者は一万四二一〇人、「暴瀉病」（コレラ）その他による死亡者六七四二人である。当時の江戸町方人口を約五〇万人と見積もると、その四％ほどが麻疹もしくはコレラなどで死亡したことになる。

前述した『日本疾病史』の文中には、麻疹の以前の流行が天保七（一八三六）年だったことや、文政期にもはやったことがしるされているが、江戸時代における麻疹の流行は表2―1の通りである。これによると、近世にはおおよそ十数年か

表2-1　江戸時代麻疹流行年表

| | |
|---|---|
| 慶長12(1607)年 | |
| 元和　2(1616)年 | 10月 |
| 正保　3(1646)年 | 5月 |
| 慶安　2(1649)年 | 3月 |
| 寛文10(1670)年 | 2月 |
| 元禄　3(1690)年 | 3月上旬～4年5月 |
| 宝永　5(1708)年 | 秋～6年春 |
| 享保15(1730)年 | 9月～16年正月 |
| 宝暦　3(1753)年 | 4月～10月 |
| 安永　5(1776)年 | 3月末～初秋 |
| 享和　3(1803)年 | 3月下旬～8月 |
| 文政　6(1823)年 | 11月～7年3月 |
| 天保　7(1836)年 | 7月～8年正月 |
| 文久　2(1862)年 | 6月～閏8月 |

＊主として、江戸・上方の流行期間を示す

（鈴木則子『江戸の流行り病』）

ら二十数年の間隔で流行し、一四回の流行があったことがわかる。現代の日本では、麻疹は毎年春先を中心に流行する小児感染症だが、江戸時代は小児だけでなく、幼児期に流行を経験しなかった大人も大勢発病して、犠牲者を増やす悪疫であった（鈴木則子『江戸の流行り病』）。

江戸川柳に「麻疹で知られる傾城《けいせい》（遊女のこと—筆者）の年」というのがある。流行中の麻疹にかからないので、遊女の年齢がばれたという意味だ。上述したように二十数年の間隔で繰り返されたため、前の流行時にはすでに生まれていたことで、年齢を鯖読んでいたことになる。そして人々は麻疹は一度かかったら二度とかからなくなることも知っていた。

麻疹は一般的には「はしか」と言われ、皮膚に発疹を呈する急性の感染症である。はしかの語源は、西日本地方の方言「はしかい（痛がゆい）」から来ていると言われる。麻疹は中国由来の言葉で、発疹の形状が麻の実に似ているためだ。口腔・目・呼吸器の粘膜の炎症で始まり、次いで特有な皮膚発疹が現れる。病原体はウイルスで、発病初期の血液、鼻・口腔粘膜の分泌物中に存在し、体外に出ると速やかに感染力を失する。それ故、患者に直接触れるか、あるいは咳《せき》・くしゃみによって人から人に感染する。麻疹に対する感受性は甚だ高く、誰でも一度はかかるくらいであり、この時に体液性の免疫を終生獲得する。

医学が発達普及する以前は、恐ろしい疫病の代表であった。幼児のほとんどが罹るため、「麻疹は大厄」「麻疹がすんで一人前」などといわれ、通過儀礼のごとく考えられた。「麻疹は命定め、疱瘡は見目《みめ》定め（はしかにかかると命に関わり、天然痘にかかると顔のあばたが残る）」といわれたように、麻疹の死亡率は高く、特に発疹が吹き出さない場合は命取りになると恐れられた。乳児でかかると重症になりやすく、合併症ことに肺炎で死亡する者が多かったのである。

## （二）文久二年真岡・塚兵の日記

文久二（一八六二）年七月一五日、一天の雲なき夜、流星が数々飛びその数一通りでなく、人々に不安感を抱かせた。この年は、一月一五日に坂下門外の変が起こり、老中安藤信正が水戸脱藩浪士などに傷つけられ、老中を退いたばかりであった。浪士の中には河内郡本吉田村（現・下野市）の甲田《こうだ》（河野）顕三《けんぞう》などもいたから、下野国内も政治不安に巻き込まれていたことは間違いなかった。芳賀郡真岡では、連累者として文化人小山春山《おやましゅんざん》が逮捕された。

その六日後、真岡地方にも麻疹が襲った。

一、七月廿一日、今日より泰造麻疹之下地

一、七月廿四日より一同麻疹ニ相成、類造・泰造・章丞・厚曽・坎《かん》七郎、真壁より参居候おきくとの、雇馬蔵

一、八月上旬、頻《しきりに》麻疹疫ニテ田・荒町其外一般ニテ死人数しれすニ付、町内一同談合以て天王神輿相廻し、万燈を以もみ立、七日之間大騒き仕候、其外三峯山御狛《こま》拝借仕候江戸表死人存外之事ニ御座候、凡三十万人と申事ニ御座候

長蓮寺抔も存外之死人ニ御座候
一、八月十日より類造麻疹打返疫ニ相成、満川友春・豊田昌甫両医託し候、紫煩《（ママ）》湯又ハ麻杏甘石湯、舌上黒胎ニ相成、大紫煩《（ママ）》加石香《（ママ）》、閏八月中全快有成候

（中略）

一、小山鼎吉《（春山）》儀、夏中牢内凌方難渋之由ニ付、金拾両出金致遣候
外ニ金四両也、出府之節餞別ニ遣候、外ニ帯壱筋遣候、九月中無尽取立之砌差遣加入致候

（『真岡市史』第三巻近世史料編）

（意訳）

一、七月二一日、今日、奉公人の泰造に麻疹の前兆が出た。

一、七月二四日、奉公人の多くが麻疹になった。類造・泰造・章丞・厚曽・坎七郎、真壁より働きに来ているおきく殿や日雇いの馬蔵も罹った。

一、八月上旬、麻疹がはやり、田町・荒町では死人が数しれずの様子で、町内一同が相談して天王神輿を相廻した。その際万燈を立てて、七日の間大騒ぎとなった。また三峯山の御狛も借りて来て奉納した。

江戸表では死人が予想以上に出たようだ。およそ三〇万人と言われている。荒町の長蓮寺などでも予想外の死人が出たとのことだ。

一、八月一〇日より類造がまた麻疹がぶり返し、満川友春・豊田昌甫の両医者にみて貰った。紫煩湯また麻杏甘石湯を頂き、舌上が黒ずみ始めると大紫煩加石香にした。閏八月中に全快となった。

（中略）

一、小山春山は、夏中牢内に閉じこめられあまりの暑さに難渋していた。そこで牢役人に金一〇両を差し出し配慮して貰った。

ほかに四両は出府の際の餞別金、さらに帯一筋を持たせた、九月中頼母子講の取り立てがあった際、これに加入した。

これは荒町の豪商、塚田兵右衛門（通称「塚兵」）の日記である。真岡三町（田町・荒町・台町）のうち二町で流行したことが記され、塚兵家では死者は出さなかったけれども奉公人の多くが罹患した。しかし「田・荒町其外一般ニテ死人数しれす」とあるように死人多く、荒町長蓮寺では「存外之死人」で大変だったことが記されている。

なお引用史料中の漢方薬である「紫煩《（ママ）》湯・麻杏甘石湯・大紫煩《（ママ）》加石香」についてであるが、『腹証図解漢方常用処方解説』（日本漢方振興会漢方三考塾発行、平成二〇年）によれば、「紫煩湯」は柴陥湯《さいかんとう》と思われ、小陥胸湯と小柴胡湯の合方で小陥胸湯は胸部の熱痰に対する基本処方である。気管・肺・胸膜などの炎症で半表半裏症を呈するものに用いるとある。「麻杏甘石湯《まきょうかんせきとう》」は麻黄剤の範疇に属すが肺熱の咳嗽《がいそう》（せきのこと）、呼吸困難に対する代表的な方剤である。大紫煩加石香は大紫陥加石膏のことと思われる。

## （三）江戸で治療に活躍した烏山藩医

さて江戸表では如何なる状況にあったのか。麻疹の大流行は、外桜田の沼津藩上屋敷でも例外ではなかった。沼津藩上級藩士水野伊織（一八三八〜九四）は、文久元（一八六一）年一〇月より一年間の勤番として江戸藩邸に単身赴任した際、麻疹流行に遭遇した。二四歳の時であった。その時の体験を日記から繙こう（「水野伊織日記」『沼津市史』史料編近世Ⅰ）

伊織の麻疹は翌二年六月二〇日夜の「熱気」から始まるが、当時の江戸では流行は以下の如くであった。

○六月炎旱《かん》数旬に及べり。○夏の半ばより麻疹《はしか》世に行はれ、七月の半ばに至りては弥《いよいよ》蔓延し、良賤男女この病痾に罹らざる家なし。此の病、夙齢《としわか》の輩に多く（天保七年の麻疹にかゝらざる輩なり）、強年（四〇歳前後―筆者）の人には稀なり。凡そ男は軽く女は重し。それが中に、妊娠にして命を全ふせるもの甚だ少し。産後もこれに亜《つ》ぐ。

（中略）六月の末よりは次第に熾《さかん》にして、衆庶枕を並べて臥したり。文政天保の度にかはり、こたびは殊に劇して、良医も猥に薬餌を施す事あたはず

（『増訂武江年表２』）

伊織が罹患したのは丁度蔓延期にあたる。翌朝、藩邸へ出勤したものの早退し、早速「御徒士勤番部屋」に往診に来ていた蘭方医で烏山藩医でもあった伊東玄民に診察を依頼する。伊東玄民は「天然痘と種痘―宇都宮藩の場合」でも紹介した蘭医で、お玉ヶ池種痘所関係者でもある。江戸の木挽町に在住の町医者でもあり、蘭方医として名を馳せていた。大田原藩の種痘医として後に有名になる北城諒斎が西洋医学の習得を志し江戸に出府したのは弘化二（一八四五）年であり、入門したのは伊東玄民のところであった（大沼美雄「種痘医北城諒斎と種痘医磯良〔三〕」『とちぎメディカルヒストリー』）ことからわかるとおり、天保期（一八三〇～四四）には江戸市中で活躍していた医師であった。

麻疹と診断されて薬を貰い、夕方には旗本榊原小兵衛という人物宅で、同僚とともに麻疹の呪《まじな》いをしてもらった。おそらく麻疹を軽くする呪いだろうが、蘭方医にかかるという行為と呪いに頼ることとは、一人の人間の中で全く矛盾しない行為であった。また、呪いの会場は旗本屋敷であり、麻疹商売が旗本まで巻き込んでいたことが窺える。

伊織は上屋敷では治療に不適切なため、江戸で家屋敷を構える実弟の黒沢弥兵衛宅に移り、看病は自身の家来が当たった。麻疹による欠勤は六月二一日から八月九日まで、実に五〇日程にも及ぶ。日記によれば、発熱から発疹、そして六月二九日の「落痂《らっか》」まで一〇日程、それ以降はほぼ「順快」である。麻疹には疱瘡と違って本来「落痂（瘡蓋《かさぶた》が落ちるという意）」という現象はないが、ここでは発疹が引いてきた状態を指すのであろう（表2―2）。

七月一四日には、これまで毎日のように往診に来ていた伊東玄民に銭二五〇疋（二五文が一疋）、その弟子伊東玄益（あるいは息子か）に一〇〇疋、程田玄悦へ一五〇疋を薬礼として遣わした。また自分の家来に対しても、誠実な看病の褒美として金一朱を遣わしている。

だが、快復後も後養生のための欠勤は続いた。七月八日に江戸藩邸では、麻疹流行のために欠勤者が続出して人手不足であるが、出勤を急いで「無養生」にならないよう「緩々《ゆるゆる》養生」するようにと、藩士たちに触が出ている。藩の行政機能に支障をきたしているにもかかわらず麻疹の後養生は致し方ないこととして藩の側も対応しており、江戸で長期の麻疹後養生が社会通念として定着していたことがよくわかる。

後養生中、藩士たちは月代《さかやき》を剃ることの許可願いを差し出さねばならなかった。願書には「御門外ニ廻歩行、且逆上も有之ニ付、月代剃申度段願書」と書かれている。月代を剃って外出するのは健康であることを意味するため、欠勤中にそのような行為をする場合は藩の許可が必要だったらしい。月代を剃らないと「気」が逆上する、という当時の身体観が注目されるが、麻疹の禁忌でもある月代を剃って外出するくらいに回復しても職場復帰が求められないのも、やはり念入りな後養生が必要とみなされたからであろう。

前述したように藩邸内での単身の療養生活は不自由なため、

表2-2　水野伊織麻疹罹患治療経過

| 日時 | 伊東玄民来診 | 水野伊織の容体 | 日時 | 伊東玄民来診 | 水野伊織の容体 |
|---|---|---|---|---|---|
| 6月18日 | | 勤番 | 7月3日 | | 順快 |
| 19日 | | 勤番 | 4日 | ○ | 同様 |
| 20日 | | 勤番 | 5日 | | 順快 |
| 21日 | ○ | 昨夜より熱気 | 6日 | ○ | 同様 |
| 22日 | ○ | 同様 | 7日 | ○ | 同様 |
| 23日 | ○ | 同様 | 8日 | ○ | |
| 24日 | ○ | 少しずつ発疹 | 9日 | | |
| 25日 | ○ | 苦痛 | 10日 | | 同様 |
| 26日 | ○ | 苦痛、強疹 | 11日 | | 勤番順快 |
| 27日 | ○ | 強疹、苦痛甚大 | 12日 | ○ | 順快 |
| 28日 | ○ | 同様 | 13日 | ○ | 同様 |
| 29日 | ○ | 少々快方、落痂 | 14日 | | 薬礼支払 |
| 7月1日 | ○ | 快方 | 15日 | | 順快 |
| 2日 | ○ | 同様 | 16日 | | 順快 |

上級藩士である伊織は実弟のもとで隔離療養へ移り、看病は自身の家来が当たったが、そのようなことができない足軽長屋で共同生活を送る下級藩士たちの療養生活は深刻であった。

六月二二日の日記に転記された足軽からの拝借金願によると、足軽三九人のうち過半数が麻疹にかかって寝込んだため、彼らのうちで健康な者が看病に当たった。だが、各自公務もあるうえに、看病に時間をとられて少しも内職ができない。また病人は「臨時入費」がかかり、病人も健康者もみな生活苦に陥ってしまった。そのため一人当たり銭一〇〇疋ずつの拝借金を藩に願い出たのである。この願いは受理され、さらに七月八日には、「臨時入用」が多いだろうから当人や家族が麻疹の場合、藩からの拝借金の返納延期を許す、という旨の達書も出ている。

麻疹中、下級藩士は内職ができないだけでなく、麻疹に良い食べ物は軒並み高騰し、長屋へ往診に来る医者への謝礼も必要となって、ますます生活が逼迫していった。八月二二日、足軽は再び藩に拝借金を願い出ている。藩は閏八月一六日、また一人二〇〇疋ずつの拝借金を許可している。

結局麻疹流行が始まって二カ月程たった八月二五日には、足軽のうち麻疹にかかった者は病後の回復が順調でなく、医師の指導に従って食養生したいが勤務があるためにそれもままならない、そこでしばらく国許の沼津に帰って養生したい、と願い出ている。藩側は、当初は病後の肥立ちが悪いからではなく、里心が付いたに過ぎないのだろうと許可に二の足を踏んだが、結局彼ら全員にくじ引きをさせ、四〇人のうち三〇人を国許へ帰すことに決めた。

この間、七月二四日には足軽高橋儀作が死去したが、最期には「人参（朝鮮人参）」を呑ませるなど介護を尽くしたが、それでも救うことはできなかった。また、水野伊織が服薬したものは史料では無記載であるが、その頃江戸では「麻疹の大妙薬」である「升《しょう》痲《ま》葛《かっ》根《こん》湯《とう》」がはやっており（『江戸の流行り病』）、ここでは同薬が施薬されたと推定しておきたい。八月九日、伊織は病も癒え上屋敷御用部屋へ復帰した。閏八月が終え、九月に入ると、黒沢屋敷では実父が中風（脳出血）を再発し左半身不随となった。見舞いに多くの者が駆けつけたが、その中には蘭医師伊東玄朴、緒方洪庵がいて、そのお供に伊東玄民の姿もあった。

## (四) はしか今昔

麻疹は、人類最初の文明が勃興した頃、イヌあるいはウシに起源をもつウイルスが種を越えて感染し、適応した結果、ヒトの病気になった。ヒトが野生動物を家畜化し、家畜化した動物との接触が感染適応機会の増大をもたらした。

ティグリス川とユーフラテス川に挟まれたメソポタミア地方（肥沃な三日月地帯）が、麻疹誕生の地となった。理由は、この地が人類史上初めて麻疹の持続的流行を維持するに充分な人口を有していたからにほかならない。

紀元前三〇〇〇年頃メソポタミアに誕生した麻疹が、二〇世紀半ば、グリーンランドを最後についに「処女地」をなくす。麻疹が地球の隅々まで到達し定着するのに要した時間は、約五〇〇〇年だった。これほど感染力の強い病気が、処女地をなくすのに五〇〇〇年を要したとは。そのことに驚く。

五〇〇〇年という時間をかけて、麻疹は処女地をなくし、あらゆる感染症のなかのありふれた病気の一つになった。

現代社会では、麻疹は「小児の感染症」として知られている。麻疹だけではない。おたふく風邪や風疹、水痘（水疱瘡）といった感染性が強い感染症の多くも、小児の疾病である。

しかしそれは、こうした感染症が小児に対して特に高い感染性をもつことを意味するわけではない。免疫をもたなければ、こうした感染症は、成人に対しても高い感染性を示す。実際、一八七五年のフィジー諸島の麻疹流行では、小児に比較して、感染率も死亡率も成人で高率であった。ただ現代社会のように、成人の多くが免疫を有する社会では、子供たちが唯一の感受性者となる。そのため、これらの感染症が小児の疾病のように見えるだけなのである（山本太郎『感染症と文明―共生への道』）。

麻疹を人類史の上で位置付ければ、以上のようになろう。こうして、現代の日本では小児感染症となったのである。それゆえ、江戸時代の日本では前述の史料で紹介したように、大人も罹れば死者も出るといった、大変恐ろしいはやり病であったのである。

しかし、今では罹患しないために予防接種が行われるようになった。はしかワクチンである。ワクチンとは、病原菌から作った薬剤を、接種または注射して感染を予防するものである。わが国では昭和四一（一九六六）年以降行われた。そして昭和五三年に定期接種が始まり、昭和六三（一九八八）年四月から三種混合の「MMRワクチン」に切り替えられた。はしか（measles）・おたふく風邪（mumps）・風疹（rubella）の頭文字を取ったものだ。

ところが、ワクチン接種が始まって間もなく、副作用として無菌性髄膜炎の発生がマスメディアでも大きく取り上げられるようになった。平成五（一九九三）年四月に厚生省が中止を決定するまでの四年間で、一六八二人の発病者が確認された。原因はおたふく風邪ワクチンに使われたウイルスが、十分に弱毒化されていなかったためである。

このため、親が接種を怖がるようになり、昭和五四（一九七九）年四月二日から昭和六二（一九八七）年一〇月一日に生まれた、一二歳以上一六歳未満の中学生の接種率は大きく低下してしまった。結局、この三種からおたふく風邪を抜いた「MRワクチン」に切り替えられ今日に至る。

以上で、麻疹流行の記述を終えるが、はしかで亡くなった最も有名な人物は、「生類憐みの令」を発した五代将軍の徳川綱吉であろう。城の奥深くで育ったので、子ども時代にはしかの感染を免れていたと思われる。宝永五（一七〇八）年の冬、江戸市中にはしかが大流行した。暮れになると江戸城内でも感染者が続出した。綱吉もこのはしかの合併症と見られる病気であっけなく亡くなった。六四歳であった。

子どもの成長を祝う「七五三」は、天和元（一六八一）年に、綱吉の長男で館林城主である徳川徳松の健康を祈って始まったとされる。当時は、感染症や栄養不足による乳児死亡率が高く、数えで七歳くらいまでは生きながらえるかどうかわからなかった。やっと元気に育つメドがたったお祝いである。全快した時の盛大なお祝いの様子を描いた錦絵が、各地に残されている。一九世紀初頭に登場した「麻疹絵（はしか絵）」である。この絵に描かれているのは大人が多いことから、子どもだけの病気でなかったことが解る（石弘之『感染症の世界史』）。

麻疹絵には、必ず食べて良いもの悪いもの、やって良いこと悪いことが列記されている。

食べて良いものとして「かんぴょう、人参、とうり、大根、切り干し、どじょう、さつまいも、こがいも、ゆり、みそづけ、しじみ、干しうどん、麦、小豆、砂糖、かたくり、あわび、びわ、いんげん、やきふ、ゆば、古たくわん、わかめ、こぶ、ひじき」を挙げ、悪いものとして「川魚、梅干し、牛蒡、唐茄子、からすうり、そら豆、里芋、糠みそ、辛き物、椎茸、干し海苔、ほうれん草、ねぎ、もろこし、油こき物一切、こんにゃく、なし」であった。やっていけないことは「房事七十五日、入浴七十五日、灸治七十五日、酒七十五日、そば七十五日、月代五十日」と、大人の病人に向けた禁忌であった。それぞれの日数間禁じ、治ったあとも謹まなければならなかったのである（酒井シヅ『病が語る日本史』）。

筆者は、小学一年の時に罹患した。両親が共稼ぎであったため、学校にも行けず一人で布団に寝かされていたこと等、淋しかった想い出が残る。ただはしかで休んだ場合は病欠とはならず、お陰様で皆勤賞を貰ったことが鮮烈な記憶としてよみがえる。ちなみに筆者は小中高と一二カ年皆勤である。

### コラム　宇津救命丸と疱瘡・麻疹

赤ちゃんの夜泣き・疳《かん》の虫などに効能がある宇《う》津《づ》救命丸《きゅうめいがん》は、上高根沢（現・高根沢町）で今から四〇〇年以上前から製造され続けてきた小児用特効薬だ。わが子の夜泣きに悩まされた経験をお持ちの方も多かろう。疳の虫とは子どもの体内にいて疳の病を起こすと考えられていた虫で、疳とは神経質で興奮しやすい性質、今でも癇癪持ちとなどという言葉や、疳の虫封じという言葉も残る。

今の宇津救命丸の元となる「金匱《き》救命丸」を創製したのは初代宇津権右衛門で、戦国大名宇都宮国綱の御殿医であった。国綱が朝鮮出兵した際に同国より持ち帰った処方を原点に、日本の生薬を配合するなど改良して製薬したものと考えられている（宇津善行「宇津権右衛門と秘薬宇津救命丸」『とちぎメディカルヒストリー』）。宇都宮家が秀吉により改易されると、宇津家は帰農土着し村の名主として半農半医として「宇津の秘薬」を製造し続けた。延享三（一七四六）年、上高根沢郷は徳川家御三卿の一つ一橋家の領地となると、天明元（一七八一）年から救命丸は一橋家への献上が始まっていった。同家用人であった若き渋沢栄一も宇津家に出入りした。

明治に入ると、今まで秘伝であった処方が初めて公式に明らかになる。明治九（一八七六）年、一剤が麝香《じゃこう》七匁、真珠三匁、朝鮮人参七匁、犀角《さいかく》三匁、沈香《ちんこう》八匁、丁子二匁、熊胆《くまのい》五匁として売り出された。いずれも薬用で、これに金箔四四〇片を加えたのである。効能は、急病・気付（気絶した人を正気づけること）、疱瘡、発熱、麻疹、労症（咳・肺病）、疳病、気鬱《きうつ》（気分が晴れないこと）、諸毒など万病に効くとされたが、ここでは幕末から明治期に特にはやった疱瘡（天然痘）と麻疹（はしか）の特効薬でもあったことに注目しておきたい。

（大嶽）

# 第三章　コレラ―恐怖による騒動

コレラ菌感染は激しい下痢・嘔吐により多数の死者を出した。

大嶽　浩良

## （一）幕末期のコレラ流行

### ①安政五・六年の流行

わが国へのコレラ侵入は「壬午戊午の轍《てつ》」（内務省衛生局長・長与専斎「明治十年悪性虎列剌病流行記事」、「轍」とはわだち、即ち車輪の跡のことである）と呼ばれた文政五（壬午、一八二二）年と安政五（戊午、一八五八）年を初発とする。前者の場合、流行の範囲が西日本にとどまったのに対して、安政度の流行は五、六年と二年間、全国各地に流行し、特に江戸では猛烈を極め三～四万人の死者を出した（山本俊一『日本コレラ史』）。第三次パンデミック（世界的大流行、一八四〇～六〇）に位置する安政度の流行をより正確に見れば、わが国では安政五～六年と文久二（一八六二）年の二度の流行に分けられる。以下、下野におけるコレラの流行を綴っていきたい。

安政五（一八五八）年の流行は、下野国の場合八月末に侵入したようで、「当節御府内最甚しく暴瀉《ぼうしゃ》病流行之旨《のむね》風聞、追々真岡・小山辺抔《など》にも有之《これある》様子」（『二宮尊徳全集』第三十四巻）とある。「暴瀉」とは激しく吐いたり下すことで、暴瀉病はコレラの別名であるが、芳賀郡真岡や下都賀郡小山地方でのコレラ発生を伝えている。真岡でのコレラについては以下の記録がある。

七月下旬頃ヨリ八月ニ至、江戸表存外流行病有之死人多分之事ニテ、既《すでに》江戸表評判ニハ水道へ毒相流候抔《など》、其病症之趣

風と腹痛致、否三、四行或ハ五、六行下痢、吐モアリナガラ四肢血冷、心下ニノミ少シクアタ、カミアリ、絶脈シテ其儘《まま》倒れ候、既ヲンボウ屋ニテハ焼方ニ差支、且ハ早桶《はやおけ》品切抔と申程之死人、当地辺ヨリ江戸表へ仕入ニ参候ものも無之程之事ニ御座候

尤駿州路原、吉原宿抔にてハ多分之死人にて継立差支候旨願出候抔風聞、前代未聞之事ニ御座候

多紀氏著述、遺騰之論ニ符号也、痧《さ》脹《ちょう》玉衡《ぎょくこう》ニ其論ノミヲ著之、□□抔ト痧病抔と申候得共一定無之、

俗説三日斃ト申事ニ申居、其症ハ

最初二、三日疝瀉《せんがく》同様ニ痢致ス内ニ吐モアリ、然ル内ニ四肢血冷絶脈之者モアリ、脈当ルカ不当カ之者モアリ、米煎汁ノ如キヲ下シ、舌上ハ少シク黄胎ノミ、恰《あたか》モ卒中風ノ如ク眠リ、自然ト死ニ至ナリ

（「塚田家旧新記録」『真岡市史』第三巻近世史料編）

（意訳）

七月下旬から八月にかけ、江戸は予想以上の流行で多くの死者を出している。話題になっているのは、江戸市中の上水道へ毒が入ってしまったということで、病状はふと腹痛が起こり、三・四回あるいは五・六回下痢、あるいは嘔吐して手足が冷え、心臓部分が暖かいだけで、脈が絶えそのまま斃れる。あまりの

多さに隠坊屋（死者の火葬・埋葬の世話をし、墓場を守ることを業とした被差別民）は遺体を焼くことに差し支え、棺桶なども品切れの有様だ。真岡あたりから江戸へ商品の仕入れに出向く者はいない状況だ。

聞くところによると、東海道中の駿河国、原・吉原あたりは死人が多数出て、人馬の継ぎ立てにも困り、まさに前代未聞のことになっているとか。

将軍の奥医師である多紀氏の著述によれば、□□とも痧病とも言われるが、正式名はなく、世間では三日斃《だおれ》と呼ばれている。その症状は最初の二・三日は腹痛や下したりする内に吐き出したりもする。そして手足が冷え脈が途絶える者も出てくる。脈あるも微かな者も出て、米とぎ汁のようなものを下し、舌は黄色にはらみ、卒中になった者のように眠り、そのまま死に至る。

この日記を綴ったのは真岡町の木綿買継問屋で名高い塚田兵右衛門（通称「塚兵」）である。塚兵家では、不安で江戸へ仕入れに行く者なしという有様であった。この年だけで江戸の死者は、武家二万二千人余、町家一万八千人余とも言われている（南和男『維新前夜の江戸庶民』）。

丁度その頃、彗星が現れ、不吉な予感を人々に抱かせた。昔から彗星は、凶事の前兆とされていたからである（図版3―1）。

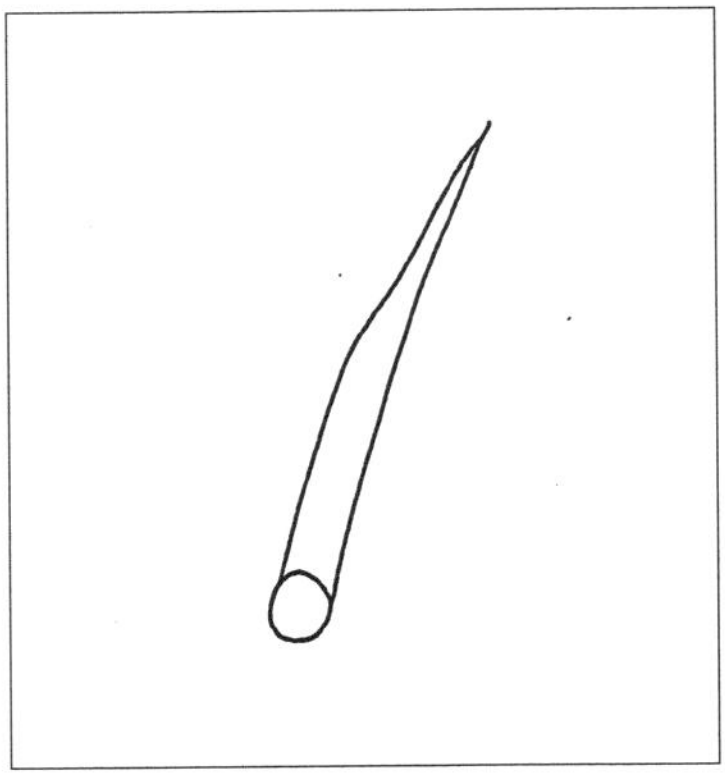

図版3-1　描かれた彗星（『真岡市史』第三巻）

八月十日方ヨリ夕六ッ半頃、戌亥《いぬい》之間彗星顕《あらわ》ル、又暁方丑寅《うしとら》之方へ相顕る、其光輝空写事、丑寅之方之分ハ凡壱丈計リ、戌亥ノ

方之分ハ薄弐・三尺
　然ル処戌亥之方之分段々ニ西之方へ寄、八月廿八・九日頃ニ至候テハ顕候刻限モ夜五ッ頃ニ相成、光輝モ立候事眼前ニ相成、其長キ事弐・三間ニ満タス
　如此《かくのごとく》光輝戌亥之方へ出候分ハ
丑寅東へ靡《なび》ク、東へ出候分ハ
戌亥之方へ靡ク　（同右）

と、北西から北東の方へ流れた彗星を観察し、不安を増長させている。
芳賀郡京泉村（現・真岡市）の大塚三郎右衛門も、コレラ流行を日記にこう書き綴った。

　あめりかより狐日本へ渡シはなされ、凡《およそ》千疋程、此狐足六本・尾九ツニ割レ、三日ころりといふ病イニテ死す、つく者ハ三日之内に死す、男十五より六十迄之間、女ニはうつり不申候《もうさずそうろう》、江戸ニテ多ク死ス、凡十日計り之内寺々之改人数十弐万五百人余死す
（京泉村三郎右衛門覚書『真岡市史』第三巻近世史料編）

そして、「我名ある門ニは入るな風の神　名なき門にはとふもかくにも　為朝」と書かれた紙を門口に貼りつけ、杉の葉に赤い紙・生姜・うど・山椒・粟の穂・唐辛子の七品を吊しておけば病は入らぬとの願いごとを行った。

こうした呪術と信仰が行われたことは紹介した通りであるが、真岡の地にコレラがどの程度流行したかは不明である。

次は日光山領での事例である。同年九月、日光奉行所は配下の村々へコレラの療治法を触流した。内容は予防法と罹患した場合の薬治法からなるが、予防法としては身体を冷やすな、大食いを謹めという程度であり、療治法として初期症状の場合は芳香散（桂枝・乾姜《かんきょう》・益智を等分に調合したもの）の服薬と、吐瀉甚だしき場合は、からし粉やうどん粉を練った芥子泥等を体にすり込み、温めるという対症療法であった。

しかし、実際に患者が発生すると奉行所の指示では有効性を持たず激甚を極める。今市宿へのコレラは、報徳仕法展開中の日光山領へ芳賀郡より派遣された農民により持ち込まれた。「冥加人足物井村瀧蔵到着後、不快にて休足（ママ）罷在候処、病気柄之儀は最少（初）は下痢等有之、又は吐瀉等甚た敷《しく》、追々疲労相募、尤医老高橋診察致し保養致し、医説は当時流行病の虎狼痢と申、右手宛《てあて》之薬用相盡し候得共、養生無相叶《あいかなうなく》、昼四ッ半刻に至り死去いたし候」（『二宮尊徳全集』第三十四巻）と発病から死亡に至るまでの短時性や劇症振りは人々を大変恐れさせた。

今市宿でのコレラの広がりは不明であるが、尊徳没後の仕法継承者である二宮弥太郎も翌六年七月罹患したようで、主治医であり医道巧者と評判の高い齋藤玄昌の加療により一命をとりとめたが、仕法の進捗には大きな影響を与えた。

門人たちは、平癒のため今市宿内神主へ祈禱を依頼したり、三日間の護摩修行を行ったりした。神仏祈願のため参詣した寺社は、日光東照宮、同山内の金蔵坊・華蔵院・浄土院、芳賀郡大前《おおさき》権現、常陸小栗明神、下総成田不動尊と広域にわたる。同行した人足の中には、コレラの恐怖から開発どころではなく悪病除去のために日光山参詣を要求する有様で、報徳役所では九月一五日に地元千本木村弥勒院に依頼し、陣内において祈禱を執行した。

弥太郎の主治医である齋藤玄昌は、壬生藩医として領内で種痘を試みるなど蘭方医として活躍したが、安政五年八月、江戸でコレラが流行するや出府命令を受け、江戸藩邸で施療に当たった。だが、蘭方医お膝元の壬生藩領でも、コレラ侵入の兆しを見せると藩としてなしえたことは、藩命によるコレラ病難消除祈禱くらいであった。雄琴大明神神主黒川豊前に「世間流行病ニテ殿様・御家中・御領分村々病難消除ノ御祈禱」(『壬生町史』資料編近代Ⅱ)を行わせ、結願にあたり国屋敷や藩士だけでなく、領内百姓へ軒別に二五〇〇枚もの護符を配布させた。壬生町では、上通・下新・上新の三町が雄琴大明神に祈禱を依頼し、執行後「素戔嗚尊《すさのおのみこと》　雄琴大明神　蘇民将来《そみんしょうらい》子孫門」と記された小札を一四〇枚拝受し、戸内の柱に貼って祈願した。

### ②文久二年の流行

次に文久二年の流行に移ろう。コレラの流行を研究した大著、山本俊一『日本コレラ史』には、「安政七年(一八六〇)にも多少の発生はあったが、文久元年(一八六一)には発生がなかった。しかし文久二年(一八六二)には麻疹に平行してコレラの発生があったというが、不確実である(註)」と註付けで記載してある。註は山崎佐『日本疫史及防疫史』(昭和六年)の研究に依拠していると記した。しかし、下野の中央部から北部にかけてコレラが侵入した記録があり、同年の流行を紹介しよう。コレラは「狐狫狸病」と書かれてある。

文久二戌年七月頃ヨリ麻疹大流行、又ハ狐狫狸病流行ニテ近郷人多分ニ死ス、風見村一軒ニ四、五人ツツ死候、大宮村同断、田所村、肘内村、当村青木六右衛門、安沢村万屋ニテ死、自分宅おさい年廿三才、半之助三才死、武介妻のふ、慶治郎、作右衛門、染屋かつ三才、勝右衛門、幸右衛門母たき、おつね、おさの、彦兵衛、角之助、同人母その、同人妻、桶屋親父、同人嫁、孫七才〆三人死、藤木成右衛門、〆拾九人死

（塩谷町道下、青木マサイ家文書「覚帳」）

「覚帳」には七月の麻疹流行後に、コレラが流行し、塩谷郡風見村・大宮村・田所村・肘内村・道下村（すべて現・塩谷町）などで三〇人近く死去したことが記されている。

八月、河内郡町田村（現・下野市）では、近隣のコレラ流行に対して村人が集まり、念仏をあげる一方、隣村村々と共同して薬師寺村（同上）の祇園社で祭礼を執行した。この時、町田村の最高持を誇る秋山家では、祭に参加する一方でコレラ予防や治療法の情報収集に努め、壬生町の早瀬家から「バイ疫済急法」という医療書を筆写している。早瀬家は医師齋藤玄昌家と隣接しているところから、情報源は玄昌家と考えられる。

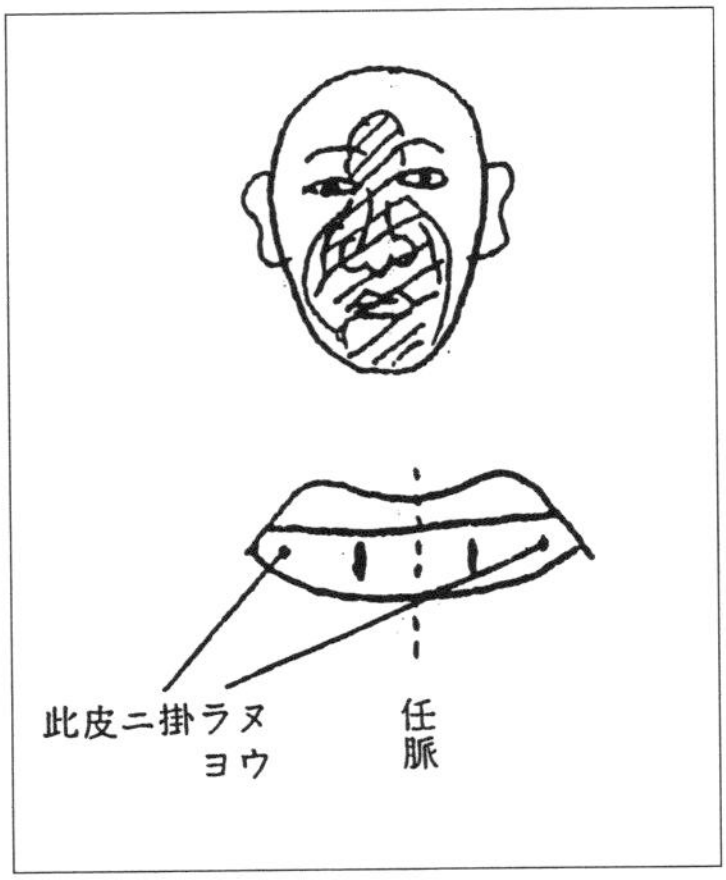

図版3-2　初期症候と瀉血箇所

同書によれば、初期症候として「此薄墨ニて染候処、病者未タ気分もかわらず、吐瀉等も無之、先一番に凝冷《ぎょうれい》に及ひて後、吐瀉を催し候」（秋山通良家文書「虎狼痢病治方并予防虎狼痢済急要法」、図版３―２）と感染の特徴をあげる。西欧では、唇部分を中心に

紫色に変色していくため「青い恐怖」と形容された症状である。この時点での治療方法としては、下唇を二カ所切開し鬱血を排出させるもので、これも西欧では瀉血と呼ばれ広く用いられた方法で、近代医学が確立される以前、人類が各地で考え出した療法だったといえる（見市雅俊『コレラの世界史』）。また服薬としては、「不換金正気散《ふかんきんしょうきさん》」を指定した。成分は白朮《びゃくじゅつ》・厚朴《こうぼく》・陳皮《ちんぴ》・大棗《たいそう》・生姜《しょうきょう》・半夏・甘草・藿香《かっこう》で嘔吐・下痢・夏季感冒に用いられる。現在でも薬局で入手できるが、コレラに対するには力不足感はぬぐえない（塩谷郡市医師会編『幕末・明治・大正期の医療　塩谷の地から「醫」をさぐる』）。ともかくも上層農民のレベルでは、疾病に対し医学的に対処しようとする姿勢を持っていたことは指摘しておきたい。

しかし、秋山家の場合、実際の予防法は「此節、虎狼痢流行ニ付、極悪日八月廿三日、閏八月五日、右両日朝五ッ時着用、黒大豆粒、白米八粒、但シ壱人分、右せんじ皆呑可申候」（秋山通良家文書「文久二年日記」）と自家製の煎薬を服用した。同時に、「阿波濱阿　珊《（さん）》主夜神」と書かれた厄除け御札を懐中に持たせたが、一般の農民にとって、民間療法と祈禱、そして疫病退治の祭礼こそが精一杯の対応なのであり、これまでの悪疫に比べあらゆる方法を積極的に採用したというのが実相であった。

## （二）明治期の流行

### ①明治一二年コレラ鬼怒川を遡る

維新後、最初の流行は明治一〇（一八七七）年で、九州で発生したコレラが西南戦争後の軍隊移動によって全国的に拡大したものである。本格的な流行は明治一二年で、全国届け出患者一六万二六三七人、死者一〇万五七八六人という惨事であった。致死率が六五％という高さや発病から死亡に至る短時性や劇症振りは今までの伝染病に例を見ぬものであった。天然痘の場合、流行した明治八年の本県統計でみると、罹病者数は三〇七名、うち死亡者は九四名、致死率は三〇・六％であったからコレラの致死率はいかにも高い。ドイツの細菌学者コッホがコレラの病原菌を発見したのは明治一六（一八八三）年であり、その四年前のことで、病因は毒気説が支配的であった。当然、対症療法しか打つ手がなかったので致死率が高いのも致し方なかった。

本県の初発は八月一日、東京から荷積みし鬼怒川を帰帆する芳賀郡の船乗渡世が船中で吐瀉、死亡したことに始まる。当時の物資の流通は未だ河川交通が主流であり、大動脈の鬼怒川でコレラが発生した。発生を伝える新聞記事（『栃木新聞』〈現『下野新聞』〉）を紹介しよう。

芳賀郡虎列刺《コレラ》の一件は、東京通いの船子渡世板戸村林平助（仮名）が去月二七日、東京より荷積を済して船を漕出し、本月一日千葉県下下総国東葛飾郡二の江村にかかりし頃、船中に於て俄然吐瀉を催し如何にも劇しき病症なれば、相乗の船子も驚いて手当をなせしが忽ち死去せしを、そのまま船中に置き緩々《ゆるゆる》と上流に遡りしが、その次第を届け出しに芳賀郡にては郡吏をはじめ戸長に至るまで兼て鬼怒川筋へ伝染する事もなからんかとて手配りの折柄なれば急に奔走をなし、その船は本県管轄境上谷貝河岸へ一時留置へしと中聞け医員は上谷貝河岸へ出張せしに、下等社会の癖として患者をそのまま船に差置き緩々とし直に板戸村に引取り、翌二日死去せし趣、五日午後三時頃に到り板戸村よりの急報、其内相乗をなせし同村の松田梅吉（仮名）へ伝染せしを密に上陸なさせ粕田村の茶店に暫時憩ハせけるか忽ち茶店の養女サキ（仮名）へ伝染し、彼の患者梅吉も避病院に於て僅に数刻間にして死去し、娘サキも九日午前第一時頃遂に死去せしを未県に於て警察官・医員等派出にて郡吏及ひ戸長等昼夜を別たす大奔走にて予防方法尽力せられ、本県にてハ令公を始しめ属官・郡吏集会にて評議中あんり（ママ）と聞く

（『栃木新聞』明治一二年八月一一日付）

東京への交通手段は徒歩か舟運であったから、鬼怒川から本県に侵入してくるのは必然であった。死者を出した船は、旧二宮町域（現・真岡市）の上谷《かみや》貝《かい》河岸に一時繋留したものの、その後粕田河岸（同上）に立ち寄り板戸河岸（宇都宮市）へ遡航していった。その結果、板戸河岸船乗り二名と粕田河岸の茶屋女が死亡した。八月一〇日には上大沼村（現・真岡市）に感染患者が出るなど芳賀郡一帯に急速に伝染していった。

八月二日から一六日までのコレラ患者居住地域を見てみると、鬼怒川と思川・渡良瀬川水系沿いの下都賀・河内・芳賀郡で多数発生しており、交通の基幹であった河川交通がコレラ伝播のルートとなった。この年、本県患者数七八四人、死者四三六人（致死率五五・六％）、芳賀郡で見るとそれぞれ一二〇人、六八人（五

六・七%）であった（表3—3）。

コレラ流行に伴い、県は通行人や船舶を検査する検疫出張所と患者を隔離する避病院を設置した。避病院の設置経過を追うと、鬼怒川・巴波川・渡良瀬川の三水系沿いから都市・町場へと波及しており、コレラは河川交通を通して本県に流入し、河岸場から人口密集地域へと北上していった（図版3—3）。

### 行政の対応

鬼怒川沿岸に位置する河内・芳賀郡内は、恐怖に陥った。新聞は盛んに「猖獗《しょうけつ》を極める」という言葉を使ったが、猖獗とは猛々《たけだけ》しく荒々しいという意味で、転じて流行病などの勢いが盛んなことをいった。旧二宮町域で見ると、患者数二〇人、死者一一名、致死率五五%であり、沿岸の上谷貝・砂ケ原《いさがはら》村から内陸の青田・谷田貝・横田・物井・鹿村などへ伝染していったことがわかる（表3—4）。

コレラ患者が出ると検疫医と警官が処理にあたった。明治七年の医制は衛生と医療行政の二本立てであったが、このうち衛生行政は内務省衛生局の管轄下に置いた。そのため、明治一二年の「虎列剌病予防仮規則」には、内務省の下部機関である各府県の郡役所衛生掛と警察が担当すると指示された。

いったん、コレラ患者を出すと患家の門戸にはコレラと大書きされた紙が

表3-3　栃木県のコレラ患者数

| 郡名 | | 下都賀 | | 寒川 | | 上都賀 | | 安蘇 | | 足利 | | 梁田 | | 河内 | | 芳賀 | | 塩谷 | | 那須 | | 合計 | |
|---|---|---|---|---|---|---|---|---|---|---|---|---|---|---|---|---|---|---|---|---|---|---|---|
| 患者 | | 真 | 類 | 真 | 類 | 真 | 類 | 真 | 類 | 真 | 類 | 真 | 類 | 真 | 類 | 真 | 類 | 真 | 類 | 真 | 類 | 真 | 類 |
| 患者全数 | 人数 | | 240 | | 12 | | 64 | | 54 | | 12 | | 3 | | 155 | | 120 | | 104 | 20 | | | 784 |
| | 男 | 90 | 31 | 4 | 2 | 27 | 7 | 11 | 20 | 7 | | 1 | 1 | 73 | 16 | 36 | 32 | 55 | 11 | 7 | 4 | 311 | 124 |
| | 女 | 91 | 28 | 3 | 3 | 23 | 7 | 5 | 18 | 5 | | 1 | | 50 | 16 | 27 | 25 | 31 | 7 | 5 | 4 | 241 | 108 |
| 死亡者数 | 人数 | | 132 | | 11 | | 34 | | 41 | | 7 | | | | 78 | | 68 | | 55 | | 10 | | 436 |
| | 男 | 49 | 10 | 4 | 1 | 17 | 1 | 11 | 14 | 4 | | | | 37 | 6 | 29 | 12 | 31 | 3 | 5 | | 187 | 47 |
| | 女 | 67 | 6 | 3 | 3 | 13 | 3 | 4 | 12 | 3 | | | | 28 | 7 | 20 | 7 | 18 | 3 | 2 | 3 | 158 | 44 |

註）真とは真性、類とは類似性コレラ（『栃木新聞』明治12年12月3日）

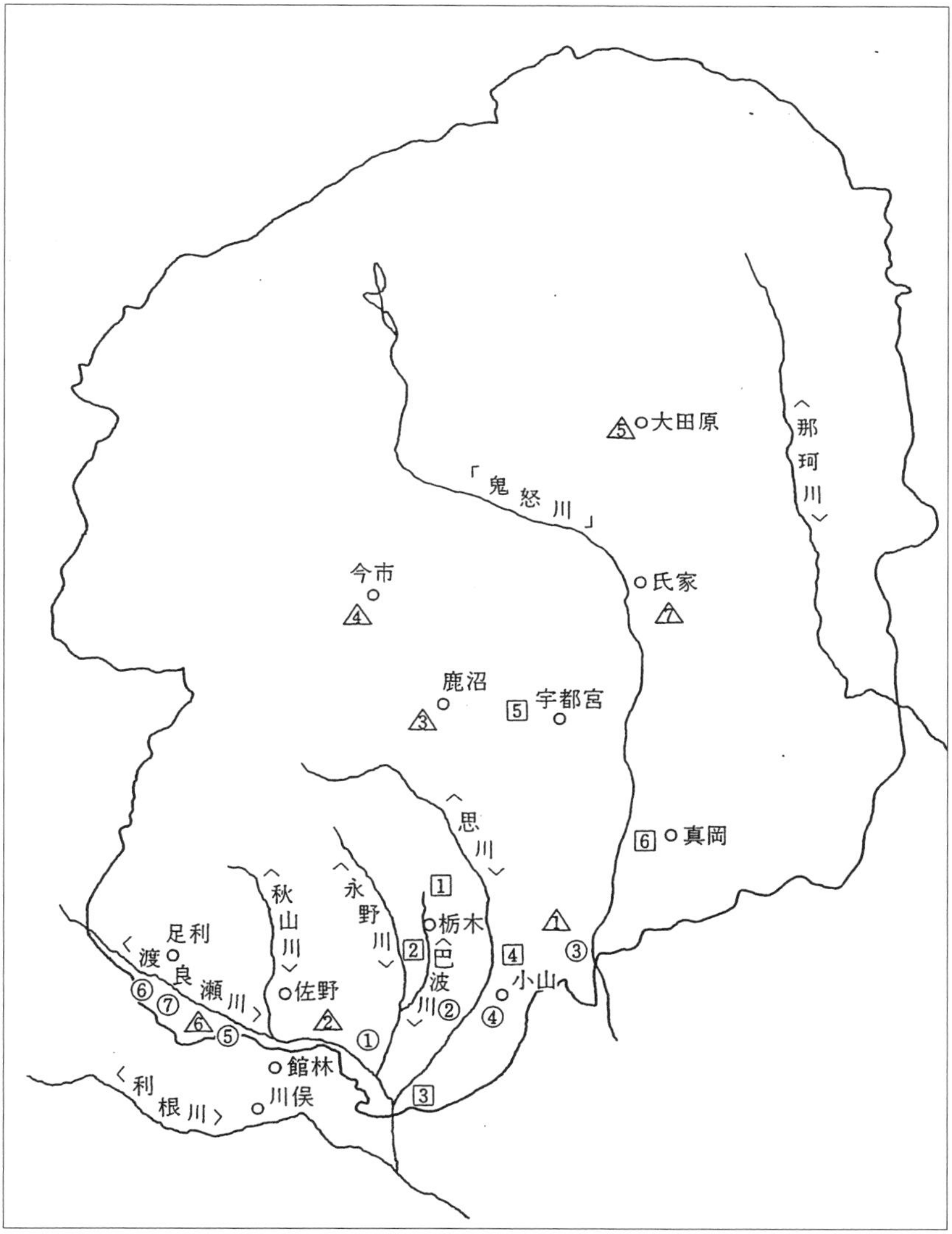


図版3-3　検疫出張所・避病院設置場所
○印：8月14日設置の検疫出張所　①下都賀郡下宮村　②同郡生井村　③同郡中島村　④同郡小山宿　⑤梁田郡瑞穂野村　⑥同郡借宿村　⑦同郡福居村
□印：8月14日設置の避病院　1下都賀郡平川村　2同郡横堀村　3同郡野渡村　4同郡小山宿　5河内郡駒生村　6芳賀郡長田村
△印：8月29日設置の避病院　1下都賀郡高椅村　2安蘇郡佐野町　3上都賀郡鹿沼宿　4同郡今市宿　5那須郡大田原町　6梁田郡高富村　7塩谷郡氏家宿

表3-4　芳賀郡のコレラ患者数

| 村名 | 患者 | 村名 | 患者 |
|---|---|---|---|
| 板戸村 | ７人 内 全治２人 死亡５人 | 横田村 | ２人 死亡 |
| 下高根沢村 | 15人 内 全治３人 治療中３人 死亡９人 | 鐺山村 | １人 全治 |
| 赤羽村 | ５人 内 全治２人 死亡３人 | 島村 | ２人 内 全治１人 死亡１人 |
| 砂ヶ原村 | ７人 内 全治３人 死亡４人 | 梅ヶ内村 | １人 死亡 |
| 給部村 | １人 死亡 | 谷田貝村 | １人 全治 |
| 下籠谷村 | １人 死亡 | 上大沼村 | ４人 内 全治２人 死亡２人 |
| 下大羽村 | ２人 治療中 | 寺分村 | ２人 死亡 |
| 物井村 | １人 全治 | 道場宿村 | ３人 内 全治２人 死亡１人 |
| 鶴田村 | ２人 死亡 | 堀込村 | ４人 内 全治１人 死亡３人 |
| 稲毛田村 | １人 死亡 | 飯貝村 | ６人 内 全治５人 死亡１人 |
| 東郷村 | ３人 内 全治１人 死亡２人 | 与能村 | ６人 内 全治２人 死亡４人 |
| 長堤村 | １人 死亡 | 竹下村 | ４人 内 全治２人 死亡２人 |
| 鹿村 | １人 死亡 | 京泉村 | ５人 内 全治３人 死亡２人 |
| 柏田村 | ４人 内 全治１人 死亡３人 | 芳志戸村 | ４人 内 全治１人 治療中１人 死亡２人 |
| 上谷貝村 | ２人 全治 | 西水沼村 | １人 死亡 |
| 文谷村 | ２人 死亡 | 西高橋村 | １人 死亡 |
| 祖母井村 | ６人 内 全治３人 死亡３人 | 東大島村 | ２人 死亡 |
| 青田村 | ２人 内 全治１人 死亡１人 | 上大田和村 | １人 死亡 |
| 柳林村 | ２人 全治 | 10月８日調査 総計119人 内 全治46人 治療中６人 死亡67人 | |
| 八ツ木村 | ２人 内 全治１人 死亡１人 | | |
| 東水沼村 | ２人 内 全治１人 死亡１人 | | |

註）明治12年『栃木県令達』より作成

貼付され、患者は人家隔絶の避病院と呼ばれる仮小屋に収容される。死者には火葬が強制され、葬儀も制限されたから参列者をめぐって村社会の慣行摩擦を生んだ。確かにコレラ防疫の有効な手段ではあっても、警察による強権的な措置で進められたから、県内では騒動に発展した地域が多々あった。「病院つぶれろ、警察やけろ、巡査コレラで死ねばよい」という歌は本県で作られた歌ではないが、この歌が広く流行したのは無理からぬことであった。県内ではそこまで張りつめた歌はないが、益子町では次の歌がはやったという。「コレラ、この町にはお出でなさいまするな。瀬戸のかけらで足が危ない」。なお、旧二宮町域は宇都宮警察署真岡分署の所轄下にあった。

コレラ流行に対して取った県の処置は、通行人と船舶を検査消毒する検疫出張所と患者を隔離する避病院の設置で、検疫出張所では張番が置かれ石炭酸（フェノール）を使用した消毒が行われた。鬼怒川流域では、当初下都賀郡中島村（現・小山市）に検疫出張所が、芳賀郡長田村（現・真岡市）に避病院が設けられた。

これに対し村側の対応を鬼怒川流域の村々にみてみよう。まず、罹患七名を出した砂ヶ原村（旧二宮町）の例である。

河内郡吉田村の隣邑砂ヶ原《いさがはら》と言ふ処にもコレラが侵入して四五名も死亡し、蔓延の勢ひ消せざるより何《いず》れも協議を尽したれと、県庁の御諭達や検疫医員等の方法ハ用れハよいのに、それハ棚のうへに上けて俗に天狗の羽と言ふ木の葉に杉の葉を交ひ赤イ紙を結ひ付け、銘々門口にぶらさけ、男ハ八坂神社女ハ念仏講とおのおの隊を分けて、神輿《みこし》をかつくものハ公道へ壇を設け上けたり下したり、其うへ戸毎に担き込み垣を倒し格子を毀したりした揚句に祭典料を気の毒な顔もせす戸毎に割集め意気揚々たる神輿連にハ誠に困ります（略）

（『栃木新聞』明治一二年九月一五日付）

これは地元民からの投書と断って掲載されたが、悪疫退散のため門口に天狗の羽飾りというヤツデの葉を付けたり、村で協議して祭礼を行ったことがわかる。同紙は対策を記した県からの布達を、村側は紛糾するからと言って廻さず、そのため避病院とはどんな寺院かと誤解する民衆の愚昧ぶりを皮肉っている。

御幣担ぎと称する予防儀式も流行した。八月二三日から郷社長沼八幡宮の神主は、氏子の安全を期し悪疫予防のために同社の御幣と神刀の廻村を村々に告げた。三人に付き添われ境村から古山村《こやま》（旧二宮町）へ廻ってきたのは二八日の夜で、村人は戸毎に祈禱を受けお札を購入した。村の入り口には辻札を立てるなど、伝統的な辻止めの儀式も忘れなかった。六月末に太政官布告として出された「虎烈刺病予防仮規則」第一五条には、「虎烈刺病流行ノ勢益々盛ナルトキハ、地方官ニ於テ祭礼・劇場等人民ノ群集スル事業ヲ差止ムルコトアル可シ」とあって、群集が多く集まればそれだけ伝染の危険は高くなるとの県は認識していたから、県の施策と一触即発の状況にあった。

古山村の場合

古山村の場合、公式には患者の発生はなかったが、長沼八幡宮の御幣担ぎと相前後して疑似コレラ患者が二件ほど発生した。一件目は八月二二日に村民が吐瀉症となって届けが出された。早速検疫医員が派遣され診察をしたが、一時は快方に向かった。しかし二六日夜に入って急変死亡したため、戸長は再び埋葬方法に付いて伺いを出した。コレラ患者ならば火葬が厳命されているからである。結果は埋葬しても良いということであった。診察をした検疫医員と埋葬を許可した医員が違っていることは、適正な引き継ぎがあったかどうかが疑われる。

二件目は二九日夜、村内の農家に雇われていた一五歳の青年が急死した。砂ヶ原村に置かれていた出張検疫所へ届けた伺書によれば「昨夜十時頃ヨリ吐瀉劇敷《はげしく》、依テ該村医員へ治療相乞度旨申出候処、折悪敷《おりあしく》他出中ニテ彼是障故《さしさわるゆえ》午後十二時頃ニ至テ右鈴木弥太郎（仮名）義病死致候」（苅部正男家文書「明治十二年御用留」『二宮町史　史料編Ⅲ』）とあって、激しい吐瀉の後に医師の診察もなく急死したことを申し出ている。翌日夜、巡査二名・検疫医員二名を含む六名が検査に来た。検査後には酒宴の席が設けられた。もちろん費用は村持ちで、検疫医員の一人は一件目の医員であった。三一日に死体検査書が出され、それによると検分したところ通常死亡の躰であり、付き添いに聞くと五度ほど吐いたが、平素は虚弱体質とのことで「顛末ヲ熟考スルニ体質薄弱ノ上急劇ノ霍乱症相発シ死亡仕候」（同上）と判断された。そのため、この件も埋葬に処せられた。

二件の検査の正否は、これだけでは判断しようがないが、九月に入って太田村（旧二宮町）の小学校で二学期の開校を伺った際に、学区取締が「百名ノ生徒中ニハ陰ニ感染致シ居候者」（同上）の存在を認め、始業式は見合わせるべきだ指示している。学区取締は暗に隠匿の動きを知らせているのである。しかし、単純に検疫医員を批判すれば事足れりとなる問題ではない。検疫医員は流行時、臨時的に行う業務にしては検査・消毒指示・報告書作成など激務であり、しかも一番罹患しやすい位置にあるという生命を賭しての仕事であったからだ。以上から二件ともコレラを隠匿した可能性が強い。それゆえに、衛生制度の見直しが日程に上らざるを得ないのである。

疫病退治などの予防祭事を行うことは、村人にとって古くからの慣習であり良かれと思う行為であった。しかし、県は「無稽《むけい》の禁厭《きんえん》・祈禱」（明治一二年令達乙二三五号）、すなわち病気や災難を払うまじないと決めつけたから信仰医療に走る「頑迷固陋《がんめいころう》」「無知蒙昧《むちもうまい》」な民衆をどうやって啓蒙すべきかが課題とされた。一方、避病院への強制収容や死者の埋葬をめぐって、県内各地ではコレラ騒動が発生した。このような状況の中で、医務取締だけではあまりにも人員が少なく、その反面多忙な業務の割りに貧弱な手当という問題が露呈し、制度そのものが破綻を来していた。

明治一三年、政府はこれらの苦い教訓から衛生委員を村ごとに置き、委員を村民の公選によって選ばせることとしたのである。いわゆる公選衛生委員制である。

今日ノ急務ハ衛生ノ一課ヲ各地方庁ニ設ケ、時々地方衛生会ト協議シ以テ該事務ヲ掌《と》ラシメ、且ツ町村ニ公撰衛生委員ヲ置キ人民ト親接シテ専ラ実地ニ尽力セシメバ、流行病予防ノ如キモ官民相悖《もと》ラズシテ実際ニ普及シ、各般衛生事務漸次《ぜんじ》ニ整理シ人民ヲシテ康寧《こうねい》ノ域ニ入ラシムベシ

（『衛生局第五次年報』）

地方衛生行政を、地方衛生会―県衛生課―公選衛生委員と一本化し、医師や県議・官吏・公立病院長・警察官からなる地方衛生会で布達や伝染病流行時の対策を審議させ、県衛生課を通して各村の衛生委員に通知する。衛生委員は村民の信任を得た者であるから、実情に応じた対応が提起できる。こうして官民が共同して伝染病に対処するという考えであった。進歩的な施策といえるが、衛生委員の公選制は、三新法体制（郡区町村編制法・府県会規則・地方税規則の総称で、この制度に基づく最初の地方制度）の中で確立された戸長公選制に対応するものであった。

明治一三年五月、古山村でも衛生委員の選挙が行われた。選挙・被選挙人は満二〇歳以上の男子で、村内に本籍居住を持つ者であった。身代限り（借金による破産）処分を受けた者や戸長・官吏は兼任できない等の

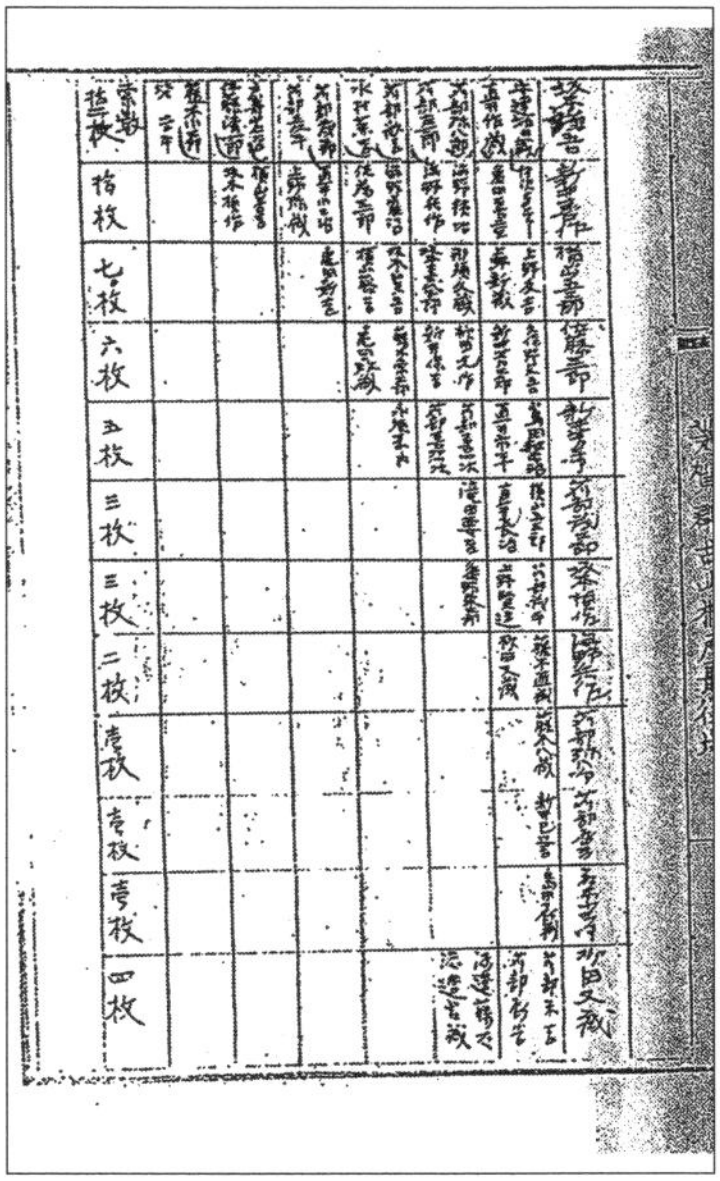

図版3-4　衛生委員投票結果（旧二宮町　苅部正男家文書）

条件はあったが、何よりも財産等の制限がないのが特徴とされた。九四人が該当したが、古山村の場合、選挙権は一戸につき一票としたようで、一番地から五四番地までの五四票が投票総数であった。最高得票数は一一票で医師の坂本賢吾（二六歳）であった（図版3―4）。もう一人の医師坂本槙作へは三票しか入らなかったが、当時は東京府麹町区に寄留していて不在であったからであろう。

ともあれ、町村の衛生実務は公選の衛生委員が担うこととなった。

明治一二年六月の「虎列刺病予防仮規則」は、各町村に避病院と火葬場の設置を義務づけたからその設営が緊急課題となった。避病院は高燥（土地が高く空気が乾いている）、人家隔絶、近きに水辺無しが条件であったから民有地では条件に当てはまるところは少なく、多くは旧入会地で地租改正以降に官有地となった場所が候補地となるケースが多い。

古山村の場合は、明治一五年の再流行時に設置を取り組んだ。七月、旧共有地であった平地林一反九畝を火葬地にすべく購入したが、避病院を建てるだけの民費がなかったから、とりあえず畜獣埋場に避病院を仮設することで切り抜けようとした。郡役所は財政上の都合から建設を渋る村々に対し、旅行人が伝染病を持ち込んできた場合、避病院がなければ村中に蔓延してしまうと、やや強迫めいた論理で迫った。同村の場合、人口割りと地価割りの二方法で村民が負担した。それでも、古山村は他村に比べて火葬場の設置は早いほうであった。土葬が埋葬の主流であったことや伝染病患者の遺体を焼くということから、火葬場は迷惑施設という認識があって、場所の選定それ自体で揉めることが多かった。

大和田村（旧二宮町）の場合は、一二年と一五年の二度の流行の中から、火葬場の必要性を痛感し、三度目の流行となった明治一九年に、官有芝地二畝八歩の払い下げを県に願い出た。対象地は四方にわたって人家と二、三〇メートルほど離れていて、風下にもあたる。周囲には塀を設け火炉・煙突を備え臭煙にも気をつけるという条件を差し出しての上であった。しかし、同村でも避病院のことは触れておらず、どの村も仮設の収容所的なもので、流行が過ぎれば取り壊してしまう程度のものであった。それであるが故に、避病院とは名ばかりで収容されれば死と直結することを意味したため、避病院は「死病院」と認識されていったのである。避病院は後に隔離病舎と呼ばれていくが、本格的な設置は大正から昭和初期にかけてとなる。

---

## コラム　今市町へも北上

明治一二（一八七九）年のコレラ流行は、今市町も例外ではなかった。同町を含めた上都賀郡全体の統計ではあるが患者数六四人、死者四一人を数えた。蔓延をくい止めるため、県は八月二六日に町内に避病院を開設したが、県内七カ所に設置されたものの一つであった。

旧今市市域では、八月末から九月初めにかけて手岡《ちょうか》村で発生し九人が死亡した（明治一二年九月五日付『栃木新聞』）、コレラは鬼怒川沿岸の河岸から街道沿いに北上してきたのである。

この時、防疫のため栃木県医の森東四郎（河内郡上三川町　一八五七～一九二三）が今市宿に派遣されてきた。やがて病勢が衰え帰県の運びになった際、町の有力者たちは森に二、三の漢方医しかなく医療機関に乏しい医療事情を訴え、その充実を懇望した。その結果、森は残って医院を今市一七二番地（朝日町東武日光線沿い）に設立し、明治一二年に開業し今日に続くのである（「医療法人英静会森病院の沿革について」）。（大嶽）

## ②明治一五年の大流行

### 規模の拡大と騒動

明治一二（一八七九）年に次ぐ流行は一五（一八八二）年であった。四月、侵入経路不明であったが、神奈川県横浜で発生し関東地方を中心に東北と中部地方に及んだ。全国患者数は五万一六三一人、死者数は三万三七八四人であった（山本俊一『日本コレラ史』）。栃木県の発生件数と死者数は表3―5の通りであるが、明治一二年と比較し全国患者は〇・三一と三分の一に減少したが、栃木県は二・九〇と三倍近くに跳ね上がった。県下の患者数は二二七二人、死者九三三人、致死率は四一・一％と死者数を見ても二・二倍に増加している（表3―5）。

六月二〇日、下都賀郡出井《いでい》村（現・小山市）の村民が旅行先の東京で感染し、帰宅して死去、村内に感染させた。これが初発で、足利でも患者が出て、七月には上都賀郡にも蔓延し、県内一帯に広まった。

表3-5　明治15年栃木県におけるコレラ患者数（明治15年9月29日『栃木新聞』）

| 郡名／種別 | 下都賀 | 寒川 | 上都賀 | 安蘇 | 足利 | 梁田 | 河内 | 芳賀 | 塩谷 | 那須 | 計 |
|---|---|---|---|---|---|---|---|---|---|---|---|
| 患者 | 187 | 14 | 430 | 21 | 309 | 61 | 429 | 55 | 527 | 239 | 2272 |
| 死亡 | 93 | 5 | 194 | 15 | 153 | 37 | 147 | 25 | 149 | 115 | 933 |
| 全治 | 44 | 3 | 87 | 3 | 112 | 20 | 137 | 13 | 253 | 80 | 752 |
| 治療中 | 50 | 6 | 149 | 3 | 44 | 4 | 145 | 17 | 125 | 44 | 587 |

郡別で見ると、塩谷・上都賀・河内・足利郡が多い。明治一二年は下都賀・河内・芳賀・塩谷の順であったから、地域的には同一でない。今回は塩谷郡が患者数では一位を占めた。前回のコレラ流行は、塩谷郡上阿久津村（現・さくら市・高根沢町）で北上がストップしたため、同村に祀られていた与作稲荷のお陰と高い評判が与えられた（二二五頁参照）。「明治十二年、コレラが流行して沢山の死者が出た時、村人が神のお告げを得て社殿をきれいにして祈願をした。このことが各地に伝わり稲荷詣でが殺到し、日ごと数千人の人々が参詣した」（「上阿久津駅与作稲荷神社新築寄附記」口語訳）。「日ごと数千人」はオーバーな表現かも知れないが、塩谷郡への感染が上阿久津村で止まった事実は、このような評判を増幅させたのである。しかし、今回は猛威に晒され、簡単に突破され塩谷郡全体に蔓延したのであった。

明治一五年にも、県内各地でコレラを巡る騒動は起きていた。発生件数を比較したいが、残念ながらそれは不可能であった。「猖獗を極めた」と形容される明治一五年八月の記事が、『栃木新聞』のマイクロフィルムから全部欠落しているからである。終結宣言が出たのは一〇月二日であるから、残された六・七・九・一〇月の記事で推測せざるを得ない。

六・七月は予防祭事の記事は目に付かない。九月に入って、栃木・錦着山招魂社の祭礼、日光東照宮の中祭りが予定されたが、もめごとなく延期されている。その後、足利町近傍でコレラ伝染はオサキ狐が取り憑いた結果との風評が流れる。下都賀郡立林村（現・小山市）満願寺住職はコレラ除けの妙薬として元三大師の護符を数千枚売り出した。芳賀郡真岡町の往来四辻では大数珠をたらして伏鉦を鳴らし、海潮寺では不動の護摩を焚くなど大勢の参拝者を集めた。こういう加持祈禱は一二年の時も同じであったが、村落間の争いが目立ってきたことが一五年の特徴である。

上都賀郡油田《あぶらでん》村と西沢村（ともに現・鹿沼市）でコレラ屍体の火葬場へ送る通路を巡って対立、騒動へ発展した。梁田郡下渋垂《しもしぶたれ》村ではコレラ屍体の運搬を巡って梁田町（ともに現・足利市）と紛糾する。一〇月、火葬場設置を巡って河内郡町田村と薬師寺村（ともに現・下野市）が争い、鋤・鍬・竹槍を用意したため郡書記が出張する事態に至った。梁田郡高富村字百頭《ももがしら》（現・足利市）に建設した避病院の無償払い下げをめぐり、一七カ村中、下渋垂・島田（現・足利市）の両村は同意せず、一五カ村と対立した、等々である。明治一二年時に流布した生胆《いきぎも》説（避病院に入れ生胆を取って、当時来日中の前米国大統領グラントに売り渡すという風説）は姿を消し、代わって顕在化したのが迷惑施設を巡る設置問題で、これは今日まで続く課題となる。

## コレラ病を隠蔽する民衆

明治一五年九月一三日から、『栃木新聞』に「虎列剌病を隠蔽する弊害、併せて之を除くの法を論ず」という投書が四回にわたり掲載された。論文の著者は下都賀郡国府《こう》村（現・栃木市）の医師加藤玄貞であった。三回目のタイトルは「医師ノ弊害ヲ除クヲ論ズ」となっているが、残念ながら四回目の最終稿がマイクロフィルムから欠落している。全体をつかめないのは残念であるが、加藤は『中外医事新報』に報道された同論文に共感し、これを掲載し併せて持論を展開したのである。

『新報』の記事は以下の通りである。コレラを沈静化するためには衛生委員の活動と相まって医師の努力が必要であるが、これを理解しない医師が往々にいる。蔓延しているのは無知な人民と頑愚な医師がいるせいである。このような医師の弊害として以下の点を指摘する。①病人を隠蔽していること。無知な人民ならまだしも、医師がしているのだから、これは批判されるべきことである。②このような医師は漢方医に多いが、コレラ患者を一般の病気と同じ扱いにするため、蔓延させてしまう。③医師にもかかわらずコレラ患者と接触を忌避する者がいる。その他、患者を発見してから届出が二四時間以内というのは、あまりにも緩慢で見直すべきだ、という点であった。

この論文の後に、加藤は以下の打開策をつけ加えた。①医師の隠蔽に対しては、罰則を重くし医業停止等も含めた行政処分を検討すべきだ。死者の検屍は一般医だけでなく、検屍医と警察官を同道させること。②医師のレベルを上げるべく、郡内毎に医師を招集し研修会を開催し、予防についてさまざまな観点から教育を行う。③コレラ患者を避けることがないよう、奮闘した医師を表彰するなど顕彰に努めること。④届出は二四時間以内でなく、蔓延を阻止するため即時とすべきである。⑤この点が重要であるが、患者がコレラを隠すことがないよう門戸の病名掲示を止めよと提言した。この部分を提示しよう。

愚民虎列剌病隠蔽スルノ弊ヲ除クヲ論ス

愚民該病ヲ隠蔽スルノ弊害ヲ除ク門戸ノ病名札ヲ廃スルニアリ、夫レ門戸ニ病名掲示スルノ法ハ伝染予防法中欠ク可カラサル者(ママ)ニシテ文明国ニ現行スル所ナリ、此法タルヤ瞭然人ヲシテ家ニ伝染病者ノ有ルヲ表知セシメ猥《みだ》リニ出入シ親シク患者ニ近接セサルカ為メニシテ其伝播ヲ防クノ良策ナリト雖《いえ》トモ、今日我国ニ於テ実際能《よ》ク之ヲ探究スルニ其伝染病ヲ防禦スルノ方法ハ隠蔽ノ弊害ヲ生出シ反テ病事ヲ蔓延セシムルノ原因トナリ、実ニ名状スルニ忍ヒサルモノアリ、何ントナレハ一タビ民ノ此病患ニ罹リ門戸ニ病名ヲ掲示セラル、アレハ盗賊ノ表札ヲ貼セラレシ如ク永世ノ汚辱ト妄想シ之ヲ悪ムコト蛇蝎ヨリモ甚シク、而シテ若《も》シ貧賤ニシテ此病ニ罹ルトキハ医師ニ拠ルモ其招ニ応シ得ルヤ否ヲ自ラ疑フカ如キ、赤貧ニ至リテハ隠蔽ヲ乞フハ素ヨリ其諾ヲ得サルモノト自ラ信スルノ輩ハ死ニ至ルモ寧ロ虎列刺病タルヲ人ニ知ラシメサルヲ好ム者アリ、又商家自宅療養ノ万々相協《かな》フノ輩ニシテ百方手ヲ尽シ隠蔽ヲ乞フ者ハ、其病名ヲ門戸ニ貼セラル、カ為メニ営業上一時ノ妨害ヲ生スルニ由ルトナスモ商人ニ非スシテ尚且隠蔽スルノ甚キ者ヲ見ル、是レ一般営業上妨害ノ有無ニ拘ハラス単ニ虎列刺病ノ名称ヲ掲示セラル、ヲ甚シク嫌忌スル者ノ如シ、然ルニ往昔天然痘患者ノアル時ハ必ス門戸ニ亦色紙ヲ貼シ、且桃花色ノ木綿ヲ以テ病者ノ頭髪ヲ被ヒ一瞥《いちべつ》人ヲシテ暗ニ伝染病者タルヲ知ラシメタリ

（『栃木新聞』明治一五年一〇月一日付）

掲示は西欧のやり方を真似たものであり、患者にとっては盗人と表札を貼られたようなものだと改善を強く訴えたのである。但し日本でも天然痘患者には門戸に色紙を貼り、桃色の木綿を頭髪に被らせたとした負の歴史があったとした。筆者には寡聞にして知らなかったが、もし事実なら重要な指摘である。

加藤玄貞の提言は多くの共感を呼んだ。明治一六年（一八八三）八月に開催された県衛生会は、コレラ患者の家宅に黄紙を貼付するか否かが中心議事であった。これは内務省衛生局から諮問を受けたものである。恐らく明治一二年と一五年の多発県に課せられたのであろう。結果、黄紙表示は利益がないどころか、却って弊害が多いという意見が多数を占め、これを県衛生会の決定とした。

## コラム　漢方医の治療成績

漢方に偏見を抱く医師や新聞記事が残されているが、コレラの治療に当たった漢方医もいたことを忘

れてはいけない。塩谷郡押上村（現・さくら市）の漢方医・桜井元養は、明治一五年八月から九月に一五人のコレラ患者を診療した。桜井医師が当局へ提出した「虎列刺患者状態報告書」が残っているので紹介しておこう。まず死亡した八名の報告書によると、四名は診療を受けた当日に死亡している。激烈な症状だったのだろう。後の三名は四〜六日で死亡したと報告されている。もちろん、治癒した報告書もある。七人が全治とされた。このなかで、芳賀郡の六歳の女の子の記録を示す。病名欄には「真症コレラ」とあり、「九月四日発病。十五日全治」とある。治療内容も記されていて、まず四逆湯《しぎゃくとう》を投与している。四逆湯は毒性を熱によって弱めたトリカブトの根を含む起死回生の漢方薬である。これが奏効したらしく、症状が軽くなり、不快な消化器症状を治療する比較的穏やかな不換金正気散《ふかんきんせいきさん》、嘔吐を鎮める小半夏加茯苓《しょうはんげかぶくりょう》を投与して治癒に導くことができた。

当時の西洋医学の典型的な治療は、下痢を止めるために阿片を用いるとされたが、現在はむしろ禁忌である。コレラ菌を体内にとどめることになるからである。この年の全国の患者数は五万一千人余、死者は三万三千人余とされている。結果をみると、桜井医師の漢方による治療は、特段勝っていたわけではないが、劣っていたわけでもない。（戸村）

### ③明治一九年のコレラ流行

コレラ流行と衛生行政については第四章で述べるが、政府は明治一三（一八八〇）年七月に「伝染病予防規則」を公布し、九月「伝染病予防心得書」を布達した。しかし本県で後者が諭達されたのは明治一九（一八八六）年五月一六日であった。この中で初めて「清潔法」が登場する。清潔法とは法律ではなく、伝染病予防のための家屋・溝渠・芥溜《ごみため》・便所などの清掃を行うことで、「伝染病予防心得書」で定められた。最も早い時期に相当する宇都宮町のそれを紹介しよう。同年六月頃に行われたものである。

〈清潔法〉当市中には不潔の箇所多く、芥溜《ごみため》・下水等の如き追々夏季の趣くに随ひ臭気鼻を衝《つ》き、如何なる虫の宜《よ》い人々にや、一向平気と構《かま》へつけぬより県庁にては大いに心配され、京阪地方は疾《はや》くより、近くは東京にても既に虎列剌病の発生せし今日、打捨て置きかたしとて両三日前より警官・郡吏・戸長・衛生委員等に訓示し、市中を隈なく巡回せしめ清潔法を実施居らるゝが、コンナ事は官の厄介を蒙らずとも各自芥溜等の掃除位をしては如何、兎角衛生の何たるを悟らず他人のことに放下し置くは誠に歎かはしき次第なり、虎列剌病抔《など》の押し寄せ来りて後初めて周章狼狽せし掃除だのソレ下水浚ひだのと云って騒ぎ立つるも其詮なかるべし、少しは其辺に考へを及ばさんことを望む

(『下野新聞』明治一九年六月一五日付)

清潔法は官の指導によらずとも、各人の自発的な行為ですべきとしながらも宇都宮町で行われた一斉の清掃活動を不潔な町にとっては必要だとした。下からの衛生活動は、明治一二、一五年の大流行時には見られなかった動きである。

巴波川流域のコレラ流行

明治一九(一八八六)年の県内におけるコレラ流行は、患者総数五五九名、死者数不明である(『下野新聞』

明治二〇年一〇月二一日付)。三度目の流行にさすが慣れたのか、地元紙は同一二・一五年時に出したような郡別発症者数などは掲載していない。ただ同一九年九月一九日の記事「〈コレラ患者総数〉去る七月九日より一昨十七日正午に至る管内各郡のコレラ病患者の総数は三百八十四人にして、内死亡百八十八人、治癒百二十一人、治療中の者七十五人、内多発なるものは下都賀郡にして最少なるは梁田郡なり」から同比率として推定すると死者は二七三・七人となる。

全国の届出患者数は一五万五九二三人、死者数は一〇万八四〇五人であるから、明治一二(一八七九)年に次いで多い(山本俊一『日本コレラ史』)。清潔法の記事で紹介したように京阪地方で発生し、東京に伝播、栃木県では七月一〇日に栃木町万町で発生した。

〈愈々《いよいよ》侵入〉下都賀郡栃木万町村田善治(仮名)なる者は類似虎烈刺病に罹り治療中なる旨、同郡長より昨日其節へ電報ありたる由なるが、愈々県下へ虎軍の侵入なれば感心するの外なし、最早口癖筆癖なから衛生上注意の感こそ願はしけれ

(『下野新聞』明治一九年七月一一日付)

やがて下都賀郡部屋《へや》村でも発生したが、同村は巴波《うずま》川流域にあるところから今回も東京からの舟運によって引き起こされたと考えるべきであろう。こうして巴波川下流域の下高崎・上泉・白鳥・下宮等の各村に広がり下都賀郡から寒川《さむかわ》・足利郡、鬼怒川流域の芳賀・河内郡へと拡大していった。八月下旬に猖獗を極め、鬼怒川流域の製糸工場である大嶹《おおしま》商舎にも伝播した。

〈大嶹商舎コレラ〉

五・六日前のことなりし、河内郡石井村大嶹商舎の製糸工女の一人が東京より帰舎し虎列刺病毒を受けをりし者にや、間もなく同症に罹り数時間内の後死亡したれば、ソレ虎列刺なりといふ間もあらせず二名の工女に伝染して孰《いず》れも死亡し、目下五名の患者ある由ナルガ、両三日前大橋和太郎氏が同舎より招かれ趣かれし節、同氏は公立病院へも協議して工男女残らず一時解散せしむる方安全ならぬと申したるを以て其旨同病院へ相談せし處、同院の意見は避病院と離隔室とを設け、コレラ患者は病院へ送り腸胃加太兒《かたる》の如き病症の者は離隔室へ送り治療しなばそれに事足るべし、何分数百名の工男女を使傭する同舎に存れば斯く断然の方法を行ひなば迷惑も啻《ただ》なるべしといふにありと聞けど真否は素より保せざれば尚ほ探訪の上、次号に於て詳敷報道をなすべし

（『下野新聞』明治一九年八月二四日付）

次号以下に報道がなく、管制が敷かれたのかもしれない。九月に入ると塩谷郡上阿久津河岸でも流行し、一一日付は塩谷郡高原村（現・日光市）での流行を伝えた。同村は鬼怒川の上流にあって戸数八軒、人口四〇人の小村である。新聞は「空気清浄、極めて清涼なるに患者二十一名、死亡十名多発」したと書いた（『下野新聞』明治一九年九月一一日付）。対策として近隣の川治村（現・日光市）に検疫派出所を設置した。こうして県の北限まで広がっていったのである。

## 予防対策と騒動

コレラ蔓延に対して県や町村はどのような対応を取ったのかを記そう。まず、下都賀郡東部地域では予防規約を決議し、これ以上の波及をくい止めようとした。

〈予防規約〉下都賀郡東部の各村に於ては此程、孰《いず》れも村会を開き悪疫予防法を議決したり。其綱目をめくれば、此際各自一層衛生に注意すること、予防委員を設くること、有病地より来る通行人取扱のこと、旅人宿並びに料理店取締のこと、旅人発病の際取扱手順、死体及び汚穢物取扱手続、並びに予防費収支の件なりしといふ

（『下野新聞』明治一九年八月二二日付）

八月一五日には安蘇郡犬伏宿《いぬぶし》（現・佐野市）において衛生会が開かれ、講演会の席上コレラ予防いろは歌が配布された。こうした努力が効を奏したのか佐野町では、コレラ菌の侵入を防いだ。

〈注意至れり〉安蘇郡佐野町より来りし人の直話なりといふを聞くに、悪疫流行に就ては宍戸警察署長、並びに安蘇病院長関口氏等の尽力は一方ならず、日々市中を隈なく巡回なし病毒伝播の媒助となるものは早速これを取除かしめ、飲食物の適不適を懇ろに説き聞かせ、又は湯屋と特別の約束を結ばれ無銭にて貧民へ入浴せしめらるる抔《など》予防の能く行届くものから未だ同町へは虎列刺病魔も侵入せず、市民は全く同氏等の注意尽力の賜ものなりと喜び居る由

（『下野新聞』明治一九年八月二六日付）

と、宍戸警察署長・安蘇病院長関口氏等の奮闘振りを称えた。明治一二（一八七九）年流行時における神仏崇拝への狂乱振りは姿を消し、理性的で衛生的な対応が評価されている。死病院と揶揄された避病院の待遇も大きく改善された。鬼怒川右岸に位置する河内郡下平出村（現・宇都宮市）に例を取ろう。

〈下平出村避病院〉本郡下平出村の避病院は当市中有志の協議に依り先頃設立せしものなるが、其後幸ひにも患者のなきが為に空家となり居りしが、去る廿日本石町並びに前号の紙上に掲載せし如く中河原町にコレラ患者発生せしを以て急に開院することになり、同夜検疫本部よりは須永検疫委員、及び秋山河内郡書記・佐藤検疫医等出張、中河原町石川テウ（仮名）・本石町三井塚ハマ（仮名）の二名を護送入院せしめられしが、ハマは其途中に於て死亡し、テウは同夜より種々懇篤なる治療を受け此程快方に趣きたれば、同人も初めて其筋のお手篤さに感じ只管《ひたすら》喜び居る由なるが、避病院を地獄の壱丁目とでも思惟する世間愚昧の徒達少しく悟る処ありて可なり

（『下野新聞』明治一九年九月二三日付）

では、明治一二年・一五年時と比べ全てがうまく行ったというわけではない。問題も起きていた。例の火葬を巡っての紛争である。寒川《さむかわ》郡網戸《あじと》村河岸（現・小山市）におきた騒擾を紹介しよう。

〈コレラ騒ぎ〉寒川郡網戸村河岸に繋留《けいりゅう》せる船戸に於て、去る十五日虎列剌病発生、直ちに死亡したるを以て人家隔絶せる下流に乗下げ、同郡楢《なら》木《のき》村地内の火葬場に運搬・焼却なさんとしたりしに、堤防の修築に従事なし居りし同村人民が之を見るより大に怒り有合ふ得物《えもの》を携へて既に打ち掛らんする騒動を聞付け、郡書記並びに警官数名出張され百方説諭を加へ、先づ其場は無事に治まりしといふ

（『下野新聞』明治一九年八月二六日付）

得物とは「手に持つ武器」であるから、鍬や斧の類であろうか。まさに一触即発の状態に立ち至ったのである。網戸河岸で死去した異境人を、無断で火葬しようとしたことへの怒りが爆発したものであった。火葬場は致し方ない施設ではあっても、村民にとっては迷惑施設であり、その設置を巡る紛争は今日まで続く問題である。

# 第四章　衛生組合と清潔法

明治期の感染予防のとりくみ

中野　英男

## （一）コレラ流行と衛生行政の発展

明治一〇（一八七七）年、一二年、一五年、一九年とコレラが全国的に大流行した。特に一二年と一九年は死者がいずれも一〇万人を超すほどの感染爆発であった。西欧の文明を取り入れて近代国家の建設を急ぐ明治政府にとって、感染症による大量死は何としても避けなければならない課題であった。しかし、コレラのような感染症は非衛生的な環境の下で発生し、患者の多くが貧困者であった。そのため、政府は明治一〇年、「虎列剌予防法心得」を定め海港検査、避病院、届出、消毒等詳細な規定を設けた。同一二年、再び大流行すると、翌年七月、「伝染病予防規則」を公布し、コレラ、腸チフス、赤痢、ジフテリア、発疹チフス、天然痘の六つを法定伝染病に指定、さらに同年九月、「伝染病予防心得書」を布達した。それは人々が伝染病を予防し、健康に生活するための心得を説いたもので、清潔法、摂生法、隔離法、消毒法がなぜ必要かについて簡単に説明している。この中で清潔法は「病毒ノ萌動及ビ蔓延ノ因ヲ除却スルニアリ」として、さらに「故ニ土地ノ不潔ハ伝染病ヲ蔓延セシムルノ媒介タリ、是ヲ以テ其病発生スルトキハ必ズ家屋ヲ清潔ニシ、溝渠《こうきょ》、芥溜《ごみため》、厠圊《かわや》等ノ汚物ヲ掃除セザルベカラズ、是清潔法ヲ要スル所以ナリ」とし、具体例を事細かに列挙した。

このような民衆啓蒙の一方、政府は中央衛生会を組織し、各府県には地方衛生会、衛生課を設置した。さらに各町村には衛生委員を置き、コレラ禍に対処しようとした。この衛生委員制度は住民の公選とし、官民一体となって衛生行政を進めようというものだった。しかし、間もなく公選衛生委員制度は官選に切り替えられ、これも同一九年には廃止された。

## （二）衛生組合の設立─塩谷郡氏家町石町の場合

明治二二（一八八九）年、市制町村制により新地方制度が確立し、衛生行政は市町村の所管事務となった。翌二三年、「伝染病予防心得書」が改定され、「市町村においては衛生組合を設け、清潔法、摂生法其他伝染病予防の事につき規約を立てて履行する」の条項が加えられた。同年、県は「衛生組合規約標準」を定め、各町村に組合設置を促した。この結果、各地に衛生組合が設置され、組合規約等の作成が進んだ。こうして衛生組合は伝染病対策の担い手となり、地域住民は自己責任において伝染病の予防に当たることになった。

衛生組合の設置は塩谷郡氏家町（現・さくら市）のような比較的人口の多い町村では町内（字）単位でも設置された。氏家町石町の衛生組合の規約を紹介する。同町は氏家宿の中心に位置し、かつては脇本陣が置かれ、青銅不動明王坐像で知られる真言宗光明寺がある。同二三年九月作成の規約によれば、石町を以て区域とし、永井子之助他三六名が加入、組長・世話掛各一名を置いた。組合の履行すべきこととして、井戸・便所・厩《うまや》の構造及び肥料置場の改良、下水溝渠・便所・芥溜の掃除等の清潔法の他に、疾病の治療を神仏祈禱に委ね医療を怠る時は説諭して医療を受けさせる、種痘の普及を図る―などを挙げている。また、身体を清潔にする、コレラ流行時に他より来た者には接近しない、衣類は洗浄し少しでも垢染みたものは着ない、夜具・布団は日々天日に晒し湿気ある寝具は着用しない、飲食物は最も注意し少しでも腐敗したものは食しない、さらに、発病者のある家は直ちに組長に通知し、他人との交通を途絶する、患者・死者の汚染物及び排泄物の処分方法を予定しておく、伝染病者もしくは疑わしき病者を隠蔽しないなど、現代でも通用する具体的かつ詳細な実施事項を定めている（『氏家町史』史料編　近現代）。

この履行すべき項目の中で、神仏への祈禱云々は伝染病の流行時に依然として神頼みやまじないのような因習が広く行われていたことを示している。伝統的な生活世界に生きてきた人々が、伝染病への無知からコレラ騒動を引き起こしたという苦い経験に立って、国・県は組合を通して衛生思想の普及を図り、一人一人の住民に対し衛生観念を身に付けた「近代的人間」になるよう求めたのである（奥武則『感染症と民衆～明治日本のコレラ体験』）。

本来、コレラ等の感染防止には、清潔な飲用水の確保など大規模なインフラの整備が欠かせない。欧米にみられるような上下水道等の環境衛生の整備の重要性が認識され、水道条例が施行されたのは明治二三年のことで、下水道法の制定をみたのは同三三年のことであった。しかし、地方での実現は大きく遅れ、宇都宮で水道を敷設し、市民に給水を開始したのは大正五（一九一六）年三月であった。下水道の供用開始に至ってはさらに遅く、昭和も四〇年代になってからである。その間、市町村、大字そして各戸の責任において清潔法を施行し、伝染病に対処しようとしたのである。伝染病の予防消毒・隔離病舎・人件費などの財政支出も原則市町村負担とされていた。

## (三) 流行病予防の告諭

明治二八（一八九五）年一〇月、県は「衛生組合規約標準」に代わる「町村衛生組合準則」を令達し、衛生組合は大字ごとに設置することとなった。さらに同三〇年、新たに「伝染病予防法」が公布され、法定伝染病はペスト、猩紅熱が加わって八つとなった。また、ここにおいて衛生組合は法制化され、全世帯が加入し、家単位で清潔法を徹底することとされた。この年、県内では前半に天然痘が大流行し、気候が暖かくなってくると赤痢、ジフテリア、腸チフスが流行し始めた。安蘇郡田沼町吉水（現・佐野市）に発生した赤痢は瞬く間に周辺に広がり、同年八月六日付『下野新聞』は「赤痢宇都宮に入る」の見出しで「赤痢は今や宇都宮にも侵入、上都賀郡を除く一市七郡にわたって猖獗を極めている。宇都宮市のような本県の中心で交通往来の繁多な市街では特に清潔消毒の法を厳しく行ってこれを撲滅し他に蔓延することを防がなければならない。四日現在の統計では患者総数三百四十八名である。実に恐るべき数ではないか」と報じた。この年、県内の伝染病による死者は七〇〇人を超えた。このような事態に際し県は七月一一日、江木《えぎ》千之《かずゆき》知事名で「流行病予防の告諭」を出した。

告諭（意訳）は「各人隣保相互の制裁を以て摂生清潔に注意し（略）各自身体の保護を勉むると共に左の各項に依り毎戸清潔法を施行し病毒の侵襲を防ぐ」よう指示した。

一　家屋の内外は清潔に掃除し戸・障子・窓を開放して空気の流通をよくし、塵芥は焼却すること
二　下水溝渠は浚渫《しゅんせつ》し、汚水及び塵芥を停滞させないこと
三　便所及び汚水溜を掃除し、壺中の糞尿及び汚水を溢れさせないこと
四　井戸の側、流し等に破損箇所があれば改造又は修繕し汚水の浸透、汚物の混入のないようにすること
五　家屋に近い塵芥溜及び肥料置場は無害の地に移し、塵芥は焼却すること
六　床下及び汚れ湿った場所を掃除し不潔物や汚泥等は無害の地に棄却すること
七　前年以降、伝染病患者のあった家では消毒薬を使用し、前各項により清潔法を行うこと

（『下野新聞』明治三〇年七月一一日付）

これを受けて河内郡吉田村の中川島と上川島地区（現・下野市）では同三二年一月に「中川島・上川島衛生組合規約」を制定した。この規約では、清潔法は毎年五月・九月の両期に実施すること、組長は伝染病流行の兆しがある時は諸芸人その他各戸を徘徊する者があれば止めること、貧困者で清潔法・消毒法とも施行できない者については隣保者が補助救護すること、組合規約に違反した者には五〇銭以内で組合費（各戸年間負担金は一〇銭）の一部を負担させる、などを定めた（『南河内町史』史料編　近現代）。清潔法・消毒法は県の

告諭にあるように貧困者も隣近所の責任において実施し、規約違反者には課徴金を科すという厳しい内容であった。

なお、明治七年、「医制」が発布された時、衛生行政の所管は文部省であったが、翌年には内務省に移され衛生局が設けられた。さらに明治二六年以降、衛生局は内務部から警察部に移り、アジア太平洋戦争の終結まで警察行政の一部であった。衛生行政に取締り的色彩が濃厚なのはこのような背景があったからである。

## (四) 赤痢患者の発生と衛生組合

以上が明治二三年及び同三二年の衛生組合の規約に定めた伝染病予防のための対処事項の例であるが、実際に発生した時の、衛生組合の活動について示す貴重な記録がある。やはり河内郡薬師寺村大字下文挟《しもふばさみ》(現・下野市)衛生組合の「明治三九年　赤痢患者病舎日誌」(前掲書)である。これを基に衛生組合の活動の様子を紹介しよう。下文挟は明治二四年の戸数一六、人口一二三人の集落である。

明治三十九(一九〇六)年九月五日　午前一〇時、男性の赤痢患者発生。

六日　谷田貝医師来診、村役場と駐在所に届け出、役場の川田吏員・駐在所の横山巡査出張、直ちに佐藤衛生組合組長・佐藤副組長・野澤衛生世話掛・直井予防委員、人夫を督励し予防消毒に従事、川田吏員・横山巡査事務所に滞在する。
七日　午前四時患者死亡、医師来診、役場へ死亡届提出、医師・巡査・衛生組長は健康診断に従事、戸数四戸、人数三八人異状なし。一一時より巡査・組長は人夫とともに死体の火葬に従事。副組長・予防委員・世話掛は人夫を督励し予防消毒に従事する。
八日　組長・同副組長・世話掛・予防委員と人夫一〇名で三件の井戸さらいに従事する。
九日　役場星野助役・横山巡査・富永予防医師が出張、健康診断を実施、組長・副組長・世話掛・予防委員は共に従事、戸数四戸、人数三八人異状なし。
一二日　助役・巡査・富永医師が出張、組長・副組長・世話掛・予防委員共に健康診断に従事、戸数四戸、人数三八人異状なし、よって交通遮断を解除した。

当時の伝染病対策は衛生組合を通じて展開されていたことがよくわかる史料である。伝染病が発生すると、感染拡大を防ぐために大字全体の四分の一に当たる四戸三八人の住民に対し、一週間のうちに三回も健康診断を実施したことに驚くが、下文挟衛生組合では、患者発生以来、届け出事務や交通遮断、消毒、火葬、住民の健康診断、井戸さらい等、休む間もなく多くの仕事に忙殺されたのである。この間の経費は二七円四五銭で、うち役員三名への支出は五日間延べ一五日分の七円五〇銭であった。これがいざ伝染病発生時の組合の仕事である。患者がさらに増え、あるいは感染が集落全体に広がっていたらどうなっていただろうか。
明治四二（一九〇九）年七月の「衛生組合規則」令達に基づく芳賀郡水橋村西高橋（現・芳賀町）衛生組合規約（四三年二月）（『芳賀町史』史料編　近現代）では、伝染病またはその疑いのある患者にはすぐに医師の診察を受けさせるとともに役場または警察に届けることが義務付けられた。他にも患者の隠匿者の発見に努め、清潔法や消毒法の施行事項を督励し監督するなど取締り的要素が一段と強化された。また、衛生講話会、幻灯会等を開催し、必要な事項を印刷して配布し、衛生思想の発達を図ることなどが盛り込まれた。

## (五)「渡辺清絵日記」にみる清潔法の実際

一方、衛生組合の活動や清潔法の施行に住民側がどのように対処していたのかを知る格好の史料がある。塩谷郡熟田村狭間田(現・さくら市)の農民が絵と文章で記録していたのである。渡辺清は高等小学校を卒業した年の明治三九(一九〇六)年四月から絵日記をつけ、途中空白もあるが大正五(一九一六)年まで続けた。大正一〇年から一三年の博文館日記帳に記した日記を含め合計三五冊が「渡辺清絵日記」(以下「絵日記」)として市の文化財に指定されている。以下、「絵日記」に沿って清たちが行った清潔法についてみて行こう(原文の片仮名は民俗語彙以外は平仮名にし、旧字体や明らかな誤字脱字は修正した。[ ]内は筆者註)。

明治三九年

十月四日　午後衛生講話会あるとの事にてコト、あゝ嬉しえ《(ママ)》

清潔法の施行前に住民への啓蒙のため衛生講話会が開催されることがあった。この一〇月四日頃は稲刈りなど収穫作業の多忙な時期で、普段は農休日を設けないが、講話会があるので村では休日とした。祭りごと・神ごとに由来する休日を「絵日記」では「コトビ」、単に「コト」と称している。清は当時一四歳、仕事を休めることが嬉しかった。

十月十六日　午前は清潔法にて叔母や母となす。をひる食べ居る時、巡査他三名来たり

この日は清潔法がどのように行われていたかを視察指導する巡検があり、巡査、役場吏員、区長らの絵が描かれている（図版4―1）。絵には衛生組長や世話掛の文字がないので、この時点で熱田村では大字単位の衛生組合はまだ設置されていなかった可能性がある。

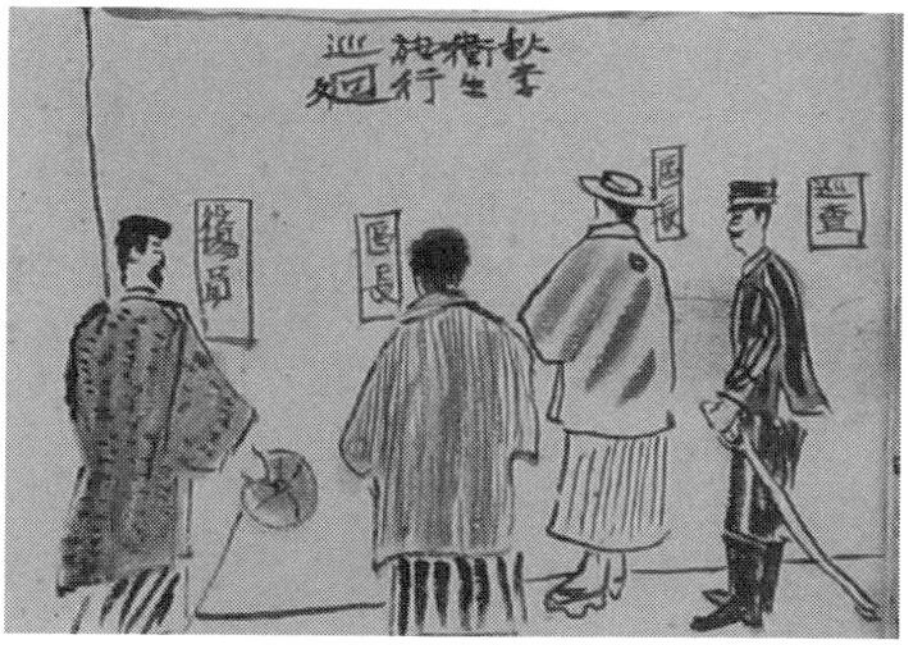
図版4-1　「渡辺清絵日記」明治39年10月16日
警察、役場職員、区長らによる清潔法の実施状況の巡検

明治四〇年
四月十四日　家のぐるり［周囲］や庭など清潔にした。春季衛生廻り、巡査に叱られるのがやんだから［嫌だから］

清たちはこのように衛生への関心が低く、清潔法も仕方なしにやっていた。村人が警察に叱られたのを見聞きしたので、このような記述

になったのであろう。

十月十一日　午後何処の家も、家は無論屋敷えんの下まで衛生に従事なし居る、我も畳をへがし、すすを落す、も一家の中はすすだらけ、後、余は一人えんの下にもぐりて土かけを持ってごみ土をさらふ

「流行病予防の告諭」の清潔法実施七項目にある通りに清は縁の下にもぐり、土をさらった。同じ村の大字飯室に衛生組合が設置されるのは明治四〇年九月のことで、清たちの住む狭間田上組にも同時期に設置されたと考えられる。清の父常五郎は世話掛だった。

十月十三日　近頃聞く所に由れば諸所に病人あるとの事、殊に恐ろしき伝染病も各地にありとの事、チフス多し

翌日が清潔法の巡検であり、世話掛の父らの話を聞いたのであろう。「絵日記」に伝染病という言葉が初めて登場した。

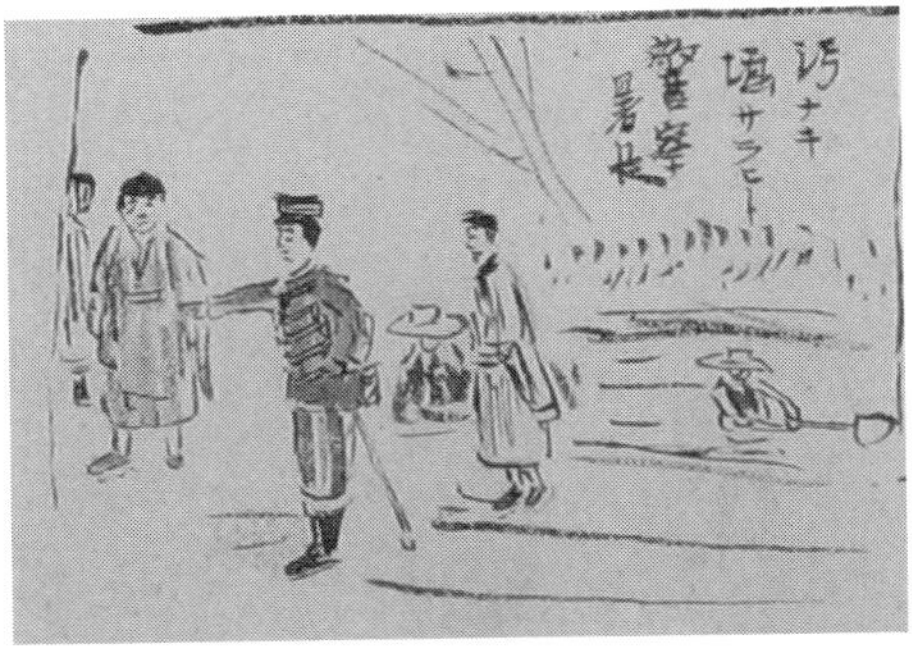

図版4-2　明治40年10月14日、清潔法の巡検。この日は警察署長が陣頭指揮した

十月十四日　雨天順延になり居りし衛生の見廻りも来りき、門前の小堀、号小便堀［旧奥州道中に面した渡辺家北側の側溝］と云ふ、頗る汚泥たり、之を払ふのふれ、故に其れより払ふ、喜連川より署長部長等

来て、かしこここをと演じ歩む、午前え《（ママ）》っぱえ《（ママ）》かかって仕終った

側溝は共用なので、渡辺家では手をつけなかったのであろう。しかし、陣頭指揮をしていた喜連川警察分署長は見逃さず、直ちにさらうよう命令したのである（図版4―2）。「かしこここをと演じ歩む」と書いた清にはサーベルを下げ、権力を笠に着て指図する署長への反感も感じられる。

十月二十三日　我字にも伝染病の東の方にありぬ、身ぶるいするばかり、消毒など中々大変なるらん、また医者は衛生役員衛生がかりなどと一家々々見廻りて、其の家人の健康診断をなす、嗚呼何故にかく病魔勢猛きぞ、あな恐ろしや

清の住む地区でもついに伝染病患者が出た。ここでも河内郡下文挟と同様に医師・衛生組合役員らが消毒し、一軒ごと見廻って健康診断を行った。地区内での伝染病発生を知った清はさすがに恐怖におののく。

明治四一年

九月二十三日　午後は彼岸中日、衛生講話会とてコト、（略）衛生講話会を油屋［近隣の農家の屋号］にて聴す、夜は衛生幻灯会、器械破損してからきし駄目

当時は珍しかった幻灯機を用い、わかりやすく衛生思想の普及を図ったのである（図版4―3）。また、明

治三六年に発足した塩谷郡私立衛生会では、衛生組合とは別に四三年七月、氏家町や熟田村で衛生講話会や幻灯会を連続して開催した。氏家劇場では警察署長・県医師・氏家共立病院黒須菊三九院長らが講話を行い、参加者は八〇〇人を超えた。熟田村では文挟小学校で開催し、地元の阿見右芽医師が講話を行った。この日製糸工場の工女八〇人が参加し、剣舞の余興もあった（『下野新聞』明治四三年七月二一日付）。記事にはないが七月九日、清は衛生講話・幻灯会があったことを「絵日記」に記録している。

明治四三年
五月十五日　今日は清潔法でどこも畳を干したり、巡査が恐ろしくてではなく、病気が恐ろしくてかな

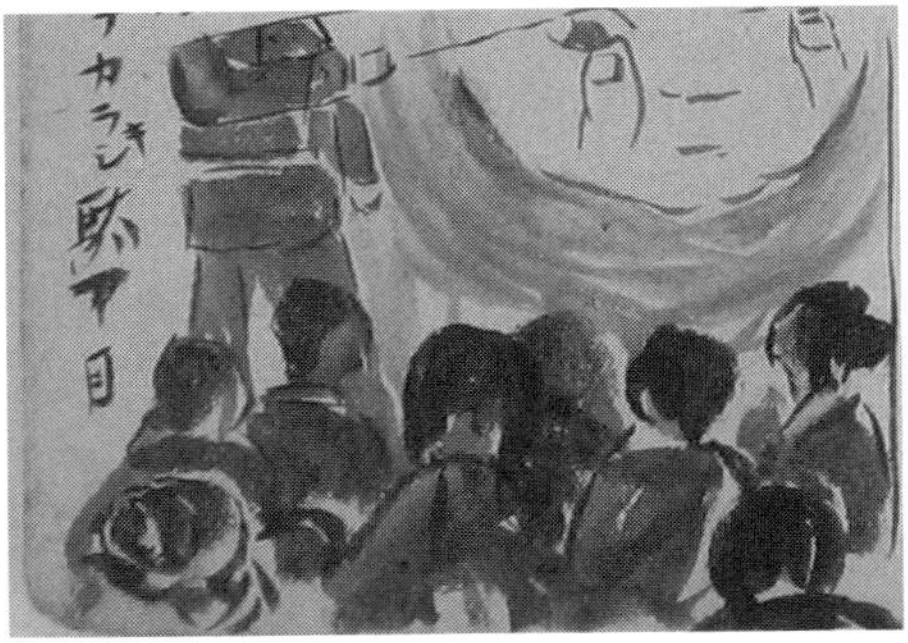

図版4-3　明治41年9月23日、昼は衛生講話会、夜は幻灯機を用いた講話会が行われた

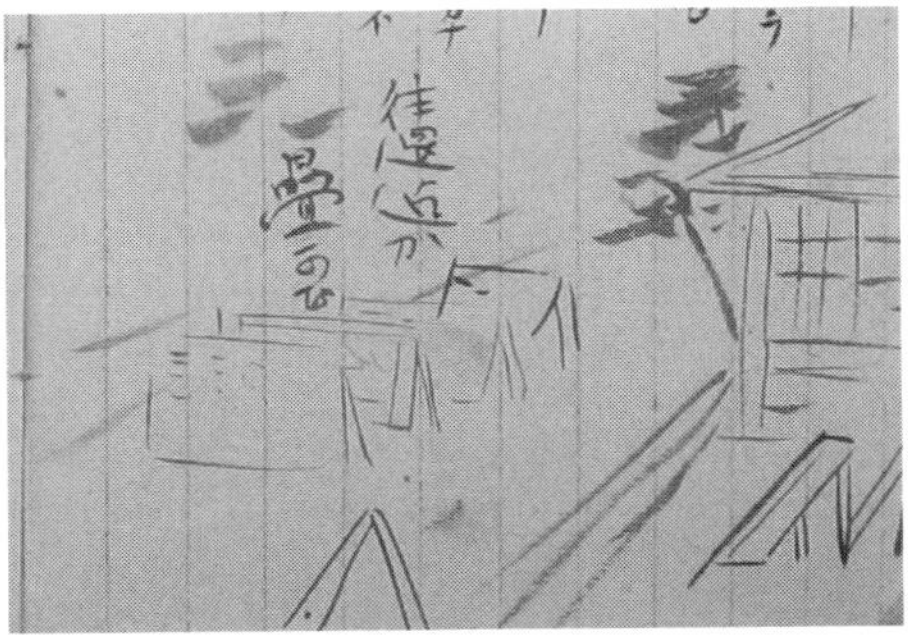

図版4-4　明治43年5月15日、清潔法の日、現在の国道293号まで使って畳を干した

これ以降も清潔法は毎年春秋の二回実施されているが、「絵日記」には記述がない。当然のこととして参加した清にとって、とりたてて記す気が起きなくなったのであろう。当初は巡査に叱られるのが嫌だからと清潔法に仕方なく参加していた清だったが、この間に衛生講話会に参加し、身近で発生した伝染病の恐怖を知り、種痘も経験し（コラム「描かれ

た明治の種痘風景」参照)、ついには巡査が恐ろしいからではなく、病気が恐ろしいからと記すに至る。「絵日記」は明治政府の求める「近代的人間」に成長していく一個人の経緯を絵と文章で記録した他に類例のない史料といえよう。

---

**コラム　感染症と開業医の奮闘**

幕末から明治期の感染症の流行の際に、日本各地では多くの先駆的な開業医たちが流行阻止のために奮闘した。本県の塩谷地区では、その代表として宮脇拾《ひろう》、青木信哉、齋藤邦一郎の三人の名前を挙げることができる。

宮脇は喜連川藩の藩医で、大田原藩医の北城諒斎らとともに幕末から牛痘種痘の普及に尽力し、「種痘医」という名称がよく当てはまるが、一般に「蘭方医《らんぽうい》」とも呼ばれ、江戸などで先人から蘭方医学を学んだ世代である。維新後は塩谷地区の医事《いじ》調役《しらべやく》として地区全体の医療行政の責任者となり、明治期の新しい医療制度の確立に努めた。また、貧困のために牛痘種痘を受けられない住民のために「種痘投《しゅとうなげ》会社」という結社の設立にも関わった。

青木信哉は、明治初期に東京で西洋医学を学んだ世代で一般に「洋医《ようい》」とも呼ばれる。青木は、維新後宮立医学校が設立される前の時代に旺盛に西洋医学の知識を求めて中央に出て、得た最新の知識を地方での感染症対策に役立てたのである。明治時代猖獗を極めたコレラの流行の際に、検疫医や衛生委員として流行阻止の最前線で活躍した。また、青木は、地元の名望家瀧澤喜平治らと櫻野村(現・さくら市)に貧患者施療を目的とした施善会櫻野病院を設立する活動も行っている。

---

齋藤邦一郎は維新後に設立された東京帝国大学で本格的な西洋医学（ドイツ医学）を学んだ世代で、近代的な西洋式の喜連川病院を設立して地域医療に貢献した。齋藤は地域医療のリーダーとして開業医の知識の向上に努めるとともに、地域住民のために「私立衛生会」を設立し、衛生思想の普及にも努めた。また、地元の名士として喜連川人車鉄道の設立にも関わり、社長も務めている。喜連川病院のカルテ等の史料は、その子孫により大切に保存されており、当時の医療を解明するのに役立っている。

宮脇は天保三（一八三二）年生まれ、青木は嘉永四（一八五一）年生まれ、齋藤は万延元（一八六〇）年生まれで、さほど年齢の違いがあるわけでない。しかし、幕末から明治期の医療の変革期に、時代が彼らに求めた役割はそれぞれ異なっていたのである。

（岡）

# 第二部 大正・昭和期の感染症

# 第五章　行政の感染症対策

大嶽　浩良

## （一）明治三〇年公布の伝染病予防法の実施状況

### ①不十分な芳賀郡の衛生状況

大正四（一九一五）年、芳賀郡長中津川秀太は「芳賀郡の地方経営」と題し、郡政の現状と課題を述べた。その中に「衛生」という項目があり、次のような記述がある。

本郡風土は地勢に於いて申述《もうしの》べた様に清美と言わねばなりませぬ。人口は稀薄《きはく》であり交通は不便なる方にて、衛生上むしろ良好の成績を示すが自然であるのでありますが、比較的不良の状態と観察致す外ありませぬが、是《これ》は主として衛生思想が普及発達せぬ結果であると存じます。

（『真岡市史』第四巻　近現代史料編）

衛生不良の具体例として県平均に比して死産率が高いこと、徴兵検査甲種合格率が低いこと、トラホーム患者が一番多いこと等をあげ、次のように結論づけた。

伝染病隔離病舎のなき町村が物部《ものべ》、中川、須藤、小貝、祖母井《うばがい》、南高根択、清原の七ケ村という多数であり、火葬場の整頓せる町村は一もありませぬ。元来《がんらい》本県衛生状態は全国の中以下であるに、本郡は遺憾《いかん》ながら其《その》県の下位なるは、諸君と共に奮励《ふんれい》努力せねばならぬ重要事と信じます。就中《なかんずく》、小学校衛生方法改善は各町村に町村区の常設と斯《か》くて町村民衛生思想を喚起すると共に、各般の改善を講ずること目下《もっか》の急務であるのです。

（前掲書）

中津川郡長は芳賀郡の衛生状態を全国的に見ても悪い方との認識を示し、その原因を住民の衛生思想の低さに求め、改善を郡政上の重要課題と位置づけた。そして、①町村衛生組合の活動を期すること、②自治の発達も衛生に基礎を置くこと、③町村医・学校医を常設し衛生思想涵養の教育を施すことの三点を目標とした。

現芳賀町を見れば、祖母井村と南高根沢村が隔離病舎のない村として名指しされている。火葬場を有する村が一つもないということは、明治一九年のコレラ流行時に設置された下延生《しものぶ》村の火葬場の場合、やはり一時の利用で終わってしまったようだ。

芳賀町を構成したもう一つの旧村が水橋村であったが、同村の場合は明治四二（一九〇九）年一〇月に隔離病舎が建設されている。前年の事務報告の衛生項目には以下の記述がある。

村内ニ清潔法ヲ施行セルハ二回ニシテ、之ガ施行日割ヲ定メ当日ハ吏員ヲ派シ警察官ト協力、各衛生組合役員ヲ督励シ毎戸ニ就キ掃除ヲ監督シ併テ伝染病ノ予防ヲ懇諭セリ
種痘ヲ施行セルハ一回ニシテ接種人口二百九十六人、内善感六十人ニシテ不善感二百三十六人アリ
伝染病患者ハ赤痢一人、腸チブス一人、ジフテリア二人ニシテ内ジフテリア患者一人死亡、他ハ全治シ十二月二十九日ヲ以テ終息ヲ告ケタリ
飲料水ノ改善ヲ図ラントスル趣旨ヲ以テ其筋ヨリ井泉《せいせん》検査ノ通知ニ接シ、区長・衛生組長及警官ト之ガ採酌《さいしゃく》施行ニ着手シ、八月十三日及十四日ノ二日間ニ東高橋ノ全部ヲ了シ、益子町ニ出張セル本県技手ノ薬品検査ヲ行ヒタル結果左ノ如シ

受検井数　一百四十七
内　善良水　九十七
　不良水　五十

（『芳賀町史報告書第六集　事務報告書・地誌編輯材料取調書』）

と、役場職員・警察官・衛生組合役員が一緒になって各戸を督励し、清潔法を実施している状況を報告した。種痘の実施状況を語った後、赤痢・腸チフス・ジフテリアの伝染病が発生したと報告し、発生源となった井戸水の検査報告を述べ、三四％が不良であったと改善を求めている。翌年の事務報告は以下の通りである（チフスについては、コラム「チフスのメアリー」参照）。

村内清潔法ヲ春秋二回ニ施行シ吏員ヲ派シ警官ト協力督励シ、種痘ヲ施行スル一回二百五十五名中善感七十七人、不善感百八十八人ナリ、四十二年本県令第十九号ニ依ル新事業トラホーム検診執行ハ七月十日七十二名、重症二、軽症十六、疑一計十九人ノ患者ナリ、其他ハ孰レモ健ナリ、本年伝染病ニ罹ルモノ赤痢二十三人、腸チブス十人、ジフテリア一人（内赤痢三人死亡）三十四人ノ多キニ上リタル為メ九月十九日ノ村会ニ於テ隔離病舎設立確定知事ノ許可ヲ得、十月八日落成同日開所式ヲ挙行シ小森徳次郎（仮名）外五名（赤痢ノミ）ヲ収容シタリ、十一月十三日総テ転帰シタルヲ以テ閉舎式ヲ行ヒ一先終息ヲ見タリ

井泉ノ検査ハ其筋ノ通達ニ依リ、前年ノ不合格者ノミヲ執行セシニ、成績最良好ニシテ不合格者僅ニ十八人ナリ

（前掲書）

と、村内で爆発的な赤痢・腸チフスの発生があり、ようやく隔離病舎の建設が進んだこと、さらに県の指導によって井戸水検査の改善が進んだことを報告している。

だが、祖母井村にとって最大の問題は国の定めた伝染病予防法が法律に則って施行されていない現実があり、この改善が大きな課題として関係者にのしかかっていた。

### ②伝染病予防法の実態

明治三〇（一八九七）年四月一日、伝染病の蔓延を防ぐため伝染病予防法が定められた。伝染病の種類は、

コレラ・腸チフス・赤痢・ジフテリア・発疹チフス・痘瘡・ペスト・猩紅熱《しょうこうねつ》（大正一一〈一九二二〉年に一部改正があり、パラチフス・流行性脳脊髄膜炎《のうせきずいまくえん》が加わり、第二次世界大戦後に日本脳炎が追加された）の八種とし、国・府県・市町村・個人及び医師の責務を明らかにし、地方自治体や個人の負担すべき費用区分を明らかにしている。また、地方衛生行政は警察の掌握するところとなったため、官僚統制が次第に強化されていった。

同法第二一条には以下の項目が記されていて、予防をめぐる基本的経費は市町村の負担とされている。

第二十一条　左ノ諸費ハ市町村ノ負担トス

一　予防医員ニ関スル諸費

二　市町村ニ於テ施行スル清潔方法、消毒方法及種痘ニ関スル諸費

三　予防救治ノ為雇入タル医師、其ノ他ノ人員並予防上必要ナル器具、薬品其ノ他ノ物件ニ関スル諸費

四　伝染病院、隔離病舎、隔離所及消毒所ニ関スル諸費

五　予防救治ニ従事シタル者ニ給スヘキ手当、療治料及其ノ遺族ニ給スヘキ救助料、弔祭料

六　第八条ニ依レル交通遮断ニ関スル諸費及交通遮断ノ為又ハ一時営業ヲ失ヒ自活シ能ハサル者ノ生活費

七　市町村内ニ於テ発見セル伝染病貧民患者並死者ニ関スル諸費、其ノ他市町村ニ於テ施行スル予防事務ニ関スル諸費

すなわち、伝染病が発生した場合、医員に関わる経費、清潔法等消毒に関する費用、種痘、隔離病舎、交

通遮断の経費、療治料、自活不能者への生活費、伝染病貧民患者への諸費等の業務に関する経費は一切市町村が負担するとしたのであった。そして個人としての支出は、第二六条の清潔方法・消毒方法の施行にあたり市町村の費用捻出を「義務者ヨリ追徴スルコトヲ得」という項目があるだけである。

ところが、実態はどうであったか。具体的に見てみると、『下野新聞』は芳賀郡の衛生環境の悪さについて何度も指摘し続けたが、最大の問題は伝染病が発生した際の経費を患家負担としたことであった。

〈芳賀各町村と隔離病舎問題〉芳賀郡は県下他郡市に比して毎年伝染病患者の発生多く、当局はこれが少なからず苦心し居れる状況なるが、なお町村により該《がい》患者に対する費用には、町村は一切これを患家の負担として構《かま》はざるものあるため、ことに中産以下の患家その費用の支出に困難を来し、これがため予防方法も十分に講ずること能《あた》はざるよし。

（『下野新聞』大正一一年八月八日付）

同紙は伝染病が出た場合、町村の負担によって処理するとした伝染病予防法が守られていない現状があり、患家負担になっている状況を問題視した。すなわち、衛生環境劣悪の原因を町村財政の貧困に求めたのである。

警察が衛生行政を担っていたことと相まって、貧窮者にとっては伝染病に罹っても患家負担では申し出にくい状況があった。そのため、家族による病人隠匿は、流行をさらに拡大させるという悪循環になった。案の定、祖母井村稲毛田《いなげた》（現・芳賀町）で事件は起きた。大正一三（一九二四）年、稲毛田で伝染病が発生した。

ところが、祖母井村では内規によって費用は患家負担としていたため、家族により隠蔽されてしまい患染が拡大した。稲毛田衛生組合の係は、これを知り臨時隔離病舎に運んだものの、消毒等の手を打たなかったため、さらに後手に回り、結果として二名の犠牲者を出してしまった。伝染病予防法は、予防に従事する衛生係には町村より日当を支給することになっていたが、これも実行されず無報酬となっており、ただ働きへの不満や自己感染があるやもしれぬという不安感から出た行動であった。財政的に裏付けされぬ形だけの衛生活動は、逆に有害なものとなっていた。

もちろん、このような悲惨な例ばかりではなく、非常時に共同体が助け合った例も紹介しておきたい。大正二（一九一三）年六月中旬のことであった。

〈貧困病者に同情〉芳賀郡水橋青年会西水沼支部にては、今回舟戸《ふなと》なる山本一郎（仮名）及長女はる（仮名）の二人、腸チブスに罹り衣食に窮し居《お》るを見て、豫《かね》て労役に従事して蓄へ置きたる金円に白米及《および》鶏卵等を添へ同家に寄附する事とし、又西水沼字《あざ》全部にて薬価を負担する事にしたりとは感ずべき事なり。

（『下野新聞』大正二年六月二八日付）

水橋村大字西水沼（現・芳賀町）では字中で患家の薬価を負担し、金品を寄附したというのである。近世から連綿と続く相互扶助が生きている実例である。しかし、伝染病が多発すればこのような美談は減少し、代わって上述したような問題が露呈し犠牲者を生んでいったのである。

## ③予防法の完全実施を求める建白書

大正一四（一九二五）年一月、祖母井村の医師桜井平造・阿久津幾三・豊田実の三名は祖母井村岩村周平村長に伝染病予防法の完全実施を求める建白書を提出した。

明治三〇（一八九七）年に施行された伝染病予防法には衛生組合の組織化、伝染病予防委員の設置、伝染病患者治療費の負担、隔離病舎の建築を町村が執行すべきこととしたにもかかわらず、祖母井村はすべての面で不十分であった。伝染病予防法が施行された際、県に予算措置がとれないと請願し、事実上黙認してもらい内規を作って治療費の患家負担や流行時にしか置かない臨時隔離所で糊塗してきた。あくまでも一時的な措置であったにもかかわらず、三〇年近い歳月が過ぎていた。その結果、伝染病治療医に矛盾が集中した。法を守ろうとすれば患家から治療費は取れないし、伝染病の伝播をくい止めようとすれば隔離病舎は不可欠な施設だし、予防措置を講じようとすれば衛生組合や予防委員を準備しておく必要があった。芳賀郡二〇町村のうち患家負担をとっていたのは、この時点では祖母井村と清原村の二村だけという状況からも分かる通り、祖母井村の衛生行政の立ち遅れは明白で、それが前述した事件の背景にもなっていた。たまりかねた芳賀郡医師会も知事の諮問に対して、①隔離病舎の建築と改善、②違法な内規の存在する町村への撤廃指導、③予防注射の施行を答申していた。

業を煮やした三名は、改善の見込みがない場合は、治療医の返上もあり得ることを宣言し、現況と問題点を諄々《じゅんじゅん》と説明しながら、以下の四点を強く要望した。

一、祖母井村の伝染病に対する内規は、国の法令を無視した違法なものだから、われわれは従うことはできない。

一、国の法令である伝染病予防法を実行すること。

一、伝染病予防委員を定め、衛生組合を確立すること。

一、隔離病舎の建設を期すこと。

（「伝染病予防法の完全実施を求める建白」『芳賀町史』史料編近現代、口語訳）

彼らが行動に立ち上がった原因として、直接的には前年の稲毛田村における不幸な事件をあげることができるが、より大きな背景としては大正期の憲政擁護運動があるように思える。それは何よりも、彼らの法律論や憲法感覚に表れている。

まず、法律を「由来《ゆらい》、法令ハ時勢ト民意ニ適合ス可《べ》ク発布セラレ、改正セラル、モノニシテ」（同上）と世の中の変化（時勢）と世論（民意）を重視する視点を持っている。次に法律は何のためにあると考えたか。「国家ハ法律ヲ以テ吾人ニ義務ヲ命スルト同時ニ、吾人ノ生命財産及《および》権利ニ対シ之《こ》レヲ保護スルノ法令ヲ定ム」（同上）と、義務・権利の関係で捉えるのである。主語を置き換えれば「吾人ハ村民トシテモ国民トシテモ法律ニヨリ定メラレタル国民ノ義務ヲ履行シ、法律ニ依リ定メラレタル国民トシテ国家ノ保護ヲ受クル権利アル事ヲ主張ス」（同上）となる。この関係を伝染病予防法に当てはめると、次のような論理が展開される。

由来、伝染病予防法規ノ精神ハ健康者ヲ保護スルタメノ予防ト、不幸ナル患者ノ救治ニアル者《（ママ）》ニシテ、健康者ノ保護ノ為《ため》ニハ患者ノ人権即《すなわ》チ自由ト権利トヲ奪ヒテマテ健康者ノ保護ヲ主眼トス、其《その》代償トシテ費用全部ヲ市町村ガ負担シテ救治ニ務メ、共存共栄ノ実ヲ挙《あ》クベク伝染病予防法規第二十一条ヲ規定セラレタルモノニシテ、是《こ》レ即チ国家発展ノ精神タリ、真髄《しんずい》タル者ナリ

（前掲書）

健常者の保護と患者の救治を共存させるために、治療費の負担は市町村が担うべきであると説いたのである。それゆえ、彼らは単なる義憤から主張したのではなかった。

然ルニ伝染病予防法規ハ、既《すで》ニ明治参拾年発布セサレ施行セラレテ三十年ニ垂《た》レントスル今日、当祖母井村ニ於テハ未タ完全ニ実施セラレス、故《ゆえ》ニ同ク陛下ノ赤子《せきし》タル国民ノ一部ニ籍スル吾人ハ、国民トシテ附与セラレタル権利ノ擁護ト村民ノ痛苦ヲ無視スルニ忍ス、為政者ノ反省ヲ促ス理由ニ依テ、左ノ件ヲ賢明ナル村長殿貴下ニ建白スル

（前掲書）

と、基本は国民として自らに与えられた権利の擁護から建白したとした。

桜井・阿久津・豊田ら三医師が伝染病予防法の完全実施を求める建白書を提出した大正一四（一九二五）年は、憲政擁護運動の中で成立した加藤高明内閣が三月に普通選挙法を制定した年である。これを典型とし軍閥・官僚閥の政治独占を否定する運動を中心に政治・社会・文化面での民主主義的傾向を大正デモクラシーと呼ぶが、国民としての権利の擁護を主張の基本に据えた建白書の提出は、芳賀町域版大正デモクラ

シーといえよう。

なお、祖母井村の三名の医師が村長宛てに提出した伝染病予防法の完全実施を求める建白は、解決の方向に向かった。昭和六（一九三一）年一月栃木県警察部長の名で「伝染病予防ニ関スル件」（衛第七九七号）が出され、治療費等は市町村費より支出することが命じられ、三医師の建白は実現したのである。

## （二）衛生組合活動と隔離病舎

### ①昭和まで続く隔離病舎問題

栃木県の衛生組合は明治二三（一八九〇）年九月、県が出した「衛生組合規約標準」を受けて各町村に組合設立を促したが、順調に設立されていったわけではなかった。そのため県は翌年にかけて各町村に衛生組合規約書を作るよう働きかけたが、財政貧弱な市町村は予算措置が伴う事業に足が向かわず遅々として進まなかった。そこで明治二八（一八九五）年、県は衛生組合規約標準を廃して「町村衛生組合準則」を出し、大字ごとの設置に切り替えた。

その結果、翌年までに全国的には一六万の組合が組織化されたが、法律的には明治三〇（一八九七）年に制定された「伝染病予防法」によって、予防と防疫に対する協力組織として法的根拠が与えられた。伝染病予防法は、平成一〇年（一九九八）年「感染症法」の制定まで続いた法律で、、伝染病予防法規として重要な意義を持った。コレラ・腸チフス・赤痢・ジフテリア・発疹チフス・天然痘・ペスト・猩紅熱《しょうこうねつ》の八種を法定伝染病と定め、海港検疫や疾病発生後の諸対策など一元化を図った法規である。さらに、同法は伝染病予防に関するすべての費用を市町村の負担とした。消毒・検疫等の予防方法から隔離病舎の建設・維持まで知事の指示によって市町村が行うこととなった。だが上述したように大字ごとの設置は責任を下へ下へと押し付けていった感が否めず、大字の財政力の違いから衛生組合にも差が出てしまう弱点を有していた。昭和に入り再び自治体ごとの組合設立が図られた。芳賀郡水橋村（現・芳賀町）に例を取ろう。

昭和二（一九二七）年五月、県の令達「衛生組合規則」を受け、水橋村は同村衛生組合規約を制定し、組合を設置した。村内居住世帯主を以て組合員とし、伝染病の予防・救治・衛生環境の協同扶助を目的とした。規則制定を以て従来の衛生組合は解散となったが、大字単位の組合は有名無実化していたため、村単位の組合化が急がれた。当初、役員は選挙で選ぶものとしたが、同四年より組合長は村長、副組合長は助役、理事は収入役とし、支部長は各区長とした。事務所を村役場に置いたから、衛生組合は村行政に衛生の衣を着せたようなものであった。しかし、村議会が間に入らないため上意下達の機関ともなった。組合は衛生器具や消毒薬品を備え、清潔法のできない貧困家庭を救助する役割も持ち、組合費は補助金と組員からの徴収で賄った。これにより、組合体制がようやく整い、活動も本格化した。

昭和二年、水橋村衛生組合の予算を見ると、歳入総額は二〇円で内訳は村費補助金一二円・組合員負担金八円、主な歳出は消毒薬品など七円八〇銭・事業費四円五〇銭・事務費五円一〇銭であった。翌三年の事業概要は、伝染病申告函の設置・衛生ポスター配布・清潔法実施・予防注射実施などであった。しかし、相変わらず伝染病の流行は止まず、次のような報告を残している。

各項記載ノ如《ごと》ク、アラユル方策ヲ講ジ伝染病予防ニ努メシモ、不幸ニシテ別記ノ如ク近年稀《まれ》ニ見ル伝染病猖獗《しょうけつ》ヲ極《きわ》メ、数千ノ費用ト老若《ろうにゃく》七名ノ生命ヲ失ヒシハ実ニ一大恨事《こんじ》トスル処《ところ》ナリ、之《これ》ガ伝染ノ経路ニ就《つい》テハ、中ニハ自然発生ト見ラルベキモノナキニアラザルモ、多クハ用水関係ニ依《よ》リ上流ヨリ病原ヲ移入セルモノ、如ク、注意スベキハ河川ノ流水ヲ使用スル事共《ことども》ニシテ、返ス返スモ遺憾ノ極ミナリ、切ニ一般ノ注意ヲ要望シテ止《や》マズ

（「昭和三年度水橋村衛生組合事業概要」水橋村役場文書）

昭和三年の患者数は二五、うち死者を七名出した。内訳は腸チフス二・疫痢四・髄膜炎《ずいまくえん》一で、組合は伝染経路を河川の流水と判断している。生活や生業の一部になっている河川・用水利用をすぐさま禁止するわけにもいかず、注意を促すことしかなかった。しかし、関係職員が身命を賭して患家と接触し予防に奔走した姿は、組合の役割を村民に伝えた。

### ②警察署が隔離病舎建設を督励

大正九（一九二〇）年五月、真岡警察署は管内一三カ町村のうち、隔離病舎未設置六カ村に「公衆衛生上、洵《まこと》に危険の虞《おそれ》」（『下野新聞』大正九年五月二一日付）ありとして、財政上の算段をして設置を督励した。六カ村とは長沼・物部・水橋・祖母井《うばがい》・南高根沢・清原村であった。水橋村は当初、未設置村に入っていなかったが、従来あった隔離病舎を廃止したために追加された。いずれにしても、芳賀町域の各村は名指しで督励を

受けたわけである。しかし、事態は進展しなかった。

〈隔離病舎新築問題〉真岡警察署管内十三ヶ町村の内、未《いま》だ隔離病舎の設け無《な》きは長沼・物部・水橋・祖母井・南高根沢・及《および》清原の六ヶ村にて、内水橋村は一旦《いったん》設けありしも之《これ》を廃止したるが、是等《これら》未設村中には該《がい》病舎を新築せんと計画せし事ありしも、敷地問題の為め其儘《そのまま》に放置せるものあり、殊《こと》に長沼村の如《ごと》きは村治問題の渦中に之を投じて大紛紜《ふんうん》を来《きた》せし程なるが、衛生思想の発達せる今日、区々《くく》たる問題の為め、町村に取り肝腎《かんじん》なる隔離病舎の建築問題を閑却《かんきゃく》するは洵《まこと》に遺憾の事なり

（『下野新聞』大正一一年七月二九日付）

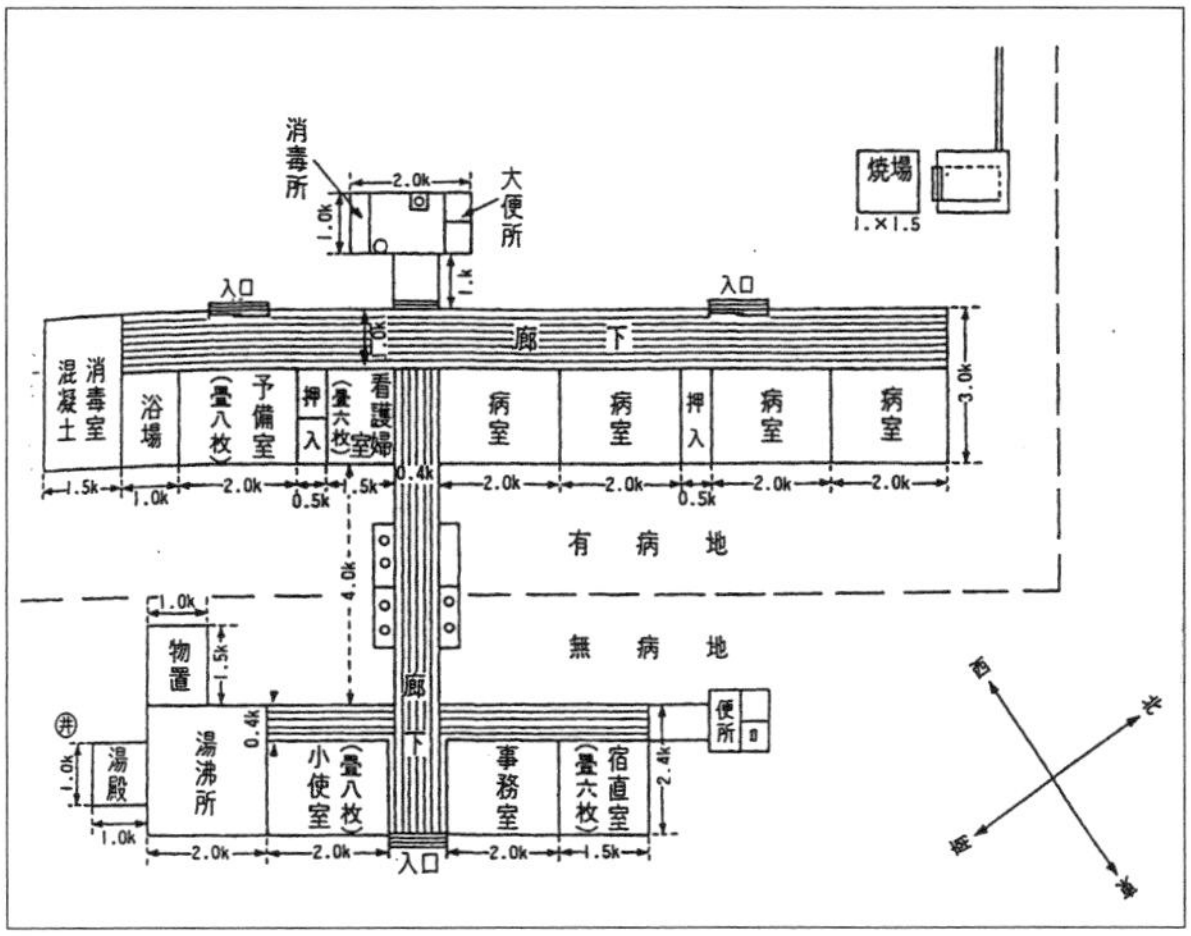

図版5-1　水橋村の伝染病隔離病舎（水橋村行政文書）

隔離病舎は住民にとって必要施設ではあるが、迷惑施設でもあるためにどこでも敷地設定にあたっては問題が起きた。しかし、芳賀町域では水橋村が昭和四年（一九二九）、南高根沢村が翌五年、祖母井村が七年に隔離病舎を完成させ年来の懸案をようやく実現させた。

水橋村に新設された隔離病舎をみると、西水沼と西高橋の中間の高台、山林を開いて建てられた。敷地面積六八九坪の広さに、本館と病室棟、焼却所を持った建造物で（図版5―1）、建

築費用は四万二千円余であった。病室棟は八畳の病室が四部屋あり、それに看護婦室・消毒室・予備室・浴場、本館は事務室のほかに湯沸所・小使室・宿直室を置く本格的な病舎であった。

### ③伝染病申告函の設置と衛生思想の普及

昭和六（一九三一）年一月、栃木県警察部長が出した「伝染病予防ニ関スル件」は、農業恐慌の中で一向に衰えをみせない伝染病にいらだちをみせ、蔓延《まんえん》の原因を民衆の隠匿《いんとく》にありとした。

> 伝染病予防ニ関シテハ平素御配慮相成居《あいなりおり》候処《そうろうところ》、県下ノ伝染病発生状況ヲ観《み》ルニ、別記統計ノ如ク増加ノ傾向ヲ帯ビ、殊《こと》ニ「腸チフス」ノ発生最近著シク流行ノ状勢ヲ呈《てい》シツ、コレアリ、コレガ伝播蔓延ノ原因系統ヲ調査スルニ、患家ハ迷惑ヲ厭《いと》ヒテ極力罹病ノ陰蔽《いんぺい》ヲ図リ、従テ非伝染病トシテ経過セルモノ尠《すくな》カラズ、且又《かつまた》昨今不景氣ノ為、例《たと》ヘ罹病スルモ努メテ医療ヲ避ケ自己療養ヲ行フ其《そ》ノ間ニ病毒ハ屎尿《しにょう》ト共ニ散蔓シテ多発ノ因ヲナスコト甚《はなは》ダ多ク認メラル、ニ、就《つい》テハ警察署・医師会並ニ衛生組合ト協力シテ患者ヲ早期ニ発見シ適当ニ措置スルコトハ本病予防撲滅上、最《もっと》モ急務ナルニツキ、熟《じゅく》ト御留意セラレ度《たし》
>
> （『栃木県報第四〇七号』昭和六年一月二三日付）

水橋村衛生組合の幹部も同じ見解であった。県警部長の通達に先立つ昭和三年、水橋村衛生組合は村民へ次のような警告を発した。

（伝染病の）場合ニハ其《その》症状ニ依ツテ、早クモソレト予感サレル筈《はず》デアリマスカラ、躊躇《ちゅうちょ》スル処ナク逸早《いちはや》ク医師ノ診断ヲ受ケ、根本的治療ヲ施スコトガ肝要デアリマス、然《しか》ルニ従来ノ例ニ見マスレバ動《やや》モスルト伝染病ノ名ヲ冠セラル、ヲ恐レ、之《これ》ヲ隠匿《いんとく》セントスル弊習ガアリマス為《た》メニ、大事ヲ未然ニ防キ得《う》ベザリシモノヲ、遂《つい》ニハ世ニ之ヲ伝播セシメテ初メニ申上《もうしあげ》タ様ナ悲惨ナ運命ニ陥ッタ例モ多ク、誠ニ保健衛生上ノ一大恨事《こんじ》デアリマス

（昭和三年三月二日「伝染病申告函設置ニ就イテ村民諸氏ニ告グ」、水橋村行政文書）

伝染病との診断をおそれて隠蔽してしまう「旧弊《きゅうへい》」が存在し、旧弊の改善なくして予防はあり得ないとしたのである。その結果、打ち出した政策が申告函《しんこくばこ》の設置であった。伝染病の疑いありと見聞きしたならば、投函を呼びかけ、それが村民福祉の増進につながると強調したのである。

水橋村衛生組合は村内を、第一支部―東水沼、第二支部―西水沼・北長島、第三支部―西高橋・打越新田、第四支部―東高橋と四支部に分けていた。支部内四カ所の計一六カ所に申告函を置き、患者の早期隔離を図ろうとしたが、これは見方を変えれば密告の奨励であった。村民間を疑心暗鬼にさせる方法は、一時的に成果は上がるかも知れぬが、長期的に見れば衛生環境の改善には資せず、より巧妙な秘匿例が増えるだけである。

暑くなると再び伝染病のシーズンとなる。昭和四（一九二九）年七月、水橋村役場は衛生組合と連名で、衛生実行日の励行を呼びかけた。その冒頭で「本村ノ衛生状態ハ一般周知ノ如《ごと》ク、昨夏以来極《きわ》メテ不良ノ成

績ヲ示シ、殆《ほとん》ド継続的ニ伝染病患者ノ発生ヲ見、現ニ該患者《がい》一名治療中ニアルハ誠ニ遺憾ナ事デアリマス」（昭和四年七月一日「衛生実行日励行ニ就テ」、水橋村行政文書）と深刻な認識を示した。

しかし、組合事業の第一番目に置いた申告箱の効果は思わしくなかった。昭和五年の事業概要にはこう書かれている。

絶対ニ防止ノ目的ヲ以《もっ》テ、各支部数個所《すうかしょ》ニ申告箱ヲ設置シ、一般ニ利用方ヲ周知セシモ、未《いま》ダ其《そ》ノ利用ハ極《きわ》メテ僅少《きんしょう》ナル故ニ、設置以来警察官・其ノ他衛生支部各役員ト協力之《これ》レ（ママ）ガ利用方ヲ勧説《かんせつ》ニ勉メツ、アリ

（「昭和五年度水橋村衛生組合事業概要」水橋村役場文書）

申告制を村民に勧めているとしているが、翌六年度も利用はほとんどなく所期の目的を達せずとあり、七年度の事業概要からは消えた。代わって事業項目の一番目に位置づけられたのは、衛生思想の普及であった。住民意識の高揚を通して衛生環境を向上させようとするもので、強権的方法ではうまくいかなかった反省からである。予防デーを設置したり、各種衛生週間を設けポスターや印刷物で周知させていこうとするもので、清潔法の実施と合わせて予防の徹底化を企図した。昭和五年九月下旬、県下一斉に組合単位で行われた健康週間の実施事項を紹介しよう。

第一日　講話及び訓話、早寝早起きの励行、食事前の手洗い、就寝前の歯磨き、果実野菜の清浄消毒

第二日　家屋内の整頓・清掃、七分搗《つ》き米の主食と咀嚼《そしゃく》、地方産栄養品の副食
第三日　蠅《はえ》・蚊《か》の駆除と殺虫剤散布、家族の屋外運動、主婦対象家庭衛生講話
第四日　寝具衣類の日光消毒、井水《せいすい》の適否検査とクロール消毒
第五日　蠅・蚊の駆除と殺虫剤散布、塵芥《じんかい》搬出
第六日　家庭台所、飲食店の器具検査、衛生一善主義の実行
第七日　飲食物の注意、食器の熱湯消毒

（市町村長会議事項、昭和五年七月、河内郡旧大沢村文書）

もちろん、強権発動がなかったわけではない。昭和六年一〇月には隣村南高根沢村の五行川沿い水車業宅で罹患者が多数発生、真岡警察署からの通牒《つうちょう》もあって組合は河川使用を禁止した。

## ④子どもの健康と学校医

昭和五（一九三〇）年、水橋村の罹患状況をみてみると、疫痢七・赤痢一・ジフテリア一である。昭和三年の場合、「老若七名ノ生命ヲ失ヒ」（「昭和三年度水橋村衛生組合事業概要」）とあるが、同五年も九名中八名が一〇歳以下、一名は七六歳の女性であった。伝染病患者は幼児・高齢者と貧困家庭が直撃を受けやすい。そのため、子どもの健康については学校医の役割が特に重視された。大正一四（一九二五）年の学校医執務予定表によると、年間活動は多彩である。四月の定期身体検査から始まり、机・腰掛《こしかけ》の座り方、手ぬぐい持参・爪を切ること等の日常清潔法の指導がなされる。五月には職員の定期身体検査があり、生徒児童の視

力や聴力検査、そして内科検診が行われ疾病異常生徒が発見される。その結果、就学猶予の診断がなされたり疾病治療の勧告も行われる。六月は伝染病発生シーズンとなるため、梅雨期の衛生につき指導が強化される。生水は飲むな、未熟の果物は食べるな等が口うるさく注意される。七月はトラホーム治療結果が出され、夏休みにかけての治療が督励される。臨川《りんせん》学校等、夏季体育行事参加児童の診査がおこなわれ、水泳や夏季衛生について休暇中の心得指導がなされる。「腹巻きをせよ、寝冷えするな」など身に覚えのある方もあろう。夏休みには水泳会・登山会・早起会・体育会等の指導救護があり、九月にはいると疾病異常児童の再検診と養護に関する指導が行われる。一〇月はトラホームの定期検査と運動会等の体育行事がある。一一月にはいると冬季頻発疾病対策が待っている。しもやけ等の凍傷予防や流行性感冒予防注射などである。一二月は暖房装置の注意、換気法の指導等がある。冬休みが明けると三回目のトラホーム治療結果が出され、家庭への勧告も重要な仕事である。二月にかけては新就学児童の身体検査があり、三月までに先生に対して衛生教育や結核予防等の校内研修指導がある。一年間の主な活動を拾い上げたが、こうした努力がトラホームを減少させていったのである。

昭和五年一二月中旬、祖母井併置校で実施された健康週間は次の内容であった。

第一日　回虫駆除日
第二日　桜井校医の衛生講話
第三日　身体清潔検査
第四日　職員の衛生講話

第五日　放課後教室内外の清潔状態検査

（『下野新聞』昭和五年一一月九日付）

手洗いの励行、室内における窓の開閉、放課後の清掃など今日の学校教育で行われている衛生教育の原型はこの頃に作られていったのである。

以上、昭和初期にかけ市町村レベルでの衛生組合活動が本格化し、申告函の設置など問題点も孕みながらも衛生思想の普及活動を推進し、子どもの健康維持にも多くの成果を挙げていったことは確認される。

**コラム**　**戦後の衛生活動に尽力した酒井良清（一九一〇〜二〇〇五）**

戦後の公衆衛生の進展には目を見はるものがあったが、その役割に公民館活動も大きく貢献した。南高根沢村（現・芳賀町）公民館長の酒井良清は本業は医師であったが、同館長も兼務したから衛生活動は近隣のそれと比べて断然光を放つ。移動公民館というとトラックに書籍を載せ貸し出しをするのが普通だが、酒井は行く先々で健康相談や血圧測定も行った。

さらに酒井は二種類の広報紙を発行した。一つは「わが村のあゆみ」（昭和二五年二月発刊）で、もう一つは「衛生月報」（昭和三四年四月発刊）であった。後者はタイトルそのままの衛生に関する広報紙で、目標を「衛生文化村の建設と時間励行」に置いた。各号の記事を拾い上げると、赤ちゃんコンクール、家族計画、十二指腸虫と闘う、ブユ駆除の方法、寄生虫退治の時、学童の健康増進、ネズミの話、妊娠と育児……等々あげればきりがない。

酒井は公民館長に就任する以前から民生委員や学校医を担当していた。「田舎医」を自称したが、地域に生きる医者として目はいつも村民と子どもに向いていた。昭和二六（一九五一）年に『農村学童の保健状態』を著したが、その後の諸活動の原点になっている。同書は結論として農村学校衛生活動の問題点を厳しく指摘するものとなったが、執筆の動機になったのは憂うべき学童の健康問題があった。学童は将来の日本を背負って生きていく存在であり、学童の健康なくして祖国の未来はないとの信念を持っていたのである。

（大嶽）

# 第六章　ジフテリア――子どもが死ぬ時代

戸村　光宏

国立感染症情報センターによると、日本ではジフテリアは一九九一年から九九年に二一人の届け出があり、二人が死亡している。致死率は約一〇%ということになる。危険な疾患であり、結核や鳥インフルエンザと同じく第二類感染症に区分され、直ちに県知事宛てに届け出なくてはならない。しかし、二〇二〇年一〇月二七日に改訂された国立感染症研究所のホームページには《一九九九年の報告以降、ジフテリアの届け出はない》とある。理由はジフテリアの予防接種が行われるようになった後も、ワクチンの改良に加え、接種方法も軌道に乗ったからである。現在は定期接種として、第一期に四種混合ワクチン（ジフテリア、百日咳、破傷風、ポリオ）を生後三カ月から六カ月に三回接種、さらに六カ月経過後に四回目を接種し、第二期に破傷風との二種混合ワクチンが追加接種されるスケジュールになっている。このように厳重にガードしなければならないほど、ジフテリアは小児にとって大変な感染症なのだ。明治・大正期の喜連川病院の診断書綴や処方記録簿（次のコラム参照）からジフテリアの「大変さ」を見てみよう。

**コラム　百年以上前の診断書とレセプトの綴り**

喜連川病院の史料には死亡診断書や処方記録簿が多数残っている。百数十年前の史料もあり、さくら市ミュージアムで大切に保管している。「列設布篤」とか「禮設普篤」と表記された史料の中身は処方の記録簿である。初めて見たときは読み方がわからず、岡一雄医師と頭を捻ったのだが、数年後、矢板市の蔵で同じ表紙の記録簿を見つけたとき、そこの家のご主人が「レセプトと読む」と、質問する前にあっさり教えてくれた。岡医師と笑ってしまったのだが、おやじギャグでは無いのである。スイスは「瑞西」、スコットランドは「蘇格蘭土」などと公文書にも表記されていたのだ。和文より漢文が上級であるという認識の時代であったのだろう。本書でも「虎列剌」を用いた公文書が本書一一一頁に紹介されている。本項のジフテリアの届け出も漢字表記の公的文書である。

（戸村）

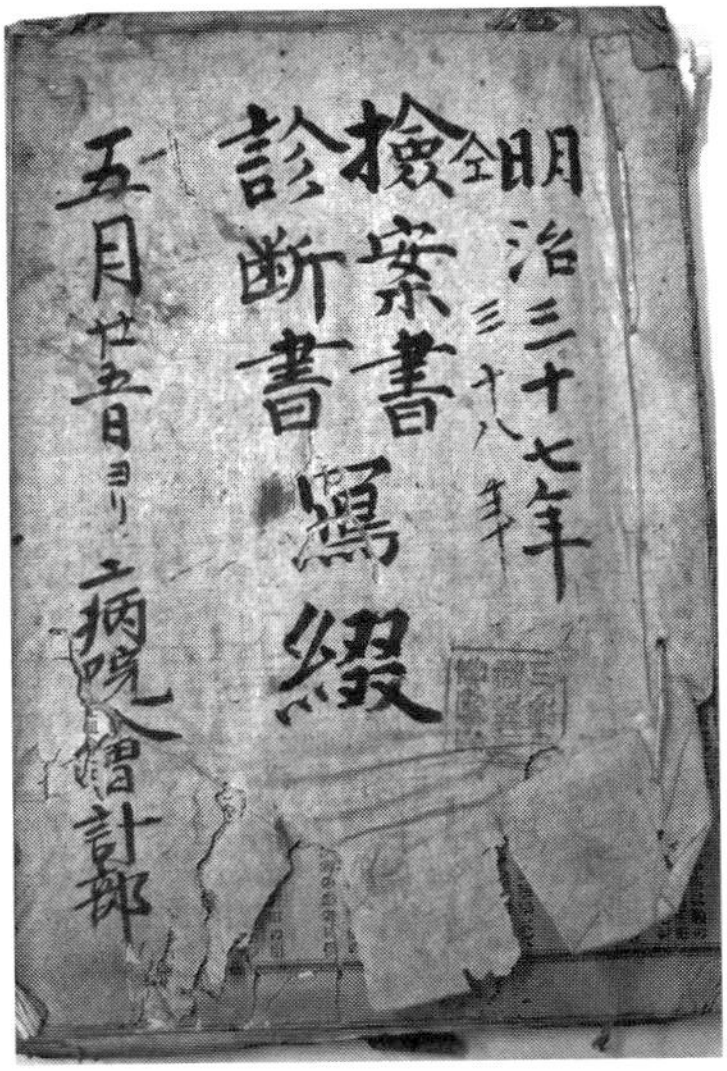

図版6-1　昭和37・38年の検案書・診断書の写し（喜連川病院会計部）

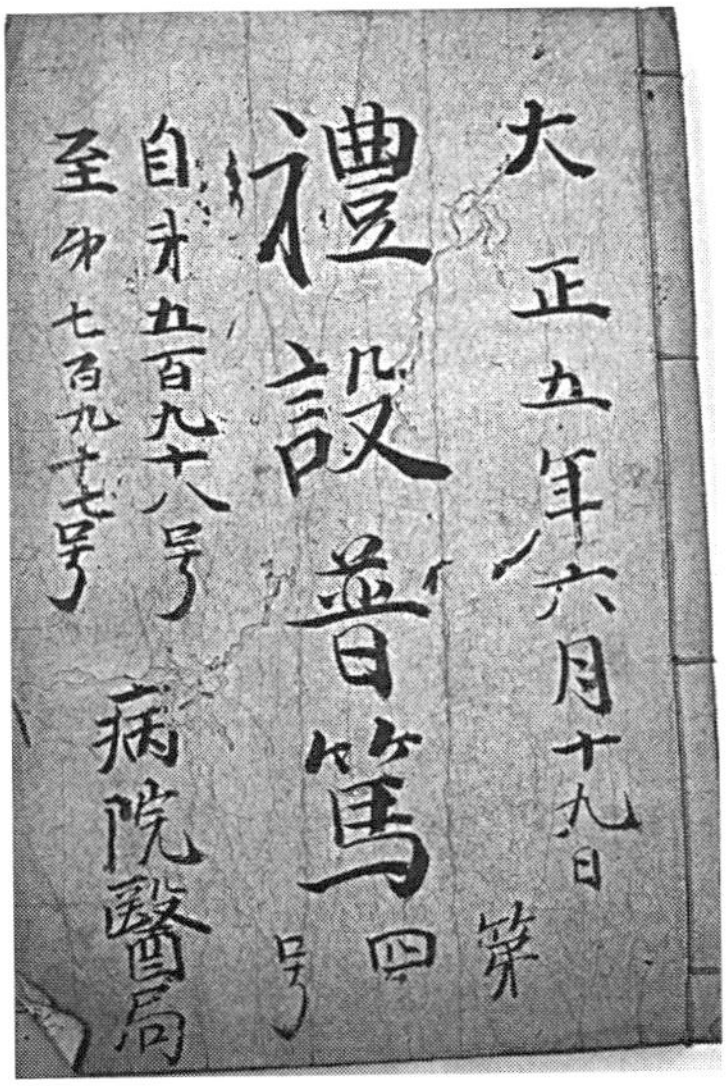

図版6-2　喜連川病院の大正5年6月19日からの処方記録簿（レセプト）

## （一）実扶帝理亜《ジフテリア》

### ①発病者と転帰届

大正二（一九一三）年二月九日午前三時、喜連川町葛城に住む三歳八カ月の男児が、喜連川病院の医師の診察を受けた。そして当時の法定伝染病であるジフテリアと診断された。すでに発病してから三日と九時間が経過しての受診である。深夜、にわかに重篤になったのである。この男児の「実扶帝理亜発病届」の写しが残っている。実扶帝理亜は当時の「ヂフテリア」を漢字表記したものである。法定伝染病は県知事へ届け出ることになっていた。喜連川病院長・齋藤邦一郎が発行したこの発病届によると、二月五日午後六時に発病と記されている。この日は旧暦の大晦日《おおみそか》である。その夕刻に発病したのだ。たぶん高熱を発したと思われる。しかしすぐには医療機関を受診することはなかった。翌日には喉が痛くなり、犬の遠吠えのような咳が出ていたに違いない。そして、九日、旧暦の正月四日になってようやく診察を受けた。しかし時刻は午前三時である。かなり重篤な状態であったことは想像に難くない。この当時の診療実態として往診であったと思われる。処方記録簿（表紙には列施布篤《レセプト》とある）によると次のような処方がなされた。

ⓐ杏仁水《キョウニンすい》一・五、赤酒《せきしゅ》八・〇、吐根《とこん》シロップ三・〇、蒸留水三〇（単位はｃｃ）

「キョウニン水」は、杏の種を原料として咳止めと痰を出しやすくする薬効がある。医療用医薬品であるが、現在の注意書きには「小児への投与は避けること」とある。

赤酒は赤ブドウ酒で、気付け薬的に単独で、あるいは水薬に混ぜて用いられた。現在の健康保険制度でも使える薬剤である。食欲増進・強壮・興奮作用と、下痢、不眠症に用いられると能書にはあるが、実際は稀に希塩酸、単シロップに合わせてリモナーデとして用いることがある。トコンシロップは吐かせる薬であるが、百分の一程度に薄めて去痰剤として用いられた。現在は副作用もあり使用されない。吐剤としても二〇一二年販売中止になった。

ⓑ甘汞《かんこう》〇・〇五　カンフル〇・一五　乳糖〇・四（単位はg）頓服

「甘汞」は塩化第一水銀のこと。さまざまな薬効があるとされ、小児に多用されたが、水銀は毒性が強く現在は使用されない。

「カンフル」はクスノキを原料としたショウノウ（樟脳）のこと。当時は強心剤とされたが、現在は用いられていない。言葉としての「カンフル剤」も死語になりつつある。乳糖は服用しやすくするための矯味《きょうみ》剤。

以上を頓服として処方したという意味である。

この男の子は二月九日午後三時に死亡した。発病から四日目に初めて受診したが、生命はその一二時間後に尽きたのである。発病早期には治療を受けられなかったのだが、当時の地方の風習として正月の祝い事は旧暦で行われたことを考えると「正月三が日」の受診を避けたのか、それとも健康保険のないこの時代、医療費を考えてのことなのか、今となっては詮索することはできない。

ジフテリア発病届を出した場合、転帰《てんき》届も提出することになっていた。喜連川病院の文書には「実扶帝理亜轉《てん》帰届」（ジフテリア転帰届）として写しが残っている。この場合の転帰とはその疾患の結末のことである。この男の子の転帰届には「死亡」と記されていた。

## ②危険な症状

ここで、ジフテリアはどのような疾患なのか、読者の理解のために説明しなくてはいけないのだが、筆者には診療した経験がない。筆者ばかりか、殆どの現役の医師は診たことがないだろう。多くのジフテリア患者を経験した医師の話を聞こうとすれば、過去に遡《さかのぼ》らざるを得ない。そこで太平洋戦争中の昭和一八年に発行された「女子医学研究」に「悪性ジフテリアについて」という東京女子医学専門学校耳鼻咽喉科教室の佐藤イクヨ教授の論文が載っているので、その内容をかいつまんで紹介する［（）は筆者の追加。《》は原文］。

ジフテリアは、三九〜四〇度の高熱を以て発病する。顔面はむくんで蒼白く、口を半開き、首のリンパ腺は大きく腫れ、初めから食欲不振があり吐くこともある。扁桃腺やノドの粘膜が腫れて、薄い膜に覆われる。翌日にはノドの膜は厚くなり、《豚脂様灰白色《とんしようかいはくしょく》の偽膜《ぎまく》》（粘膜が壊死《えし》し、白血球やジフテリア菌の死骸が分厚くへばり付いて膜の様に見える状態）となる。

第三日には《汚穢《おえ》なる黒色性出血性変化》つまり汚らしい黒い出血も見られ、偽膜に血液が浸みて、ノドは赤褐色や黒色を帯びた偽膜によって覆われ《一種特有な甘い腐肉《ふにく》様の口臭を生じる》ようになる。このときノドや気道が塞がれて窒息することも多い。ジフテリア血清治療が発見される以前の死亡率は六〇％内外という戦慄すべき高率であった。血清が出現した翌年には二二％に激減し、気道の閉塞による窒息を救命する気管切開術が普及したこともあり、（昭和一八年時点での）近年では一五％くらいに低下してきている。

佐藤教授は、ジフテリア抗毒素血清を可及的早期に注射する必要があると強調している。ノドなどにジフテリア菌が感染増殖し、偽膜を作りその中で毒素を大量に生産する。その毒素が血流に乗り全身に広がり、細胞を死に至らしめるので、毒素を無毒化する血清の速やかな注射が必要なのである。日本細菌学会のホームページにも「現在は抗生物質（ペニシリン、セファロスポリン、エリスロマイシン）により、ジフテリア菌を死滅させることが出来るようになった。しかし全身に広がった毒素を無毒化することは出来ないので、今も早期の抗毒素血清療法が大切である」という趣旨が載っている。しかし二〇〇〇年以後ジフテリアの発生が皆無の状況では、実際に診たことがない医師がほとんどである。未経験の医師が、風邪と類似の初期症状を以てジフテリアを疑うことは困難である。*

*ジフテリア菌はコリネバクテリウム属の細菌であるが、同じ属にウルセランス菌があり、この患者の発生はある。犬猫などのペットからヒトへの感染が近年増えている。ジフテリア様症状を呈することがあり、検査でウルセランス菌を認めたときは、患者の同意を得て保健所に情報を提供するよう求められている。発病者はジフテリアの予防接種を受けていないか、不完全だった人たちである。死亡することもあり、ジフテリアと同じ治療が行われる。栃木県でも、猫を七匹飼育していて感染した患者が一人報告されている。厚労省のQ＆Aによるとペットの鼻水やくしゃみには要注意である。

さらに教授は「致死率の高い《悪性ジフテリア》がある」とも記している。全ジフテリア中の数％程度は悪性ジフテリアであり、その致死率は四〇～六六％だとある。喜連川病院の届け出には、悪性の可能性の高い幼児のものがある。大正二年に届け出られた二歳の男児である。二月一日午後五時に発病し一〇時に診療を受け、翌朝午前七時に亡くなった。発病後実に一四時間という短時間での死亡である。悪性ジフテリアのカテゴリーに入るものかも知れない。

初めに紹介した受診が遅かった喜連川葛城の男児のジフテリアは、佐藤教授の論文の経過をそのままなぞって死亡したように見える。早期に受診し、抗毒素血清の注射を受けていたら回復できたかも知れない。他に転帰届に死亡とある二人の患児がいる。大正元年一二月六日発病、三日後に診療を受け、翌九日午後五時に自宅で死亡した三歳の男児と、大正三年五月三日に発病して二日後の五日午前七時に受診し、午後五時に息を引き取った男児である。

もちろんジフテリアから回復した子もいる。明治四四年一二月三〇日発病の上江川村（現・さくら市）の女の子は二日後の一月二日に診察を受け、九日に「全治」と届けられた。下江川村（現・那須烏山市）の三歳の男の子は同四五年三月二五日午前六時に発病、午後一〇時に受診し、転帰届は無いものの、その後の死亡診断書の綴りに見当たらないので治癒したものと考えたい。大正三年には四人が発病したが、前掲の一人の死亡のほか、残り三人は治癒している。喜連川町の二歳と五歳の兄弟は三月二九日と三〇日に相次いで発病し、翌日受診して、四月八日に二人とも全治届が発行されている。また同町には七日に発病し九日に受診した六歳の男児もいる。ジフテリアは咳などの飛沫により感染するので、伝染したと思われる。幸い一六日に

「全治」と届け出された。「診断書綴」を調査していて「全治」と書いてある転帰届を目にすると思わずほっとする。しかし、ジフテリア毒素は元気になった子供を突然の死へと導くことがある。治癒と診断されても毒素による心筋炎の後遺症で突然死することがあるのだ。その後の死亡診断書も調べてみたが、子ども達の名前は無かった。どうやら無事にジフテリアから解放されたと思われる。

ここまで明治から大正にかけての三年間に、九人の二歳から六歳の子供たちがジフテリアに感染し、四人が死亡、五人が治癒したことを記述してきたが、この時期のジフテリアは半数近くが死亡する恐ろしい感染症であったことが実感いただけただろうか。

---

## コラム　突然の死

『駒込病院百二十年の史譚《ものがたり》』という本がある。著者は磯貝元《はじめ》。二〇一一年出版。当時九二歳である。終戦後まもなく当直の時に担ぎ込まれた重症のジフテリアの経験を書いている（《》は原文）。

患児は六歳の男の子で、べっとりと汚い偽膜がノドの奥まで続き、呼吸困難で意識が無い。母親を説得して気管切開をして《噴き出す義膜《ママ》を拭《ぬぐ》ってカニューレという金属管を挿入した。そのとたん（中略）患児は大きく呼吸を始め、目を開けてわたしを見てニッコリ笑ったのである》。活発にベッドの間を走り回る子だったが、一〇日後、面会に来た母親の目の前で突然倒れて死んでしまった。《それでも母親は「先生、もう一度生かしてください。先生！　あの時のようにもう一度助けてください」とわが子を抱きかかえて、泣き泣きわたしに押し付けるのであった》。ジフテリア毒素による心筋炎だった。

著者は駒込病院に在職し続け、略歴によると山谷地区でホームレスの健康診断に従事しているときに

# 第七章　赤痢《せきり》と疫痢《えきり》

岡　一雄

古来日本では、下痢や腹痛を伴い、伝染する病気を「痢病《りびょう》」と呼んでいた。現代医学では「感染性胃腸炎」という病名が当てはまる。赤痢も疫痢もこの痢病に含まれる。

赤痢は赤い色の粘血便を伴うことから「赤痢」という病名が付けられたが、赤痢の病名は奈良時代の記録にも出ており、日本人には昔からなじみのある伝染病のひとつである。現代でもインドや東南アジアでは感染者が多く、国内でも少数ながら発生報告がある。

疫痢は明治から大正、昭和初期まで多くの子どもたちの命を奪い、恐れられた伝染病だが、今では全く見かけることもなく病名さえ忘れ去られている。筆者が医学生時代に用いた最もスタンダードな内科書である朝倉書店の『内科学』（昭和五二〈一九七七〉年刊）には、「疫痢は二―四歳の幼児にみられる赤痢の特異な病型で、致死率が約三〇％と高く、日本の小児疾患の中でも最も恐れられていた病気のひとつである」と過去形で記述されている。しかし、実は疫痢が赤痢の特異型であると断定していいのかどうかも未だに決着がついておらず、ましてその病態も解明されていない多くの謎を持つ感染症なのである。

## （一）明治期の赤痢流行

明治一三（一八八〇）年、明治政府は伝染病予防規則で、コレラ、腸チフス、赤痢、ジフテリア、発疹チフス、痘瘡（天然痘）を六種伝染病（法定伝染病）と制定した。この中で明治・大正・昭和と最も長く、そして多くの日本人を苦しめた伝染病は赤痢である。

赤痢は、明治一六年以降国内では毎年数万人の感染者があったが、明治二六年には一六万人を超える感染者と四万人の死者を出す大流行となった。この時の流行は大阪や兵庫が中心であった。翌年も一五万人を超える感染者と三万八千人の死者が出たが、この時は中国・四国・九州地方で感染が多発した。その後も毎年五万から九万人の感染者があったが、明治三二年には青森・岩手・福島と新潟で感染が多発して一〇万人を超えた。このように日本全国いつどこで赤痢の集団感染が起きるかわからない状態が続いたのである。

石川啄木は明治四二年に発表した小説「赤痢」の中でその悲惨な状況を次のように記述している。

鼻を刺す石炭酸《せきたんさん》の臭氣《しゅうき》が、何処となく底冷えのする空気に混じて、家々の軒下には夥しい石炭が撒きかけてある。――赤痢病の襲来を被った山間の荒村の、重い恐怖と心痛に充ち満ちた目もあてられぬ、そして、不愉快な状態は、一度その境を實現（見）したんで無ければ、迚《とて》も想像も及ぶまい。平常から、住民の衣、食、住――その生活全體《ぜんたい》を根本から改めさせるか、でなくば初發《しょはつ》患者の出た時、時を移さず全村を焼いて了ふかするで無ければ、如何に力を盡したとて豫防《よぼう》も糞もあったものでない。

（引用者注：石炭酸は別名フェノール、当時消毒薬として使用された）

赤痢は、毎年七月頃から発生し一一月には終息することが多かったため、俳句では夏の季語として使われるようになった。正岡子規は「此村に赤痢のはやる熟柿かな」と詠み、高浜虚子の弟子であった日野草城は「おもかげのなほうるはしき赤痢かな」と詠んでいる。「コレラ」や「麻疹」、「疫痢」、「マラリア」などの感染症も夏の季語だった。

## （二）明治二九年、栃木県での赤痢流行

明治前半の栃木県では大きな赤痢の流行が見られず、毎年一〇人程度の患者発生であったが、明治二九（一八九六）年には六九七名の患者が発生、死者も一八八名を数えた。この時の記録を栃木県警察部が『明治二十九年［栃木県］赤痢病流行紀事概要』として残している。当時、伝染病などの保健衛生業務は内務省の警察部の管轄であった。

この記録によると、この年は六月一六日に安蘇郡植野村（現・佐野市）の女性が最初の患者で、その後七月二〇日に河内郡瑞穂野村（現・宇都宮市）でも発生し、蔓延の傾向があるため主任警部が派遣され予防消毒を励行したが、病勢を抑えることはできず、同郡の横川村へ波及し続いて県下の各郡に広がり、八月二六日に

は患者数六七名を数えるまでになった。翌日には臨時検疫部を開設し、検疫官を派遣して各郡町村の隔離清潔消毒等について巡視したが病勢は収まらなかったため、九月二日流行の激しかった河内、下都賀、足利、さらに同月一八日に安蘇、上都賀、芳賀の警察署に検疫事務所を開設した。その結果ようやく病勢を抑えることができたため、一一月三〇日に臨時検疫部と検疫事務を閉鎖することになった。この年の栃木県の赤痢流行の原因をいくつか挙げることができる。

ひとつは隣県の群馬県での赤痢の大流行である。八月一七日警部長が、群馬県で三千有余名の患者発生があるため栃木県への侵入に注意するようにとの達を出したが、足利などの県境では赤痢の侵入を防ぐことはできなかったと思われる。もう一つは、九月六日から一三日にかけて日本列島を襲った台風で各地で洪水などの被害が出たことである。この時の台風による洪水は、東京では明治三大洪水の一つに数えられている。栃木県でも渡良瀬川は安政六（一八五九）年以来の大洪水となり、下流では足尾銅山の鉱毒の被害が拡大し、東京・本所区にまで斃死《へいし》した魚類が漂流した。この洪水による家屋の浸水で生じた不衛生状態が赤痢の蔓延に拍車をかけたのである。付け加えれば、明治二九年は六月一五日に起きた三陸沖地震による大津波で岩手県を中心に三万人余の人命が失われた年でもある。

さて、その翌年の明治三〇年は栃木県の患者数は一三五六名で死者が三四六名、同三一年患者数七八八名、死者数一七六名、三二年患者数一四七五名、死者数二八六名、三三年患者数六五七名、死者数一二六名、三四年患者数六九三名、死者数一四六名と流行が続くが、その後の患者数は落ち着き、毎年一〇〇から二〇〇名くらいで推移した。

## コラム　志賀潔の赤痢菌発見

毎年のように国内のどこかで赤痢が流行する中、明治三〇（一八九七）年は関東地方を中心に六月から流行が始まり、八月には全国で一カ月に三万三千人を超える患者が発生し、翌九月も二万七千人余となり、この年の全国での総患者数は九万一千人余、死亡者二万三千人を超える流行となり、死亡率は二五・五％であった。こんな状況の中、前年に東京帝国大学を卒業し、大日本私立衛生会伝染病研究所の北里柴三郎の下で細菌学の研究を始めたばかりの志賀潔は、北里所長の指導の下、赤痢の病原菌を探すことに専念した。そして、大腸菌とは異なる形状でチフス菌に似た桿状（形が棒状や円筒状）の細菌を赤痢患者の糞便から発見し、同年一二月二五日発行の『日本細菌学雑誌』（第一号）に発表した。そのため、一二月二五日は赤痢菌発見の日となっている。志賀は四年後にドイツに留学するが、ハンブルグで開催された学会で、ボン大学のクルーゼ教授が赤痢菌を発見したと報告する場に遭遇し、反論することになる。その後志賀の発見が正式に認められて、赤痢菌の学名は志賀から名前をとり、shigella と決められた。これは病原細菌類に日本人の名前がついている唯一の例である。ちなみに、宇都宮市の女医第一号として有名な志賀ミエは遠縁にあたる。志賀が発見した赤痢菌だが、その後さまざまなタイプがあることがわかり、現在では四群に分けられており、さらに最近の研究ではこれまで形態的、生化学的、病理学的な観点から別種だと考えられていた大腸菌と近縁で、遺伝子的には区別できず同種と位置づけられるようになった。

（岡）

## (三) 看護婦・大関和《ちか》の活躍

黒羽藩の国家老大関増虎の次女として安政五(一八五八)年に生まれた大関和は、日本の看護婦の先駆けの一人であり、看護史に大きな足跡を残した。明治二九(一八九六)年の群馬県の集団赤痢、同三〇年の埼玉県九十九村集団赤痢、同三一年埼玉県加治村(現・飯能市)、沼加村の集団赤痢などに看護婦として派遣されたという記録が残されており、当時の最新の看護知識を用いて患者の看護と感染の拡大防止に努めた。

赤痢などの伝染病が集団発生した時、伝染病に詳しい西洋医がいない地方では、役場が都市の看護婦や日赤支部から訓練を受けた看護婦を招聘したのである。招かれた看護婦は、自ら病人の看護を行うだけでなく、地元の女性たちに伝染病看護の速成訓練を行なったり、避病院を巡回して看護人の指導を行なった。

前述のように、明治二九年の群馬は赤痢の患者数が九九〇〇人を超え、死者は二千人余と、全国で一番の流行県となったが、和はそこで派遣看護婦として活躍したのである。また、明治三一年の埼玉県沼加村での赤痢流行では、和たちの看護婦派遣活動で赤痢患者一〇〇名の発生に対し、死者はわずか五名に抑えたため、村から感謝状が贈られた。

和は、その時の経験をもとに、明治三三年に『派出看護婦心得』を出版した。この中には感染症の患者の看護法が詳しく書かれており、当時の派出看護婦の手引書として大きな役割を果たした。また、その後に執筆した『実地看護法』(明治四一年刊)は、名著として名高く、昭和四七(一九七二)年には復刻版が出ている。

余談だが、大関和は廃娼運動で有名な社会運動家の木下尚江《きのしたなおえ》と懇意にしていた。木下は足尾鉱毒問題では田中正造と共闘し、正造の死期に看護主任として立ち会ったことでも知られている。

## (四) 疫痢の猛威と消退

明治の終わり頃から大正・昭和初期にかけて、赤痢の患者数は毎年一万人から三万人位で落ち着きを見せた。そんな中、二歳から六歳くらいまでの幼児が急激に悪化し、死に至る例が多く見られることに注目が集まるようになり、明治三一（一八九八）年、九州大学医学部教授の伊東祐彦《すけひこ》が、これらの症例を赤痢とは別の独立した感染症である「疫痢」であると発表した。

では具体的に赤痢と疫痢はどう異なっていたかというと、赤痢は年齢に関係なく感染し、発熱、腹痛、出血を伴う下痢が主な症状で、糞便から赤痢菌が検出されることが多いが、一般に死亡率はさほど高くない。一方の疫痢は、今まで元気だった二歳から六歳の幼児が急に高熱を発し、痙攣《けいれん》、嘔吐、下痢を起こして、さらに意識を失い、最悪の場合は死に至ることが多いのが特徴で、下痢に出血を伴うことは稀で、糞便から赤痢菌が検出される割合も少ない。死亡率はほぼ五〇％で二人に一人は命を落とした。その後、疫痢は固有の疫痢菌あるいは大腸菌で起こるという考えと、赤痢の劇症型にすぎないという意見が対立し結論が出なかったが、症例数や死者数が多いことから大正一二（一九二三）年、疫痢は「赤痢（疫痢を含む）」という形で法定伝染病に指定され、届け出の対象となった。昭和三年から一三年の患者統計を見ると、赤痢と疫痢の患者数はそれぞれ一万五千人から二万人余でほぼ同数であったが、死亡率は赤痢が一〇%程度であるのに比べ、疫痢は五〇から六〇%とはるかに高かった。

宇都宮市やさくら市にゆかりの深い童謡詩人の野口雨情が作詞した童謡「しゃぼん玉」には「しゃぼん玉消えた　飛ばずに消えた　うまれてすぐに　こわれて消えた」という一節がある。長田暁二『母と子のうた一〇〇選』（時事通信社、一九八九年）によると、大正九年に雨情が作曲家の中山晋平や歌手の佐藤千夜子らと一緒に、自分たちの作った童謡の全国キャンペーンで徳島にいた時に、二歳になった娘が疫痢で急死するという不幸な知らせを受け、その時の愛児に対する雨情の気持ちがこの詩に込められているという。「しゃぼん玉」の発表年と雨情の娘が亡くなった年が一致しないという指摘もあるが、雨情がこの時代の幼子が疫痢などで命を奪われるはかなさを歌詞に込めているのは間違いない。

詩人・作詞家・仏文学者として多方面で活躍した西條八十《さいじょうやそ》は、大正一二年の関東大震災の直後に三歳の次女を疫痢で亡くしている。西條は「青い山脈」や「王将」のような歌謡曲ばかりでなく、校歌なども作詞しているが、栃木県でも日光中学校や白鷗大学足利高等学校の校歌、身近な所では宇都宮市の市制六十周年に制定された「宇都宮の歌」も作詞している。ちなみに「宇都宮の歌」は市役所本庁舎の電話保留音として現在も使用されている。

『赤毛のアン』の翻訳者として知られる村岡花子は、大正一五年に当時五歳の一人息子を疫痢で亡くしている。この時代の親は、今まで元気に遊んでいた子どもの命がいつ奪われるかもしれないという不安を常に抱えていたのである。昭和初期には、アイスキャンデーやバナナが疫痢の原因だという説も出され、時の防疫課長が「バナナは子ども殺しの王様」と言明したと報道された。

戦後、ＧＨＱ（連合国軍総司令部）は日本固有の疫痢の原因を解明するために本国アメリカから「エキリ調査団」を招聘した。「エキリ調査団」は日本人のカルシウム摂取量の少なさが原因だと結論付けたが、これは後に誤りであると判明した。その後、日本人医学者により疫痢の原因解明の研究は続けられたが、万人の納得する定説が得られぬままに昭和三〇年代後半には疫痢という病気自体が消滅してしまったのである。

世の中には、忽然と現れて忽然と消えてしまう感染症が存在するが、その代表は黒死病とも呼ばれ、恐れられたペストであろう。ペストは歴史上少なくとも三回はパンデミック（世界的大流行）を起こしており、一四世紀の第二回パンデミックでは、ヨーロッパの人口を半減させ中世を終わらせたともいわれている。一九世紀のアジアでの第三回パンデミック時に日本の北里柴三郎とスイス人のアレクサンドル・エルサンが同時期にペスト菌を発見する。ペスト菌は発見されたが、未だに突然現れ消えた理由は明らかにされていない。日本の疫痢もペストと同じように再び現れて大流行する時が来るのであろうか。

## （五）第二次大戦後の赤痢の流行

戦時体制となり、国民の栄養不足や医師不足の時代に入った昭和一〇年台から赤痢は再び増加の傾向がみられ、常に五万から一〇万人の患者数で推移した。終戦後は戦禍による劣悪な衛生状態、食糧不足による国民の低栄養、防疫体制の不備、医薬品不足、さらに引揚者や復員兵が外地から感染症を持ち込むこともあり、赤痢ばかりでなく、コレラ、腸チフス、パラチフスさらにはすでに過去の病気となっていたはずの天然痘さえも流行した。

赤痢の流行は昭和二七・二八（一九五二・五三）年にピークとなり、感染者数は一〇万人を超えた。その後、栄養状態の改善や抗生物質による治療の進歩により、赤痢で命を落とすことは少なくなったが、昭和四〇年台前半までは毎年数万人の患者数が続いた。

この時期の栃木県での赤痢流行の事例を挙げよう。昭和四三（一九六八）年九月、佐野市赤見小学校（教職員数二三名、児童数四四二名）で集団赤痢が発生した。当時の下野新聞記事や栃木県医師会の記録によると、九月七日赤見小学校児童に下痢患者が続出し、地元開業医は食中毒と診断。同月一〇日に赤痢菌（フレキシネル4型、4a）が検出され、教職員と児童のうち、比較的重症者一四名を佐野伝染病院に隔離したが、近接の足利市と栃木市の伝染病院は看護婦不足で収容不能だったため、軽症者一二二名は赤見小学校を臨時隔離舎として収容し自宅待機は四二名とした。また、患者の診療は地元の開業医四名では対処困難であったため、安蘇郡市医師会が全面協力することになり、応援の医師二二名と看護婦一七名の当番を決めて対処した。同月一四日には患者総数は二四六名となったが、その後全員無事に回復した。佐野保健所の検査では伝染源は小学校の井水と推定された。

筆者も氏家小学校二年生の時に集団赤痢発生に遭遇した。『下野新聞』によると、昭和四一（一九六六）年七月塩谷郡氏家町（現・さくら市）の氏家小学校で集団赤痢が発生し、四九人の患者が出た。県は検査官を派遣し、一、二、三、五年生の六八〇人の一斉検便を実施した。この時便検査が出来なかった生徒の採便にガラス製の検便棒を使用した所、ガラス棒が折れ大腸を傷つけたため出血がひどく入院して手術する事態となった。当時、そのような事故が起きたとは知らなかったが、同級生が次々と検便で赤痢と診断され塩谷病院に連れていかれる（強制入院）状況に恐怖を感じた記憶だけが残っている。

終戦後まもなく開業し半世紀以上にわたり地域医療に貢献した檜山猛郎医師は、赤痢について『かかりつけ医のココロ』（塩谷郡市医師会）に次のように書き残している。

> ある日、町に赤痢が大流行、小・中学生、飲食店店員など全員が検便することに。すると百人近くが赤痢菌保菌者と判明し全員隔離する事態に町中パニック状態。ある飲食店の主人は奥さんの便を二つに分けて自分のものとして提出した所なんと奥さんが陽性、かえって裏目に出て保健所から大目玉。富山（ママ）越中の薬売りの人が赤痢になり隔離されたものの、治療途中で脱走した事件もありました。

上水道の整備も進み、現在では赤痢の患者は年間数百名程度で落ち着いており、命に係わる感染症ではなくなった。一方で、Ｏ—１５７のように今まで知られていなかった病原大腸菌の集団感染で命を落とす例が見られるようになり、平成一四（二〇〇二）年に宇都宮市の病院・高齢者施設で起きたＯ—１５７による集団食中毒では一二三人の患者が発生、九人の死者が出た。医学が進歩した現代においても下痢を主症状とする痢病はわれわれを苦しめているのである。

## コラム　猩紅熱《しょうこうねつ》とペニシリン

明治三〇（一八九七）年の伝染病予防法ではコレラや赤痢、痘瘡（天然痘）など重要な八種類の伝染病が規定されたが、この中に猩紅熱も含まれていた。猩紅熱は、A群β溶血性連鎖球菌が起こす病気で、咽頭扁桃炎に全身の発疹を伴うことが多い。まれに肺炎や髄膜炎、敗血症など命にかかわる合併症を起こす場合があり、昭和初期には毎年一万人を超える患者発生が見られ、死亡率も０・５％ほどであった。感染後に急性糸球体腎炎やリウマチ熱などを起こすこともあり、皮膚に感染が起きた場合は丹毒という病名で呼ばれる。

一九二八年、アレクサンダー・フレミングが世界で初めての抗生物質であるペニシリンを青かびから発見した。第二次世界大戦中の一九四二年にペニシリンが実用化されて負傷兵に使用された結果、多くの命を救うことができた。ここに人類は感染症に打ち勝つ強力な武器を手に入れたのである。戦後、日本でもペニシリンが猩紅熱の特効薬として使用されるようになり、猩紅熱で命を落とすことはなくなった。そして平成一〇（一九九八）年の新しい感染症法からは届け出も必要なくなり、幼稚園児や小学校低学年の児童を中心に毎年春から初夏にかけて流行する、ありふれた感染症となったのである。病名も現在では、ただ単に「溶連菌感染症」と呼ばれている。

（岡）

# 第八章　スペイン・インフルエンザ―史上最悪のパンデミック

岡　一雄

栃木県立文書館に、ある少年が書いた大正九（一九二〇）年三月二三日消印の葉書が保管されている。時はまさにスペイン・インフルエンザ（スペイン風邪）流行の最中で、少年は通学のため塩谷郡船生村（現・塩谷町）に下宿していたが、下宿先の船生村や近隣の村々で感冒により亡くなる人が続出したため、故郷の事を心配して友人に問い合わせている内容である（一部現代文に直した）。

良一君も感冒にかかったそうだが、すぐに治ったとの手紙、かげながら喜びました。私も無事で毎日通学しておるが、我が村でもおよそ十四、五人感冒で死んだそうです。高原、川治、石渡戸を合わせて十三、四人死んだというが、我が小網村はいかがでありますか。一寸お知らせください。（以下略）

## （一）スペイン風邪

およそ百年前の大正七（一九一八）年から大正九（一九二〇）年に史上最悪のパンデミックを起こした新型インフルエンザ（スペイン・インフルエンザ）は、日本では「スペイン風邪」と一般に呼ばれている。スペイン・インフルエンザという名称は、第一次世界大戦中に各国が報道管制をしていた中、中立国だったスペインでいち早く流行の報道が伝えられたため名付けられたもので、スペインが最初の流行地だったわけではない。最初の患者発生は一九一八年三月アメリカカンザス州の陸軍訓練キャンプ地とされており、アメリカが第一次世界大戦中のヨーロッパに派兵することでヨーロッパに感染が拡大した。このインフルエンザは春の段階では感染力も致死率もさほど高くなく、夏ごろにはいったん収まったかに見えた。この時期を「春の先触れ」と呼んでいる。その後八月後半から秋に、ヨーロッパにおいてウイルスが変異し、感染力と毒性を増して世界に拡散し、翌年の春まで流行（一回目の流行）が続いた。さらに一九一九年秋から再び流行がぶり返し、翌年の春まで続いた（二回目の流行）のである。当時日本では、一回目の流行を「前流行」、二回目の流行を「後流行」と呼んでいた。

足掛け三年間に及ぶ流行で、当時の世界人口二〇億人の三割にあたる六億人が罹患し、三千万人から五千万人が死亡したと推測されている。第一次世界大戦の戦死者が九〇〇万から一五〇〇万人と言われているので、これをはるかに上回る人的被害である。スペイン・インフルエンザでは、季節性のインフルエンザに罹っても通常は重症化しない若い壮健な世代にも多くの死者が出たことも特徴の一つで、戦後の復興の足かせとなった。日本では総人口五五〇〇万人の四割にあたる二三〇〇万人が罹患し、三九万人が犠牲となった。

## (二) 日本での流行状況

大正七年五月、大相撲の東京夏場所の頃、毒性が増す前のスペイン風邪が流行して休場者が増加したため、日本では当初「角力風邪《すもうかぜ》」と呼ばれた。栃木県下都賀郡赤麻村（現・栃木市）出身で近代相撲最強力士の呼び声高い横綱栃木山が、場所前に高熱を出したが初日には間に合って優勝した場所でもある。この「角力風邪」という名称だが、江戸時代にはその時の世事に因んで、「谷風」（横綱谷風がインフルエンザで急死した）、「お七風」（八百屋お七の小唄が流行った）、「アメリカ風」（アメリカ人が黒船で来航）などの名称がつけられたが、大正時代になってもこの風習は続いていたようである。また、発生地に因んだスペイン・インフルエンザという名称をスペイン風邪と言い換えるのは、その後の新型インフルエンザのパンデミックでも踏襲され、一九五七年のアジア風邪、一九六八年の香港風邪、一九七七年のソ連風邪まで続いた。

最初に変異したウイルスが日本に襲来したのは、大正七年九月末から一〇月初頭と考えられている。速水融《あきら》『日本を襲ったスペイン・インフルエンザ』によると九月二〇日の愛知県の新聞に「奇病発生」という見出しで最初の詳しい報道が載せられており、その後滋賀県の歩兵第九聯隊《れんたい》の流行が報じられた。一〇月中旬になると日本各地で流行が始まり、各地方紙は「流行性感冒猖獗」「死亡者続出」の見出しで、学校や兵舎、工場での集団感染を報じるようになる。大正期には国内の鉄道網が整備されていたため、全国に感染が拡大するのに長い時間を要さなかった。

各地の電話局や電信局さらには鉄道会社でも感染者が相次ぎ支障が出ているとの報道もなされた。岡山では熱さまし用の氷不足も報道され、東京の病院は入院患者で満杯となり、新聞見出しでは「入院は皆お断り」の状態となった。大阪では死者増加で火葬場が間に合わなくなり、東京では近郷近県に親戚や知己がある場合は火葬を断ったため、汽車で遺体を地方に輸送する者が増加し、上野駅では毎日一〇個の遺体輸送依頼があり「遺骸停車場」に堆積されていた。

平民宰相として知られる原敬も総理大臣在任中の一〇月にスペイン風邪に罹っている。磯田道史は『感染症の日本史』の中で、「流行の最中、激務で疲労しているところに、連日大勢の人と飲食をともにし、密接に挨拶を交わした上に、冷たい秋風の中伊藤博文の墓参りをしているので高熱に倒れるのも無理はない」と書いている。さらに大正天皇が罹った可能性についても触れている。後の昭和天皇である皇太子や秩父宮（皇太子の弟）もスペイン風邪に罹ったことは『昭和天皇実録』や『雍仁親王実記』に記されている。秩父宮は重症だったようで、治り間際の兵隊から作った血清注射も行われた記録が残っている。

一一月には劇作家で新劇芸術座の幹事長を務めていた島村抱月がスペイン風邪で死亡し、翌年一月に情人であった女優の松井須磨子が後追い自殺をするという事件が起き、世間に衝撃を与えた。小説の神様として知られる志賀直哉は、自身や我が子がスペイン風邪に感染することを神経質なまでに恐れたが後に感染してしまった体験をもとに書いた短編小説「流行感冒」を翌年三月に発表している。

内務省発行の『流行性感冒「スペイン風邪」大流行の記録』によると、前流行では凡そ二一〇〇万人が罹患し、二五万人が死亡、致死率は一・二％であった。毎年流行する季節性インフルエンザの致死率が〇・〇一から〇・〇五％とされているので、相当高かったことがわかる。さらに、翌年の秋から、流行（後流行と呼ばれる）が再燃する。後流行では患者数が凡そ二四〇万人と前流行に比べ少なかったものの、一二万人以上が死亡して、致死率は五％以上であった。さらに翌年には患者数は二〇万人程度で致死率も低くなり、このちは季節性インフルエンザに移行したと推測されている。

## （三）栃木県での流行状況

栃木県および宇都宮の第十四師団における前流行期の感染状況については、下田太郎が『下野新聞』記事などを基に分析して、栃木県歴史文化研究会の会誌『歴史と文化』（第二十九号）に発表しているので、これを参考に記述する。

栃木県の「春の先触れ」は大正七年六月に師範学校寄宿舎や下野中学（現・作新学院）、鹿沼の帝国製麻工場の工女の集団感染で確認できる。毒性の増した変異株ウイルスにより、一〇月に宇都宮駐屯の第十四師団、さらに県立宇都宮高女（現・宇都宮女子高校）で集団感染が起きる。宇都宮高女の寄宿舎では患者を隔離して消毒を行ったが減退するに至っていないことも報道された。一一月に入ると各地で小学校や高等女学校の休校が続出し、宇都宮市役所では市長を含め一〇数名の感染者が出た。連日各地の感染状況が報じられており、一家全員が犠牲になったり、夫に先立たれ本人も罹患したことを悲観し自死した記事などが報じられた。また、県立病院の院長が流行性感冒で死んだという噂が広がっていることに対し、当の本人に取材した記事もあった。『下野新聞』は、翌年二月二〇日で今回の流行について次のような総括した記事を報じている（一部漢字・仮名を現代文に改めた）。

本県は昨年一〇月該病発生以来病者または疑いある者に対しては速やかに医師の診断を受け又は隔離等を督励しつつ予防に努め注意印刷物を配布する事二回に及び更に各町村役場にて実施せるもの足尾栃木烏山等ありたるが発生当初にありては何れも之を軽視する傾向ありて予防上注意するもの極めて少なく（中略）同病の本県内最も早く発生したるは県中央部たる宇都宮市にして陸軍特別大演習前軍隊を侵し高等女学校を襲い漸次《ぜんじ》小山栃木方面に蔓延十一月五日まで疾風の如く芳賀塩那等鉄道線路に添《ママ》えて各市街地に猖獗を極め更に十二月に入りては市街地より田園各地に鋒を向け十一月下旬より十二月上旬まで県下の毎戸就床せざるもののなきに至りそれより一月初旬まで流行状態を変じて悪性の度を加え死亡する者多く、一家全滅の悲運をさへ身たるものありて其後漸く終息の域に入りたるなり

この時点での患者数は三一万三五三七人（人口千人に対し二八四人）、死者は三九一三人（患者一〇〇人に対し一人余）と報じており、前述の日本全体の前流行時の致死率とほぼ同じ一・二%であった。

## (四) 大流行中の陸軍特別大演習

明治四〇(一九〇七)年に大日本帝国陸軍の第十四師団が宇都宮に置かれたことにより、戦前の宇都宮市は軍都として栄えた。人口が一挙に一万人も増え、師団が直接宇都宮市に落とすお金は当時の市の一般会計の五倍もあったという。さらに広大な敷地を持つ宇都宮衛戍《えいじゅ》病院(現・NHO栃木医療センター)も建てられた。陸軍特別大演習は、天皇の統監の下、年一回四日間の日程で行われる陸軍最大の演習であるが、明治二五年の宇都宮で行われたのが第一回で、宇都宮では明治四二(一九〇九)年にも行われている。そして、大正七年一一月一四日から一七日の四日間、まさにスペイン風邪の大流行の最中に、栃木町(現・栃木市)の県立栃木中学校(現・栃木高校)に大本営を置き、栃木・茨城両県を中心に行われたのである。この時の演習は七個師団と騎兵団、砲兵旅団、航空隊なども加わり数千人規模の大演習であった。さらに、それに先駆けて一一月一日から県内各地で第十四師団所属の各歩兵聯隊が機動演習や対抗演習を行ったのである。

『下野新聞』によると、第十四師団では一〇月中旬に野砲兵第二〇聯隊で感染拡大し落ち着いたが、その後一一月初めに歩兵第五九聯隊で感染が拡大したことが報じられた。また、『栃木市史』によると、大本営、天皇の御在所が置かれる栃木町では全町民に健康診断を実施し、さらに栃木中学校では一週間ごとに健康診断、糞尿の検査も行われた。さらに、一一月九日の記事では一四日から行われる大演習に参加する各部隊の感染者数が報じられ、陸軍当局が大演習実施に憂慮していると報じている。紙面によると感染者数は、第一師団一千名、近衛師団四〇〇名、第十四師団二〇〇名、第二師団二三名、第八師団一三名、第十三師団八八名であった。第一師団と近衛師団は東京、第十四師団は宇都宮、第二師団は宮城県仙台、第八師団は青森県弘前、第十三師団は新潟県高田（現・上越市）にあり、この時点で東北地方や新潟では東京や宇都宮に比べ、スペイン風邪がさほど流行していなかったことがわかる。一八日の記事では大演習の審判を務める川村陸軍中将も大演習中に罹患し重態となり、栃木県赤十字社栃木支部栗田口救護所に収容されたことが報じられた。大正天皇の侍従武官を務めた四竈《しかま》孝輔の『侍従武官日記』によると一〇月三一日に四竈がスペイン風邪に罹り、ようやく一週間後に快方し、侍医の診断を得て、一一月一二日から大正天皇に拝謁できるようになって、この日に大演習のために栃木町に向かう天皇の見送りを行っており、感染拡大は皇室にも及んでいたことがわかる。

## （五）開業医・五味淵伊次郎の経験

スペイン風邪は、たった百年前の出来事であるのに残されている記録はあまりにも少ない。前出の『流行性感冒「スペイン風邪」大流行の記録』、当時の大学教授の論文や新聞記事、一部の有名人の日記などが残るくらいである。ところが、矢板町（現・矢板市）木幡の開業医五味淵伊次郎（図2―6）が『大正七・八年ノ世界的流行性感冒ノ見聞録』という二六ページあまりの小冊子を出版していたのである。これは日本の開業医が書き残した唯一の報告書で世界的にも大変稀である。

五味淵は明治一九（一八八六）年生まれ、明治四五（一九一二）年に矢板町木幡の実家の場所で内科肺炎耳鼻咽喉科を開業する。スペイン風邪に遭遇したのは開業して七年目、三三歳の時であった。五味淵によると、一一月中旬まで周囲では重症者がいなかったが、この頃近隣の大宮村（現・塩谷町）では肺炎で死亡する者が相次ぎ、往診依頼を受けて大宮村に赴き、戸ごとに患者が枕を並べ、愛児を残して両親が亡くなるなどの惨状を知ることになる。五味淵は「一家に侵襲するや全家族を侵し、また一村落に侵入すればその村落全部相次いで侵さずんば止まず」と指摘している。さらに、一一月から一二月の二カ月で戸数一一〇戸余りの村落で約三〇人が亡くなった片岡村安澤（現・矢板市）に隔日くらいで往診したが、その一日を詳しく記載している（原文のカタカナはひらがなに改めた）。

　十二月十一日午前十時頃より初雪降りしも早朝この安澤に二軒往診依頼を受け降雪間もなく自転車にて出発し途中二軒回診し午後二時頃安澤に入るや降雪のため人家はたいてい戸を閉じて物寂しきを感ぜりこの時ある家の軒下に人力車ありていかにも医の来診中なるかを推察せしむをみて予定の病家に至れば二、三日前若き嫁は妊娠の身にて罹患したために流産して死したるも病人あるがためにその里に依頼して葬式おえたるのみなり然るに三十九歳の妻また肺炎に苦しむこと数日にして各医匙を投ずと余これを診するに今宵を保たざるべきを察すそれより診を乞うもの先を争い前後八軒の診察をなしたる時は暮色暗々たり（中略）夜八時帰宅せしに余が家の児守手塚（仮名）ヤイとて十一月二十八日発病後肺炎を起し重態なりしもを診せるに既に脈絶え居たり。其夜注射を反復せしも翌朝十五歳を一期として不憫にも不帰の客と化せり当時インフルエンザの病原菌は確定しておらず、もちろん特効薬もなかったが、五味淵は症状からジフテリア類似の細菌が原因だと考え、ジフテリア抗毒素の注射が効くのではないかと考えていた。しかし、児守の女の子には、親の承諾も得ずに動物実験的なジフテリア血清療法を行うことができず、死なせてしまったことを悔やんだ。その後、自分自身や家族が罹患した時や妹が重症化した時にジフテリア抗毒素の注射で軽快したことから、その治療効果を確信して積極的に使い始める。そして九九人の村人に合計二一四回の血清注射を行い、その効果を確認した。大正八年一月一九日『下野新聞』に「感冒の一療法」という見出しで五味淵医師のジフテリア血清療法の紹介記事が載っている。さらにこの治療法について書面で近隣の開業医や同窓の医師たちから意見を求め、自身の経験などを小冊子に纏めたのである。

ジフテリア血清療法はドイツのベーリングと日本の北里柴三郎が明治二三（一八九〇）年に発見し、その後日本でも広く使用されていたが、当時の医師会が規定した料金は一回の注射が三円以上（現在の貨幣価値で五万円ほど）と高価であり、保険診療のなかった時代の農村部の住民が気軽に受けられる治療ではなかった。五味淵はスペイン風邪に苦しむ患者を救いたい一心で、利益を度外視して治療を施したものと思われる。現代の医学の常識からは、ジフテリア血清療法が効いたとは考えにくいが、他に有効な治療手段がない以上、目の前の命を救いたい一心で行った五味淵の治療を責めることはできない。

さて、これには後日談がある。大正八（一九一九）年三月の塩谷郡医師会総会で、五味淵がスペイン風邪に行った治療が「五味淵医師予防接種の件」として議題に取り上げられたのである。おそらく一部の医師からこの先進的な治療に対してクレームがついたのであろう。議事録によると血清療法を諸種の疾病に応用することは医師の間で行われていることなので問題なしとされた。

その後、五味淵は感染症の専門家として認知され、翌年の後流行の時も活躍した記録が残っている。大正九年三月一五日付の『下野新聞』では「藤原の流感猖獗、医師無く治癒の道なしとて患者二〇〇名毎日死者三、四名を数え、小学校は休校するの惨状に至り、県は防疫員・郡役所吏員・矢板警察署長を派遣して救護事務に当たらせ、当時村民が感染を惧れ葬式も出ず、休業して他村の親戚知人に身を寄せるものが多数に及んだ」と報じているが、この時に五味渕は防疫員として派遣されたのである。まさに、冒頭の故郷を案じる葉書を書いた少年の故郷・小網村（旧藤原町、現・日光市）でスペイン風邪が猛威を振るっていた時であった。

**コラム**

## 『大正七・八年ノ世界的流行性感冒ノ見聞録』

一九九二年、ニュージーランドのカンタベリー大学のパーマーとライスが国際的な医史学の雑誌に発表した論文によって、日本の一開業医である五味淵伊次郎が書き残した『大正七・八年ノ世界的流行性感冒ノ見聞録』が世に知られることになった。ライスは歴史学者、妻のパーマーは日本文学研究者で、ともにカンタベリー大学の教員であった。一九九一年、パーマーが大学の研究休暇で奈良女子大学に『風土記』の研究をするため来日、夫のライスも同行した。ライスは日本のスペイン・インフルエンザの調査のために、京都の国立国会図書館を訪れ、この冊子を発見したのである。妻が日本語に堪能であり、たまたま一緒に来日したことがこの本とのまさに奇跡ともいえる偶然の出会いであった。なぜなら、この冊子は五味淵の子孫や関係者の所でも確認されておらず、世の中で京都の国会図書館にたった一冊残っ

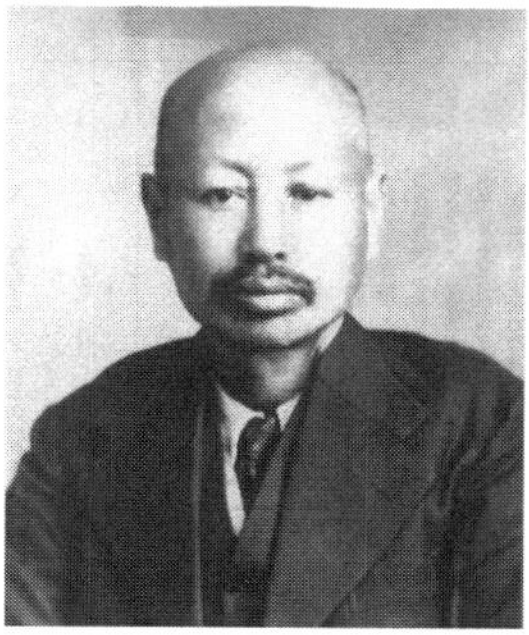

図版8-1　五味淵伊次郎

ているだけだからである。ニュージーランドで二人が論文を執筆していた頃、偶然カンタベリー大学に宇都宮市出身の五味渕誠之《せいし》が国際政治学を学ぶために留学していた。同じ読み仮名の苗字の五味渕誠之に声をかけた所、同じ栃木県の出身であることが判明し、誠之はパーマーから五味淵家調査を依頼される。その後、宇都宮市で整形外科医院を開業している父の諒一が矢板の五味淵家を探し出し、五味淵伊次郎の甥で高校の英語教師であった五味淵碧《みどり》と連絡が付き、パーマー、ライスと矢板市の五味淵家との文通が始まり、論文に五味渕伊次郎の写真を載せることができたのである。（岡）

## （六）スペイン・インフルエンザの経験と教訓

新型コロナウイルス感染症のパンデミックで、スペイン・インフルエンザが注目を集めている。インフルエンザも新型コロナも同じ呼吸器系の症状を起こすウイルスであるが、その伝播方式はかなり類似している。当時も人が密集した都市部や鉱山、軍隊で流行が拡大し、鉄道や人の移動で感染が地方に拡大していった。栃木県でも足尾銅山や宇都宮の第十四師団で集団感染が発生しており、また遠足などの鉄道を利用した人の移動や陸軍特別大演習が感染を拡大させたと考えられる。五味淵医師の見聞録からは、都市部に比べ医師が少なかった地方での悲惨な状況を知ることができる。

内務省衛生局は感染予防のために流感予防の標語を作製し各府県に配布した。その内容は「一、近寄るな

―咳する人に　二、鼻口を覆へ―他の為にも身の為にも　三、予防注射を―転ばぬ先に　四、合嗽《うがい》せよ―朝な夕なに」であったが、「マスクをかけぬ命知らず」「汽車電車人の中ではマスクせよ」「手当が早ければ直ぐ治る」「病人はなるべく別の部屋に」などのキャッチコピーをつけたポスターも印刷して貼ったのである。手洗いの励行（手指の消毒）は含まれていないが、マスクの着用や早期の受診勧奨、病人の隔離、予防接種の励行などは現在と全く同じ戦略であった。当時は「呼吸保護器」と呼ばれていたマスクの普及のために、高等女学校や愛国婦人会、赤十字社などに作成してもらい廉価で販売したり、無償配布も行った。また県によっては興行場ではマスクをしていない者の入場を断ったり、汽車や電車、船舶の乗客にマスク着用を命じたりした。当時の一般的日本人はマスクがどういう物か知らなかったが、この時の経験でマスクをする習慣を身に着けたと言われている（図版8―2）。内務省が出した集会、集合の制限では流行時はなるべく開催を見合わせるようにという内容で、明治期のコレラの流行時の様な厳しい措置でなかった。

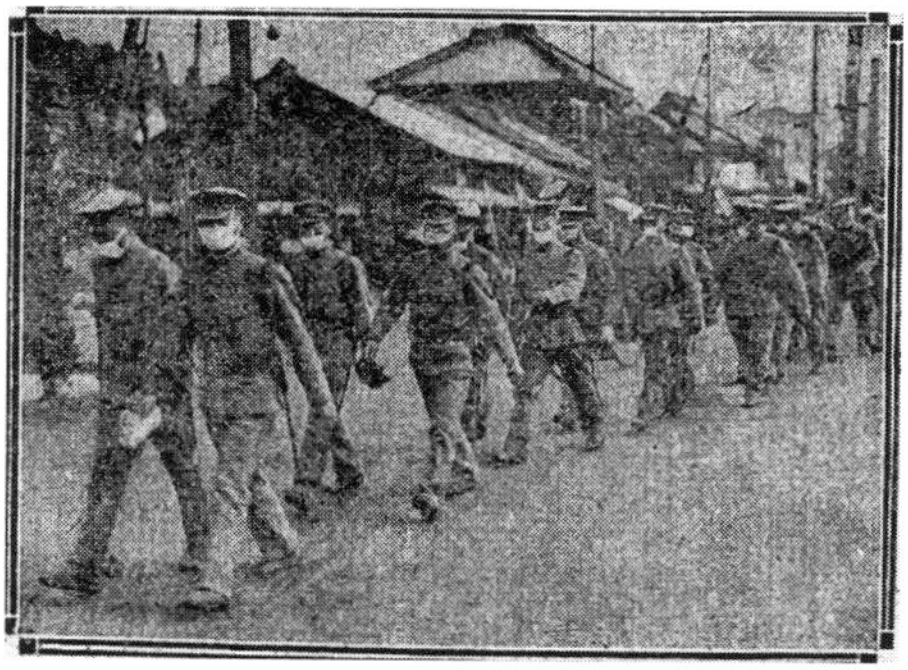
図版8-2　年の瀬、この年に第十四師団へ入営した兵士たちがマスク（新聞では口覆と表記）をして宇都宮市内を外出していた（『下野新聞』大正8〈1919〉年12月31日付）

インフルエンザの原因菌に関しては諸説ある状態で、数社から内容の異なるワクチンが製造されていたが、政府の呼びかけもあり総人口の一割近くの五〇〇万人余が接種した。内務省の報告書には「予防接種済の患者は未接種患者に比べ、肺炎になる割合が低い」という結果が載っており、インフルエンザの発症は抑えられなくても続発性の細菌性肺炎には効果があったのかもしれない。現代行われている肺炎球菌ワクチンが、高齢者の肺炎（インフルエンザに伴う肺炎も含む）を予防するのに効果があるのと同じ理屈であろう。

満足な医療が受けられない貧困患者の救療は各府県単位で行われ、不十分ながら町村費や衛生組合からの支出や、済生会や日本赤十字社支部による救療も行われた。足利郡（現・足利市）では郡医師会と協定して貧困患者の救療が行われた。明治期のコレラ流行時などでは「死病院」と揶揄され忌避された避病院や隔離病舎は設備が貧弱だったため入舎（院）希望はほとんどなかったが、スペイン風邪の流行時は東京、大阪、京都などの伝染病院は一定の利用者があったと報告されている。

## コラム　チフスのメアリー

チフスという病名の起源は、古代ギリシャの医聖ヒポクラテスが、チフス患者の昏睡状態を「ぼんやりした」を意味するギリシャ語 typhus で書き表したことに由来すると言われている。チフスと名前の付く伝染病は、腸チフス、パラチフス、発疹チフスの三種類あるが、いずれも法定伝染病に規定された。腸チフスとパラチフスは同じサルモネラ属の細菌により起こるが、発疹チフスは虱《しらみ》により媒介されるリケッチアという、細菌より小さくウイルスより大きい病原体により起こる。腸チフスは明治初めから昭和二〇年代まで毎年五万人ほどの感染者があり、死亡率は二〇%に及んだ。パラチフスも同様に毎年数千人から一万人ほどの感染者があり、死亡率も一〇%だった。発疹チフスは明治一〇年代に年間数千人の患者数があったが、その後数十人程度で落ち着き、戦後の昭和二一年だけ三万人を超えた。発疹チフスの死亡率も二〇%ほどである。

金森修著『病魔という悪の物語』によると、百年ほど前のニューヨークに「チフスのメアリー」と呼ばれた家政婦がいた。彼女は本人の自覚がないまま周囲に腸チフスの感染を起こす保菌者で、勤め先を変える度に感染者を出したため、強制隔離された。五年後に失踪し偽名で務めた先でも感染者を出した。約五〇名に感染させ、うち三人が亡くなったという。二度目の隔離は亡くなるまでの二三年間に及び、死後も「毒婦」と呼ばれ続けた。今回の新型コロナウイルス感染症でも無自覚の感染者が周囲に感染を拡大させることが問題となっている。隣の席の人は？　周囲の友人は？　配偶者は？　という疑心暗鬼は、人々の心をむしばむ別の意味での毒だと言える。（岡）

# 第九章　日本脳炎

岡　一雄

## （一）人類の天敵

「毎年、最も多くの人間を殺す生き物は何か」という、ちょっと物騒なクイズがある。その答えは蚊である。蚊が媒介する感染症により世界中で毎年七〇万人から八〇万人が命を落とすと推測されている。冒頭のクイズの答えは二番目が人間で、三番目が蛇だそうだ。蚊は夏に発生して人間に害を及ぼすが、八月二〇日は、マラリアが、メスの蚊に刺されることで発症することが発見された日にちなみ「世界蚊の日」と制定されている。

蚊が媒介する感染症は、野口英世博士が命を落とす原因となった黄熱病、世界で最も多くの人の命を奪っているマラリア、近年海外からの輸入例が多いデング熱など数多いが、常に日本で発生する可能性があるのは日本脳炎だけである。

日本脳炎は人畜共通の感染症の一つで、ヒトの他に馬も感染して脳炎を起こす。馬の流行性脳炎とヒトの日本脳炎が同時期に流行することは大正時代から知られていたが、同じウイルスが原因だとわかるのは戦後の事である。日本脳炎の原因となるウイルスは、豚の体の中で増殖し、その豚を吸血した蚊がヒトや馬を刺

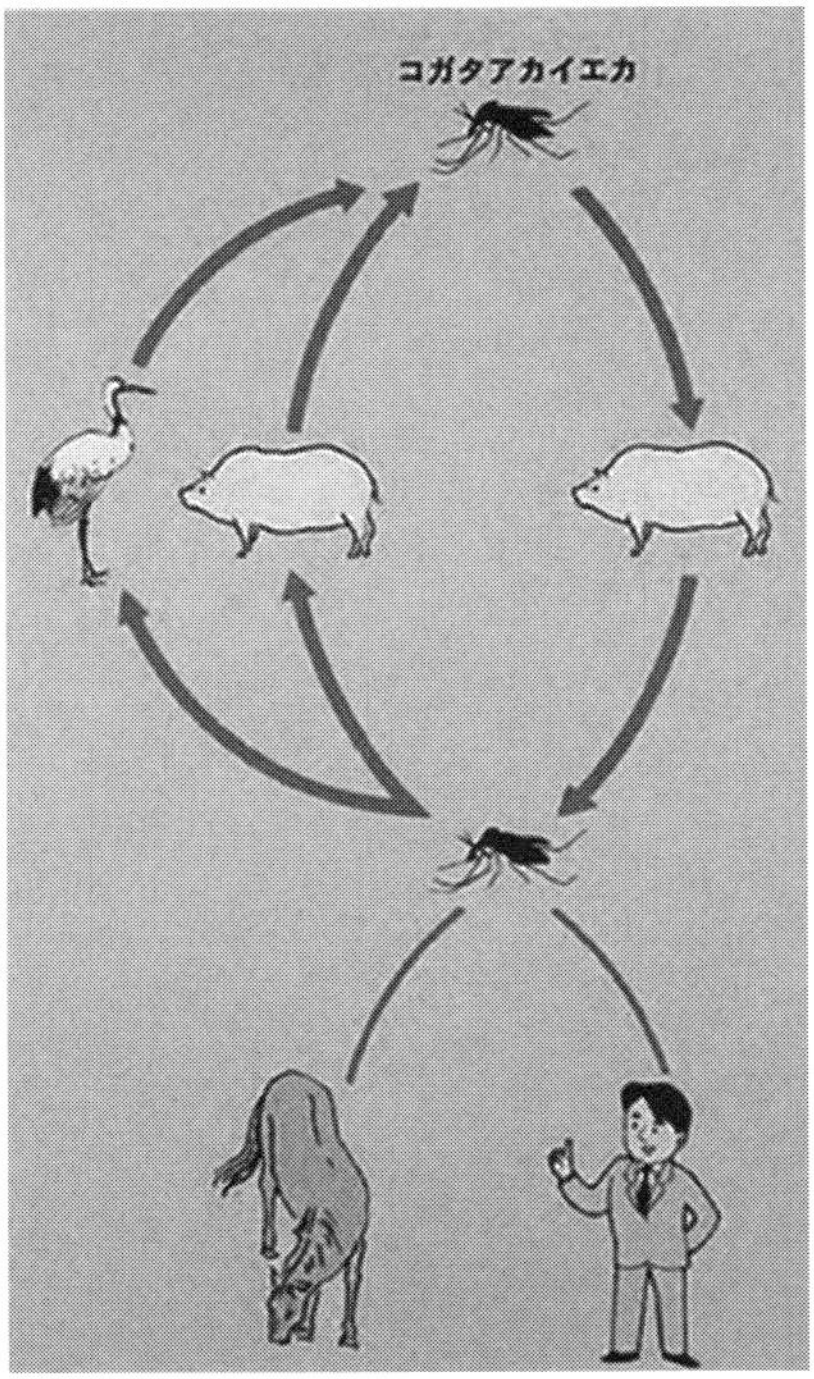

図版9-1　日本脳炎の感染経路（中央畜産会発行『馬の日本脳炎』より）

すことで感染する（図版9―1）。そのため、人から人への直接的な感染はない。また、感染しても大部分の人は症状の出ない不顕性感染であり、発症率は〇・一から一％である。しかし、発症すると致死率は二〇から四〇％前後と非常に高く、仮に命が助かっても半数以上は麻痺などの重篤な後遺症が残る怖い病気である。発症してからの治療法はなく、予防接種による予防が最も確実である。日本での発症は数えるほどだが、現在でも南アジア、東南アジアを中心に毎年六万人ほどの患者発生があり、感染地域が近年拡大傾向にあると報告されている。

## （二）日本脳炎の名前の由来

日本脳炎はインドネシアが発祥と考えられており、東南アジア地域を中心とした比較的ローカルな感染症である。明治四（一八七一）年、日本の研究者からの臨床報告例により初めて世界に認知され、大正八（一九一九）年の流行時に、当時欧米で流行していたエコノモ脳炎と区別するために「日本脳炎」と命名された。また、日本脳炎ウイルスの分離も日本人の研究者によって昭和一〇（一九三五）年になされた。日本の研究者が解明に尽力した点で、病名に「日本」が付くのは本来名誉な事なのだが、この病名が思わぬ誤解を生じる原因となっている。

昭和四八（一九七三）年にインドで日本脳炎が大流行した時に、インドの新聞に「日本人が日本から持ち込んだのではないか？」と報道されて現地の大使館が迷惑したという話が残っている。筆者も医学生時代、シンガポールの医科大学を訪問した際に、シンガポールの医学生に「日本脳炎は第二次世界大戦の時に日本の軍隊が持ち込んだものだから、持ち帰ってください」と冗談交じりに言われ、当惑した思い出がある。スペイン・インフルエンザ（スペイン風邪）はスペインが発祥ではないにもかかわらず名づけられた、不名誉な命名の代表であり、現在パンデミックを起こしている新型コロナウイルスは、アメリカのトランプ大統領が最初の発祥地と考えられている武漢の名前を付けて「武漢ウイルス」と呼んで中国を攻撃する材料にしたことは記憶に新しい。

医学の世界では病気を最初に報告したり、発見した人にちなんで名前を付けることが多い。しかし、感染症は忌むべきものであり、国名や地名などをつけることは差別や摩擦を生む原因になるとの考えから、現在では感染症の正式な命名は、ＩＣＴＶ（国際ウイルス分類〈命名〉委員会）が行っている。

## （三）戦後の日本脳炎の流行

戦前、日本では流行性脳炎とひとくくりに考えられており、届け出の義務もなかったため、日本脳炎の正確な感染者数は不明であるが、大正一三（一九二四）年と昭和一〇（一九三五）年に五千人を超える患者の発生が認められたと伝えられている。

昭和二一（一九四六）年七月九日、厚生省（現・厚生労働省）は日本脳炎を法定伝染病に指定した。そのため、正確な患者数は昭和二一年以降しか残っていない（表9―1）。終戦に伴い、日本脳炎が猛威を振るっていた東南アジアからの帰還兵たちによる持ち込みを想定したものであった。その危惧は的中し、国の統計によると患者数と死者数は別表のように、昭和二三（一九四八）年には全国で四七五七名が罹患し二六二〇名が死亡、二五年は五一九六名が罹患し二四三〇名が死亡、二七年は三五四五名が罹患し一四三七名が死亡と隔年での流行が認められた。その後も感染が続き、昭和四〇年前半までの二〇年間は毎年千人以上の患者が発生した。その後は予

表9-1　日本脳炎の患者数と死者数（昭和21～44年）

| | 全国患者数 | 全国死者数 |
|---|---|---|
| 昭和21年 | 201 | 99 |
| 22 | 263 | 228 |
| 23 | 4757 | 2620 |
| 24 | 1284 | 1177 |
| 25 | 5196 | 2430 |
| 26 | 2188 | 956 |
| 27 | 3545 | 1437 |
| 28 | 1729 | 720 |
| 29 | 1758 | 732 |
| 30 | 3699 | 1373 |
| 31 | 4538 | 1600 |
| 32 | 1793 | 744 |
| 33 | 3900 | 1349 |
| 34 | 1979 | 723 |
| 35 | 1607 | 650 |
| 36 | 2053 | 825 |
| 37 | 1363 | 568 |
| 38 | 1205 | 566 |
| 39 | 2683 | 1365 |
| 40 | 1179 | 658 |
| 41 | 2301 | 1500 |
| 42 | 1028 | 696 |
| 43 | 292 | 248 |
| 44 | 230 | 227 |

防接種の推進と、都市化により豚舎と住宅が遠くなったことなどの生活環境の変化により感染者が減少し、現在では年間一〇人程度で推移している。患者の多くは小児であり、発生は蚊が発生する七月から一〇月にかけて、特に八月と九月が多い傾向がある。

一方、馬の日本脳炎は一九八五年以降報告がなかったが、二〇〇三年にワクチン未接種の農用馬一例に発生が認められた。しかしそれ以降は発生報告はない状況が続いている。予防接種による病気予防は馬の方が徹底している。

## （四）昭和二三年の栃木県での流行

栃木県での患者数も全国と同様な傾向であったが、昭和二三年四四名、昭和二四年三名、昭和二五年三七名、昭和二六年七名、昭和二七年五二名と隔年で流行する傾向が認められた。ここでは戦後多くの患者が発生した昭和二三年の流行の経過を『下野新聞』記事で追ってみる。この年は、最初に馬の日本脳炎が流行し、遅れてヒトの日本脳炎が流行した。

七月四日「お医者様は開店休業」の見出しで、今年はチフス、赤痢、疫痢、ジフテリアなどの法定伝染病が昨年同期の半数以下で個人開業医が開店休業状態であると報じている。

八月四日「馬産地、那須を冒す―流行性脳炎百五頭に上る」の見出しで、馬の流行性脳炎に対し、ＤＤＴ

による消毒が行われることや人にも伝染する危険性があることを報じている。八月五日「日本脳炎はやらすな　馬と併行、全国に蔓延」の見出しで、全国的にヒトの日本脳炎が発生し始め同時期に馬の脳炎も発生していることに注意喚起している。八月七日「脳炎百廿頭に達す」の見出しで、全国的に馬の脳炎が五〇〇余頭を超え、本県では一二〇頭に達したため、ＧＨＱの調査団が来県したことを報じた。八月一〇日の報道では馬肉が急落し肉屋が困っている報道もあった。

八月八日「佐野に日本脳炎発生す」の見出しでこの年初めて本県で四歳児が罹患したことを報じたが、翌日の紙面ではこの子が三九度の高熱と痙攣が起き、昏睡状態だと報じている。同時に東京では三〇〇名を超す患者が発生していることも報じている。八月一一日「宇都宮に発生す」の見出しで県下の発症が四名となり、一人死亡と報じている。その後連日で日本脳炎の発生報告と死亡報告が続き、さらに患者の発生が北進していることを報じている。八月一七日には「死亡者すでに六名」の見出しで、日本脳炎患者が四七名に達したが、大部分は小児の患者で、時に大人や高齢者の発病もあったことを報じた。一方、八月下旬には馬の日本脳炎は下火になったことが報道されたが、ヒトの日本脳炎の勢いは衰えず、八月末には患者数は一〇〇名を超え、死者数は二七名に達した。

九月に入ると本県での患者報告は激減し、九月二〇日「日本脳炎まだ終息せず」の見出しで一人の患者発生を報告、県下で一二二名の患者と三七名の死者と報じ、これがこの年の本県における日本脳炎関連の最後の記事となった。一方九月一四日の記事では「日本脳炎、記録を破る」との見出しで全国的な流行で患者数は六五〇四名になり大正一二年の六一二五名の記録を超え、未だに一日一〇〇名程度の患者発生があり、さらに千名程度の上乗せがあるとみられていると報道している。

患者数が新聞報道と国の統計とで乖離があるのは、新聞報道は疑似症を含む患者数を報道しているからである。ちなみに二年後の昭和二五年六月一一日の下野新聞には県衛生課の調査では栃木県の日本脳炎患者数は昭和二一年真性二名、同二二年真性一名、同二三年真性四四名疑似七九名、同二四年真性二名疑似一〇名と報道している。

当時の新聞報道では、専門家の話として赤家蚊（アカイエカ）が媒介すると考えられているが、それ以外の原因も考えられると報道している。また馬から感染したかとの報道もみられるが、前述のようにヒトも馬も日本脳炎ウイルスを持つ蚊に刺されて発症するため、馬から感染することはないのだが当時はまだ明らかにされていなかった。

また、治癒しても心身障害が残るため、社会問題として救済を考慮する必要も訴えており、その資金としてヘレン・ケラー運動的な募金が考えられていると報道した。三重苦を克服し障害者福祉の発展に貢献したヘレン・ケラーは、昭和一二年（一九三七）に続き昭和二三年に二回目の来日を果たし、全国で講演と募金活動を行った。そして二年後の昭和二五年ヘレン・ケラー財団が設立され、日本脳炎後の障害も含めた視覚障害者支援事業が始まるのである。

## （五）日本脳炎ワクチン

昭和四二（一九六七）年から昭和五一（一九七六）年にかけて積極的に日本脳炎の予防接種が推進されたことから患者数は劇的に減少し、近年では西日本を中心に年間数名程度の感染者数にとどまっていたが、平成一六（二〇〇四）年に予防接種後に急性散在性脳脊髄炎（ADEM）という重篤な副反応が起きることが問題となり、翌年から日本脳炎の予防接種は一時休止されることになった。その後、Vero細胞（アフリカミドリザルの腎臓由来細胞）を用いて副反応の少ないワクチンが開発され、平成二一年から予防接種が再開された。

ウイルスの培養細胞として世界的に高く評価されている、このVero細胞を開発したのは、千葉大学の川喜多愛郎教授（第一〇章参照）の下で研究し、後に獨協医科大学微生物学教授として教鞭をとった安村美博である。安村は筆者が学生時代に所属していた語学研究会の顧問もされており、その薫陶の一端を受けることが出来た。エスペランティストであった安村は、エスペラント語で「緑の腎臓」という意味の「Verda Reno」からVeroと名付けたが、Veroは「真理」を意味する単語でもある。さらに安村は「真理は万人によって求められることを自ら欲し」の意に従い、世界中の研究者がVero細胞を自由に使用できるようにした。

日本脳炎の流行予測のために、毎年豚の日本脳炎抗体価の測定が行われているが、豚の日本脳炎の抗体保有率は九州、中国、四国の西日本に高く東日本では低い傾向であった。そのため従来北海道では日本脳炎の予防接種が行われなかったが、平成二八（二〇一六）年からは北海道でも日本脳炎の定期予防接種が始まった。日本脳炎ワクチンは今後温暖化の進行を考慮すると、継続する必要がある重要なワクチンの一つである。

## コラム 「蚊の話」

蚊は世界中に二五〇〇種類、日本には一〇〇種類分布している。幼虫はボウフラと呼ばれ、水中で育つ。成虫は花蜜や樹液などを吸って生活しているが、産卵のためにメスだけが吸血し、そのためヒトに害となる感染症を媒介するのである。媒介する感染症も蚊の種類により異なっており、日本では、日本脳炎ウイルスを媒介するコガタアカイエカと最近輸入例が多いデング熱ウイルスを媒介するヒトスジシマカ（いわゆるヤブ蚊）に注意する必要がある。コガタアカイエカは水田や湿地で繁殖し、行動範囲が数キロに及び、夜間に吸血する。ヒトスジシマカはやぶや人家の付近などに生息し、植木鉢の受け皿にたまった少量の水でも繁殖でき、行動範囲はせいぜい一〇〇メートルで、昼間に吸血する。ちなみに、一般夜間に寝室でぷーんという音をさせて吸血に来るのは人家の近くで繁殖する普通のアカイエカで、一般に日本脳炎ウイルスを媒介しない。余談になるが、かつてどこの日本家屋でも使用されていた蚊帳《かや》を、日本の企業が殺虫効果を持つ蚊帳に進化させたことで、マラリヤや日本脳炎などの蚊が媒介する感染症で苦しんでいる国々で大変役立っている。

（岡）

入を申し込んでほしいとの内容で、値段は九ｃｃ入りで一本四五〇〇円であった。当時は県が窓口となってワクチンを販売していたらしい。一回に一ｃｃ使用するので、ワクチン原価が五〇〇円、今の貨幣価値だと一万五千円位になる。もちろん、医療機関での支払いはもっと高くなるので、三回も接種するとなると、おいそれとは払えない金額だった。当時、輸入のワクチンは値段が高騰していたことも問題となっていた。

翌年の春、北海道の炭鉱町大夕張をポリオが襲った。川喜多愛郎編著の『小児マヒ』によると、患者が発生した家の門口に「小児マヒ患者の家」という紙が貼られ、家族は近所から疎遠にされ、出勤や登校も制約された。また、子どもたちの間では、地面に「小児マヒ」とチョークで書いた上を輪になって廻り、その上で止まった子は隔離される「カクリごっこ」という遊びが流行ったという。発病後急速に呼吸麻痺が進行して一、二日の中に死亡した例も少なくなかった。このような呼吸麻痺の患者の治療に欠かせない「鉄の肺」が不足していたため、急遽アメリカから軍用機で千歳空港に空輸された。

この年北海道を中心に五五七八名のポリオ患者の届出があり、死者は三一一名であった。夕張市のカトリック教会の神父は母国の教団からソークワクチンを取り寄せて贈与したが、国家検定の問題がからみ、直ぐに使用できなかった。その後、厚生省の緊急措置によりソークワクチンが供給されたが依然として不足した状態が続いたのである。二年続けての厚生省のポリオ対策の遅れや無策に対し、母親たちは黙ってはいられなかった。

西村いずみの「ポリオ生ワクチン獲得運動が見いだされる社会的な意義」によると、同年八月に東京で開催された第六回母親大会でポリオ問題が取り上げられ、「米ソいずれのワクチンも大量輸入し無料接種をおこなうこと」などの要請をすることが決議され、これを機に各地で小児マヒから子供を守るための会が結成され、署名活動や陳情運動が展開されることになったという。「ポリオ罹患は運が悪かったから」という母親の諦観と不安が、連帯することで「なぜワクチンが不足しているのか」という社会問題として捉えられ、自らが主体となって行動を起こし始めた。ポリオ問題は、母親だけでなく、社会的な関心事として全国的に広がり「子どもを小児マヒから守る中央協議会（中央マヒ協）」が結成された。西村は、「病気の発症を自分たちを含めた社会責任と捉え、社会共通の課題としたところに運動が拡大した原因がある」と分析している。一方、日本ウイルス学会ではウイルス学者の川喜多愛郎、平山宗宏らが「弱毒生ポリオウイルスワクチン研究協議会」を結成し、ソークワクチンと生ワクチンについて研究、協議がなされることになった。

## （四）生ワクチン緊急輸入をめぐる騒動

昭和三五（一九六〇）年度末に厚生省は「ポリオ緊急対策要綱」をまとめ、臨時措置として生後六カ月から一歳半の小児を対象にした定期予防接種の実施を決めたが、使用するワクチンは輸入のソークワクチンに限定し、生ワクチンの使用は認めなかった。輸入されるソークワクチンも高騰し容易に受けられるものではなかった。厚生省内部でも防疫課は流行阻止を第一義に考えて生ワクチンを肯定し輸入の際の検定も省略可能としていたが、薬務課は、薬事法で認める薬品としてソークワクチンしか認めないという立場をとり、意見が分かれていた。また前出の「弱毒ポリオウイルスワクチン研究協議会」も、生ワクチンを認める意見と、慎重な意見で分かれていたという。

そして翌年の昭和三六年は四月末の時点で全国のポリオ患者数が四一二人、死者四二人と前年同月を上回る事態となったのである。厚生省は特に集団発生していた九州で臨時予防接種を行ったが、ソークワクチンが底をついてしまった。五月、六月と患者数は増加し、遂に東京でも感染患者が発生する事態となったが、政府の対応は遅かった。これに対し、中央マヒ協、母親団体、労働団体などが連日のように、生ワクチンの輸入と無料実施を求めて厚生省に押しかけた。当時NHK記者だった上田哲（後に社会党国会議員）は四月中旬から連日ポリオ患者発生状況を報道し、世論に訴えた。そして世論に押される形で、厚生省はソ連からの生ワクチンの緊急輸入の決断を下し、六月二一日、古井喜美厚生大臣の「責任はすべて私にある」との言葉が入った有名な談話となるのである。この言葉だけを捉えると、昨今の政治家にはない強い決断を感じさせるが、当時の厚生大臣は半年から一年余りで目まぐるしく変わっているので、その「責任」の重さはいかほどだったかは想像できよう。

ソ連からはボンボン状の生ワクチン一千万人分、カナダからシロップ状の生ワクチン三〇〇万人分が緊急輸入され、七月二一日から一カ月間という短期間に全国一斉に一三〇〇万人の乳幼児、学童に投与されたのである。そしてこの効果は劇的で、患者発生数は激減し、日本の接種方法が世界に大きなインパクトを与え、その後各国で同じような方式がとられることとなった。

ソ連から第一回輸送分の生ワクチンを運んできたスカンジナビア航空機の機長は、七月一七日、NHKの人気クイズ番組「私の秘密」に出演。「ポリオの生ワクチンを運んできた」という秘密を解答者が当てると、司会の高橋圭三アナウンサーは机の下から生ワクチンを取り出し、自ら飲んで見せるというパフォーマンスを行った。この演出も上田が行ったという。

## (五)『下野新聞』に見る本県の状況

栃木県は他県に比べ、ポリオ患者数は少なかったが、全国的なポリオ騒動の影響を受けざるを得なかった。昭和三六年四月から九月までの『下野新聞』から栃木県での状況を見てみる。当時は患者の住所や名前、年齢が全て新聞で発表されていた。(「　」は新聞見出しで、記事は要約した)

・四月三日「三歳以上も予防接種」今年の三月末の段階で昨年同期を上回る患者数(全国三五二人、栃木県三人)が発生していることとワクチン不足について伝えた。

・六月六日「県がワクチンを緊急要請」群馬県太田保健所管内での集団発生を受け、近接する足利、佐野、栃木、小山と宇都宮での予防接種用のワクチン割り当てを厚生省に要請。栃木県内の患者数は宇都宮市、河内村、黒羽町、野木村で各一名で計四名。

・六月九日「小山に小児マヒ」一一歳の児童が小児マヒに罹ったため、学校閉鎖し消毒を行う。

・六月一三日「ワクチンの増配を陳情」小山市がワクチンの増配を県に陳情。

・六月一七日「ワクチン不足に悩む」小山市民の間でワクチン接種を希望する者が増加、ワクチンが入荷

・七月二一日「きょうから生ワク投与」宇都宮を皮切りに県内各地でボンボン錠の投与が始まる。
・七月二三日「宮市に小児マヒ」宇都宮市の一歳の男児が罹患。県内一九人目。全国では一七五四人だが、発生のピッチは鈍る。
・七月二五日「ついに二〇人を突破」宇都宮市の生後六か月の男児が罹患。県内二〇人目。
・七月二六日「日光に小児マヒ」日光の九歳の男児が罹患。県内二一人目。市内二人目。
・七月二八日「生ワクチン二万余人分を追加」厚生省から二万八百人分の追加割り当てがあり、発生市町村では小学二年生まで投与することに。
・七月三〇日「全国的には下火　だが県内の発生は急ピッチ」全国的には発生が減りだしたが本件は七月中に一四人、生ワク投与開始後も六人の患者発生し、まだまだ警戒が必要と結ぶ。
・七月三〇日「宮市にまた発生」宇都宮市の一歳の男児が罹患。ソークワクチンの注射を受けているが生ワクチンは飲んでいなかった。宇都宮市で七人目。昨年の市発生六例を上回る。
この頃から患者発生の記事の扱いは小さくなる。
・八月一日「宮市にまた小児マヒ」宇都宮市の生後六カ月の男児が罹患。生ワクを飲んで一週間後。栃木県二四人目。宇都宮市八人目。
・八月七日「湯津上に小児マヒ」湯津上村の生後九カ月の男児が罹患。県内二六人目。
・八月八日「宮市にまた小児マヒ、烏山には疑似」宇都宮市の二歳八カ月の男児罹患。烏山で一〇カ月の男児が疑似小児マヒと診断。県内二八人目となり、昨年一年間の二七人を超す。
・八月九日「烏山に疑似小児マヒ」烏山の生後四カ月の女児が疑似小児マヒ罹患。県内二九人目。烏山四人目。生ワクチン投与済み。

・八月一一日「中学生が小児マヒ　自衛隊ヘリで群大に収容」塩原で一五歳の中学生男子が罹患。呼吸麻痺の危険性があり、鉄の肺による治療が必要なため、ヘリで群大まで搬送。県下三〇人目。

・八月一五日「小児マヒ三一人に」上河内で六カ月の女児が罹患。生ワクチン投与済み。県下三一人目。

・八月一七日「馬頭に小児マヒ」馬頭の七歳の小学一年生の男児が疑似小児マヒ罹患。県内三二人目（真性三〇、疑似二）生ワクチン投与済み。

・八月一七日「鉄の肺第一号きょう到着」

・八月一八日「待望の鉄の肺備える」宇都宮市の国立栃木病院に国産一七台目の最新型の鉄の肺が設置。重さ三一〇キロ、時価八六万円。

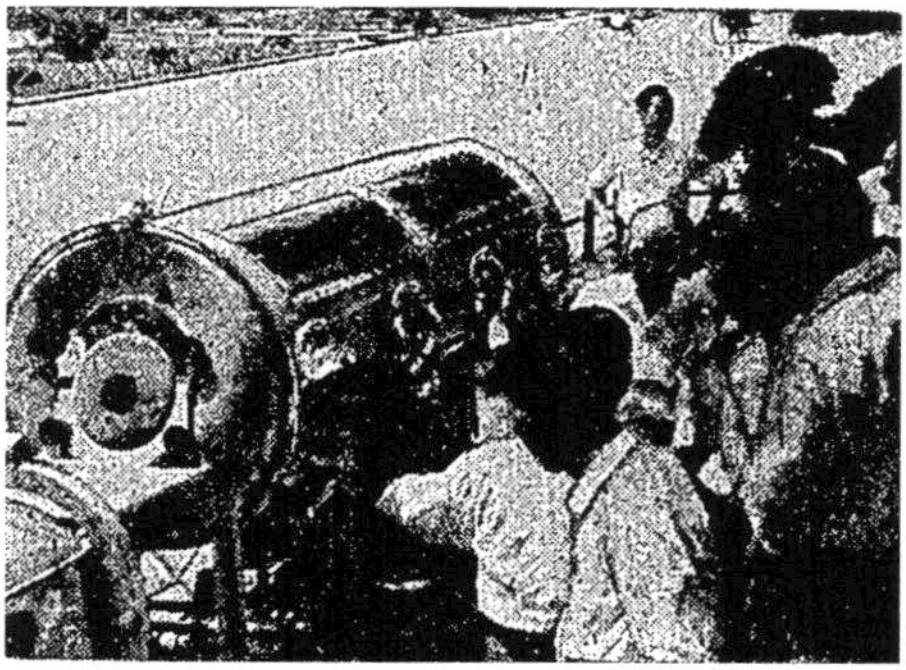

図版10-1 「鉄の肺」が到着（『下野新聞』昭和36年8月18日付）

・八月一九日「今市に小児マヒ」今市市の生後六カ月の女児が罹患。県内三三人目。生ワクチン投与済み。

・八月二二日「生ワク飲んだ子が小児マヒ」宇都宮市の四歳の男児が、ソークワクチンと生ワクチンの投与を受けているにもかかわらず発症。症状は割合軽い。両ワクチン投与を受けている子の発症は県内初。

・八月二三日「鹿沼に疑似小児マヒ」鹿沼市の一歳の女児が疑似小児マヒに罹患。ソークワクチンを二回接種済み。鹿沼では初の患者。

・八月二四日「きょうから生ワク投与」患者発生を受け、鹿沼市では小学一、二年生に生ワク投与を行うことに。

・八月二九日「小児マヒ、日脳が五一人」今年の夏は伝染病が猛威を振るい、昨日までに小児マヒが三五人（死亡一人）、日本脳炎が一六人と、いずれも昨年を上回っており、注意喚起。

・九月二二日「鉄の肺治療で元気に」先月小児マヒで群大（要約者註：群馬大学）に搬送され鉄の肺の治療を受けていた塩原の一五歳の中学生が一カ月半ぶりに元気に登校。右足にいくらかマヒが残ったが歩くのは平気で、好きな野球もまもなくできますと明るい笑顔を見せる。

## （六）ポリオ問題の分析

第二次世界大戦後は東西冷戦が進み、アメリカ合衆国とソ連の核を含めた軍備拡張は宇宙開発競争に及ぶ。先に人工衛星打ち上げに成功していたソ連は、昭和三六（一九六一）年四月、人類初の有人宇宙飛行に成功、宇宙飛行士ガガーリンが言った「地球は青かった」は流行語となった。日本国内に目を向ければ、昭和三五（一九六〇）年、新しい日米安保条約が調印されたが、その反対運動である安保闘争が激化、同時期に三井三池争議など国中が喧噪の中にあった。昭和三六（一九六一）年四月から国民皆保険が達成されるが、武見太郎会長率いる日本医師会は診療報酬をめぐり政府と対立、全国一斉休診を行い、保険医総辞退の構えを見せる。当時の医師会は、ポリオなどの感染症の問題は行政や一部の研究者の問題としてしかとらえてなかった。

このポリオ騒動の一方の当事者である厚生省の薬務局長であった牛丸義留は『厚生省五十年史（記述編）』に「ポリオ騒動始末記」という題で「昭和三十五年六月に薬務局長に任じられて、最初にぶつかった課題は、幼い子どもを抱えて局長室に押しかけて来て「ワクチンよこせ」とわめき叫ぶお母さん方を向こうに回した、いわゆるポリオ騒動の始末をどうするかであった。」から筆を起こし、「当時の専門家の常識としては毎年の発生はごく少数例であり、大流行があるとしても、それはだいたい一〇年に一回程度の間隔でしか発生しないとされていた。生ワクチンに対する専門家の評価は概して厳しいものがあった。」と専門家の見解を出して言い訳がましく当時の状況を記述している。厚生省編集『医制百年史』にはポリオ対策について詳しく記述してあるが、ポリオ生ワクチンの緊急輸入については一言も触れていない。

この年の一〇月に、岩波新書『小児マヒ』を編著した川喜多愛郎は、冷静にポリオ問題について分析し、そのむすびで次のように総括しているが、これは現代の我々にも響く言葉である。

流行病が明らかに一つの自然科学的・社会的な現象であるからには、その対策が往々社会問題化するのは当然の話でもある。また、病気が人みなの関心事であるからには、その扱いを医師、医学者だけの不可侵の領域として許すべきでないことも当然であるといってよい。だが、昨夏来の日本のポリオ問題が、決して賞めた形のできごとでなかったことは誰しも認めなければなるまい。（中略）ソーク・ワクチンの遅れに対する責任が直接には行政当局にあることはいうまでもない。だが、それは当然、研究者、医学者の分担すべきものでもあった。われわれはポリオ対策の世界の大勢がどうなっているか、例えば、勤勉で公平なＷＨＯがどういう見解をもっているかを知っていたはずだし、少なくとも知っていなければならなかったから、行政の怠慢を見送っていたことに大きな責任を感じなければならないのである。（中略）わたくしはまた、アメリカで発明された生ワクチンがすなおに社会主義国に導入されて、そこで大きな成果を収めた経緯、その逞しく整然とした実行力を自分の眼でみてきて、ふかい感慨がある。（中略）昨年来のポリオ問題をめぐる日本の医学、行政の混乱は不幸なできごとであったけれども、今後大切に育てなければならない芽があちこちに芽生えつつあるようにみえる。それを枯らすことがあっては恥の上塗りといわなければならないだろう。

## （七）ポリオ撲滅に向けて

一九八〇年天然痘の撲滅を達成したWHO（世界保健機関）は、一九八八年次の目標の一つとして、二〇〇〇年までのポリオの根絶を目指したプロジェクトチームを立ち上げた。ポリオ患者は一九八八年時点で一三五カ国三五万人いたと推定されるが、一九九〇年代に入り、南北アメリカ大陸、二〇〇〇年には西太平洋地域から撲滅された。この西太平洋地域からのポリオの根絶には現在新型コロナウイルス対策分科会の会長を務める自治医科大学出身の尾身茂が関わった。二〇〇九年には世界中で一五九七例まで減少した。その後、経済的な貧困、政治的不安定、内戦などの影響でワクチンが普及しない地域や風評によるワクチン拒否などもあり、根絶計画は遅延したが、令和二（二〇二〇）年八月二五日、アフリカ地域でのポリオの根絶が宣言され、残るはパキスタンとアフガニスタンの二カ国となった。天然痘に続く二つ目の感染症の克服はもう間もなくである。

# 第一一章　予防接種の変遷　その光と影

岡　一雄

予防接種は感染症を防ぐための最も有効な手段であるが、その歴史はたかだか二〇〇年余りしかない。ここでは予防接種の開発の歴史と問題点についてふれる。

## （一）人類最初の予防接種・種痘

「はしか（麻疹）は命定め、疱瘡《ほうそう》（天然痘）は器量定め」という江戸時代の諺《ことわざ》がある。かつて、はしかは子どもの命を奪う重い病気で、疱瘡は仮に命が助かってもあばたが残ることから言われるようになった。そして、はしかも疱瘡も一度罹ると二度と罹らないことが知られていた。「免疫」とは文字通り「疫《えき》（病）を免《まぬか》れる」という意味の言葉であるが、一度罹った病気に対して体を防御できるようになることを免疫がつくと言い、病気以外でも、「異性に対して免疫がない」などと使用される。

一七九六年、イギリスのジェンナーが牛痘種痘法を発表した時から人類の予防接種の歴史が始まる。

ジェンナーは乳しぼりの女性が牛の天然痘である牛痘に罹ると天然痘に罹らないことをヒントに、牛痘の痘疱からとった膿を近所の健康な少年の腕に植え付け、この少年が天然痘に罹らないことを確認したのである。予防接種に使用される薬液はワクチン（waccin）と呼ばれるが、これはラテン語の雌牛を意味するwaccaからきている。牛痘種痘法は瞬く間に世界中に拡がり、日本にも嘉永二（一八四九）年に伝えられ、蘭方医が中心となって全国に広め、下野国（栃木県）にも伝わるのである。県内各地の種痘については第一章で詳述されているので参照されたい。

明治に入り、種痘はより組織的に普及が進む。栃木県では明治六（一八七三）年に種痘所規程が整備され、各地に種痘所が設けられる。種痘の免許制も定められたが、後に種痘医の免許がなくても医師開業免許があれば種痘することが可能となり、種痘自体が特別な医療行為ではなくなったのである。種痘の普及により天然痘の大きな流行はなくなったが、明治・大正期・昭和初期、そして戦後の混乱期まで小さな流行を繰り返した。昭和三一（一九五六）年以降、日本での天然痘の発生は終焉し、昭和五一（一九七六）年種痘の定期接種を中止した。そして、昭和五五（一九八〇）年、ＷＨＯは天然痘の根絶宣言を出し、天然痘は人類が英知をもって克服した初めての感染症となったのである。

## （二）種痘済証と母子手帳

予防接種施行の管理は、接種した時に台帳に記録を残すことと、接種した証明書を交付することで行われる。種痘の場合、種痘した結果が良かったかどうか（善感か不善感か）を一週間後に見極めて、不善感だった場合は再接種する必要があった。その判定をする役割は「診察鑑定方」と呼ばれ、最も重要な職務であった。種痘が済んでいることや、再接種の有無などの記録として種痘（済）証が発行された。図版11―1、2に示すように、明治時代は同じ栃木県内でも種痘済証の書式に統一性はなかった。

明治後期の種痘証には注意書きとして、種痘前に両手上腕部を清潔にすること、種痘後発熱する時は入浴しないこと、正当の理由なく種痘を受けない場合は処分されることが明記されていた。

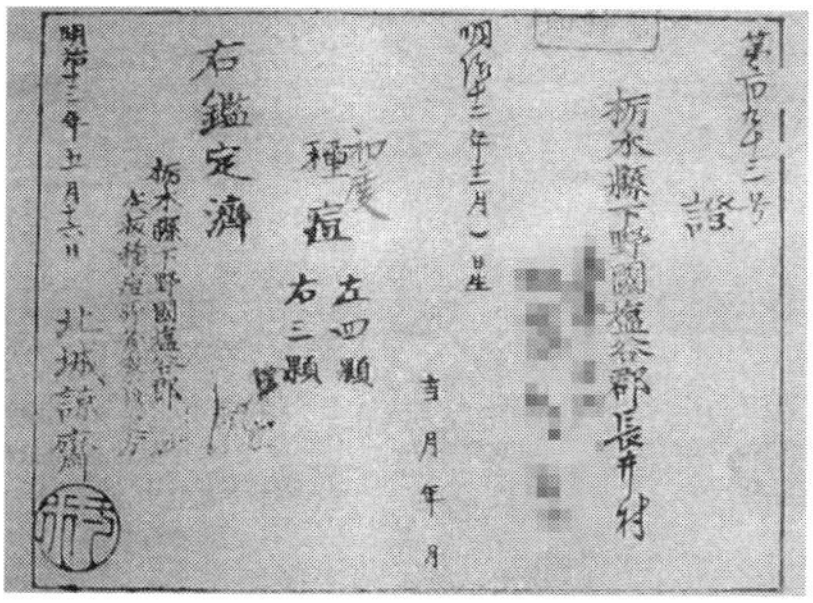
證
右鑑定濟
北城諒齋

図版11-1　證　6カ月女子（明治13年）。矢板種痘所：北城諒斎

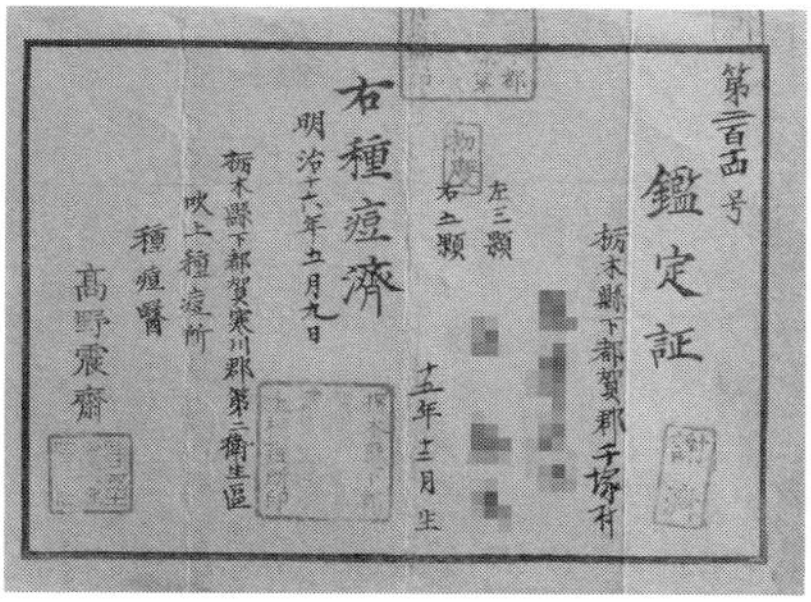
鑑定証
右種痘濟
吹上種痘所
種痘醫
高野震齋

図版11-2　鑑定証　6カ月男子（明治16年）。下都賀寒川郡吹上種痘所

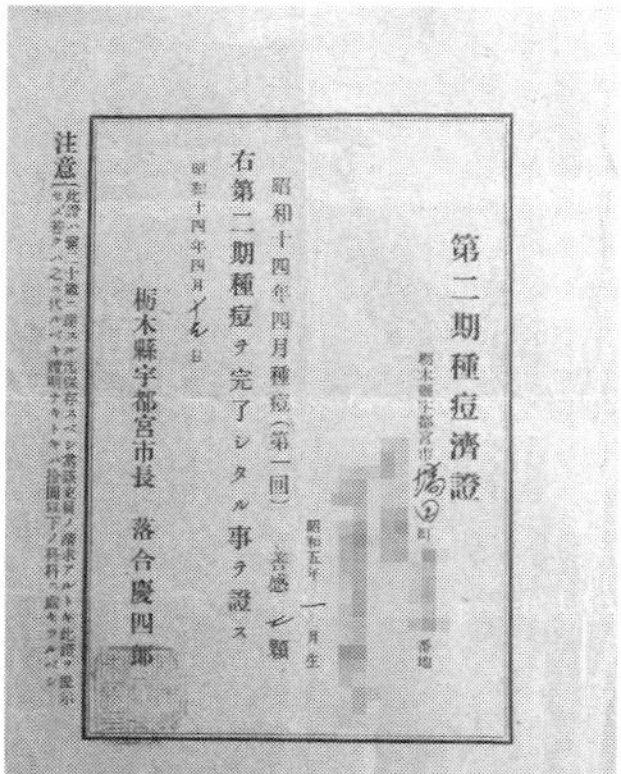
第二期種痘濟證
右第二期種痘ヲ完了シタル事ヲ證ス
栃木縣宇都宮市長　落合慶四郎

図版11-3　第二期種痘済證　9歳女子（昭和14年）。この證を20歳まで保存すべしと記載

明治四二（一九〇九）年の種痘法により、一期が生後六カ月、二期が一〇歳前後の二回接種に変更され、これ以降の種痘証は全国的に、図版11—3の様な形式となった。注意書きには、この証を二〇歳になるまで保存すること、当該吏員の請求がある時に提示せずあるいは代わりに証明がない場合は一〇円以下の科料（罰金）に処せられる旨が明記されていた。

種痘以外の予防接種でこのように厳密な管理をされた感染症はなかったが、戦後さまざまな予防接種が行われるようになり、その記録は母子手帳が担うことになる。この母子手帳の基となった妊産婦手帳は、昭和一七（一九四二）年に導入されたが、戦時下ではこの手帳を持参することで、米や砂糖の他、出産用脱脂綿や腹帯用さらしなどの配給を優先的に受けることができた。戦後の昭和二二（一九四七）年児童福祉法が成立し、翌年から母子手帳が使われることになった。母子手帳には出産の状況や産後の母の状態ばかりでなく、生まれた子どもの発育や健康状態も記載されるようになり、予防接種についても記載する欄が設けられた。その後、昭和四〇（一九六五）年に母子健康法が制定されると、母子健康手帳と名称が変更され、時代とともに予防接種欄も増えて充実してきた。現在、日本の母子手帳は、世界五〇カ国で採用され普及している。

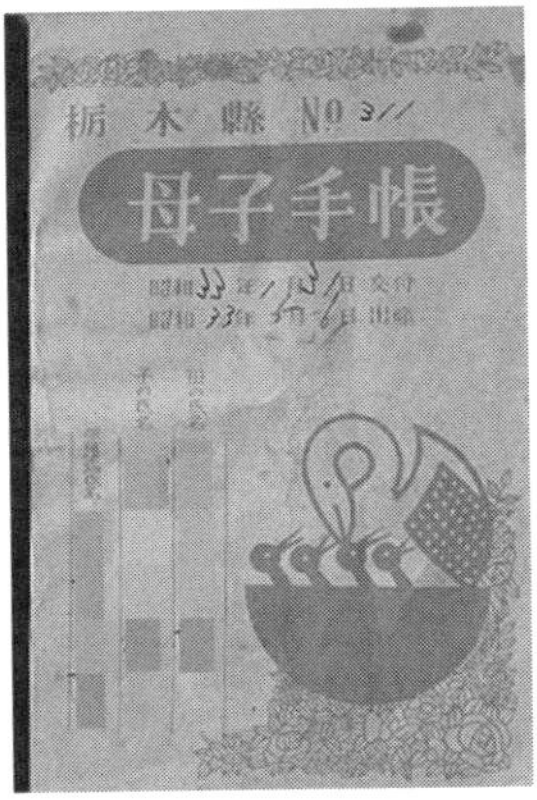

図版11-4　昭和30年代の母子手帳（筆者）の表紙

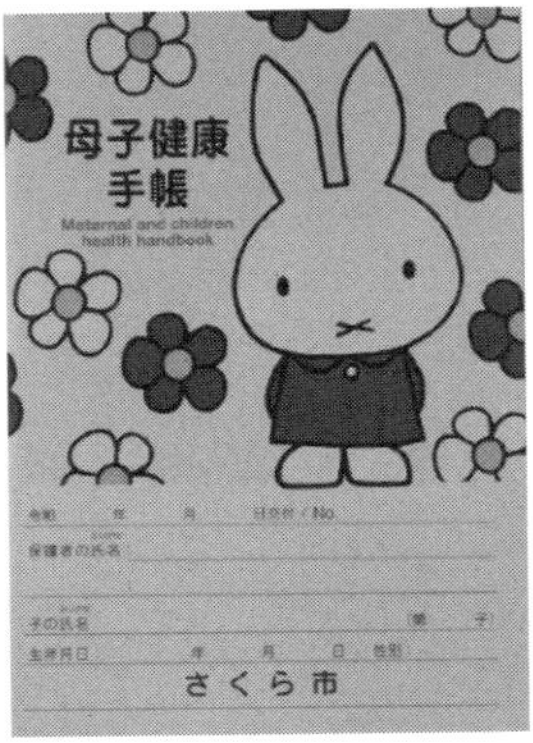

図版11-5　現在の母子健康手帳の表紙

## (三) ツベルクリンとＢＣＧ

明治時代は産業の近代化、日清戦争や日露戦争により、農村部から都市部への人口が流入し、衛生環境が悪化した都会では結核が蔓延した。結核は女工や都市部の貧困層、軍隊などを通して全国の農村部へと感染が拡大し、亡国病と呼ばれるようになった。

明治一五(一八八二)年、ドイツのコッホが結核菌を発見し、明治二三(一八九〇)年に結核治療薬としてツベルクリンを発表する。日本ではコッホの愛弟子の北里柴三郎が中心となり、いち早くツベルクリンを導入した。当初ツベルクリン治療は国公立病院でしか使用できなかったが、栃木県医会生みの親の大橋和太郎が院長を務める宇都宮共立病院では特別に許可されて使用していた。ツベルクリンは後に治療薬としては効果がないことがわかり、現在では結核感染の診断に用いられている。

ＢＣＧは、一九二一年に開発された結核の予防接種である。日本では昭和一七(一九四二)年、国民学校終了後に就職する希望者を対象に集団接種が始まった。藤田好三氏所蔵長次郎家文書の中に、本県の上都賀地区でのＢＣＧ接種計画表が残されている。それによると、昭和一八(一九四三)年からは国民学校ばかりでなく青年学校、実業学校、高等女学校や中学校にまで接種対象が広げられ、また戦時下の疎開児童や引率職員も対象となっており、全国的に集団接種が行われていたことがわかる。上都賀地区ではたった四日間でおよそ四万二千人にツベルクリン注射を行い、さらにその約九割にあたる三万七千人が陰性になると想定してＢＣＧ接種を行う計画となっており、当時の上都賀郡医師会の全医師が参加しても相当大変な作業であったと思われる。厚生省の『医制百年史』によると昭和一七年から始まったBCG接種は対象者を拡大して昭和一九年には一千万人に行われたと記載されている。

そのBCGが、今回の新型コロナ感染症のパンデミックで俄かに脚光を浴びることになった。国民に広くBCG接種を行っている国では、非接種国に比べ感染者や死者が明らかに少ないことが指摘されたからである。猖獗を極めているアメリカや西ヨーロッパの大部分の国ではずいぶん前からBCG接種が行われていない。BCGが体の免疫機能を高めるためだと想定されているが、今後の研究による解明を待ちたい。

## （四）強制接種と接種事故問題

戦後、戦地からの引揚者を中心に感染症が流行した。コレラ、腸チフス、赤痢、ジフテリア、発疹チフス、痘瘡（天然痘）など、明治一三（一八八〇）年の伝染病予防規則で規定された感染症の患者数は昭和二〇（一九四五）年には二五万人にものぼり、これは明治期のコレラが流行した時以来の大流行であった。劣悪な栄養状態と衛生環境、防疫体制の不備、医薬品不足などの要因と引揚者や復員兵が外地から感染症を持ち込んだ影響が大きかった。これに対し、GHQは各種予防接種の実施、DDTの散布などを強制的に行った。DDTは毒性は低く効果が高いことから当時広く用いられていた有機塩素系殺虫剤で、主にシラミなどの駆除に用いられ、頭から白い粉を浴びせられることは「DDT洗礼」と呼ばれた。しかし、分解されにくいことから生体への蓄積が問題となり、現在では使用禁止となっている。レイチェル・カーソンが『沈黙の春』で告発した自然破壊の元凶もDDTである。

昭和二三（一九四八）年予防接種法が制定された。従来、種痘以外の予防接種は法制化されていなかったが、GHQが持ち込んだ予防接種の効果が確認されたために法制化することになったもので、種痘に加え、腸チフス、パラチフス、ジフテリア、百日咳、結核の定期接種と発疹チフス、コレラ、ペスト、猩紅熱、インフルエンザ、ワイル病の臨時接種を国民に義務（強制接種）付けたのである。接種を拒否した場合は親に三千円の罰金が科せられていた。『医制百年史』には「強制接種の制度は当時の西洋諸国にも例を見ない制度であった」と記述されている。

強制予防接種は始まったが、国内のワクチン製造は色々な問題を抱えていた。この年の一一月に京都でジフテリアの予防接種後に幼児九三五人が具合が悪くなり、六八人が死亡、さらに島根県でも同様に幼児二四八人が具合が悪くなり一八人が死亡した。ワクチン製造過程でジフテリア毒素が混入したことが原因であった。GHQは予防接種の停止を指示、厚生省はすべての予防接種を中止し、厳格なワクチン製造規則を設け、同様の事故防止を図った。

昭和三〇年には、東京北多摩郡砂川町（現・立川市）の小学校で赤痢ワクチンの集団接種後に五〇〇人の生徒が発熱、嘔吐、ひきつけを起こす事件が起きた。幸い全員が軽快したが、その原因は究明されず、日本ではそれ以降赤痢ワクチンの接種は中止された。その後も予防接種事故は続発した。国による強制接種であるにもかかわらず、接種後に事故が起きた場合、責任の大部分が医師に帰せられることに対する医師側の反発も強くなり、また接種後死亡や後遺症に対する補償もなかった。

昭和四二（一九六七）年、強制予防接種による偶発症や死亡事故の責任が大部分医師に帰せれられている現状に対し、県内でも接種医の辞退が取りざたされたが、その後県医師会と県が協議を行い、予防接種実施主体である市町と協定を結ぶことになった。

昭和四五（一九七〇）年六月、種痘後の死亡例が続出したため種痘が一時中止された。平山宗宏の「予防接種事故研究」によると、種痘後の合併症による死亡例は昭和二六年から三九年にかけての一四年間に一五〇例あり、その他の予防接種による死亡例一九例に比べはるかに多く、国内での天然痘発症がない状態で種痘を継続することに疑問が呈されていた。新聞報道の影響もあり、母親たちの種痘拒絶運動も拡大した。国も七月の閣議で地方公共団体と協力して当面緊急の行政措置として予防接種事故の救済措置を行うことを決定した。

さらにこの年の九月、東京都品川で、ジフテリア・百日咳ワクチン接種後に乳児が死亡するという事故が起き、接種医が書類送検された。後に死亡原因は吐乳による窒息とわかったが、この事件は全国の予防接種を行う医師たちに大きな衝撃を与えた。栃木県医師会では、集団接種を一時中止し、日本医師会も県医師会も国に法改正を要望する運動を行った。一方で、市町村との協定が結ばれ、市町が行う予防接種に従事する医師は公務員として身分を保証し、事故が起きた場合の被害者に対する賠償又は救済の措置は国家賠償法等慣例法令に基づき市町村が責任をもって実施する事となった。

昭和五一（一九七六）年六月の予防接種法の改正により、予防接種事故に対する救済や補償を盛り込んだ予防接種健康救済制度がようやく法律に組み込まれたのである。そして種痘は日本では事実上中止され、四年後の昭和五五（一九八〇）年にＷＨＯは天然痘の根絶宣言を出した。

その後、予防接種訴訟が相次ぎ、多額の賠償金を払う事態が続いたため、国は平成六（一九九四）年、再び予防接種法を改正し、定期の予防接種は義務（強制）接種から勧奨接種に、定期以外の予防接種は任意接種に位置付けられたのである。こののち、国は予防接種に対し消極的になり、海外では既に行われていた小児の髄膜炎を防ぐためのヒブワクチンや小児用肺炎球菌ワクチンなどの導入も一五年間ほど行わず、日本はワクチン後進国となってしまった。この空白の期間はワクチンギャップと呼ばれている。予防接種は全く健康な人（子ども）に行われるものであるため、副反応が出現するとマスコミでも大々的に報道される傾向があり、その影響で予防接種を忌避したり否定する意見が強くなる。しかし、過剰に副反応を恐れることは、ワクチンで救える命を見殺しにすることでもあることを忘れてはならない。二〇〇九年に承認され定期接種となった子宮頸がんワクチンも副反応に対する過剰な報道で接種が減少したが、近年子宮頸がん撲滅の重要性が再認識されて増加している。

## （五）大腿四頭筋短縮症と筋肉注射

昭和四八（一九七三）年、山梨県のある地域で乳児が歩行や正座が困難になる奇病の発生が話題となった。その後、その奇病はまだ筋肉の発達してない乳児の大腿前部に抗生剤や解熱鎮痛剤を繰り返し筋肉注射することで大腿四頭筋の短縮（拘縮）が起こったことが原因であると判明し、全国的な調査でも同じような症例が多く認められた。山梨県では患者数が三〇〇人を超え、栃木県でも三二人確認された。厚生省は昭和五〇（一九七五）年の時点で重症者一五五二人、軽症者一一七七人と発表したが、この事件の解明に係った高橋晄正医師は自主検診から全国には一万人以上の患者がいると推定した。国民皆保険制度は、国民が気軽に医療機関を受診することができるようになった一方、医師の技術料は低く設定されたため、一部の医療機関では風邪や下痢の時もすぐに筋肉注射を行うようになったことも要因の一つと考えられた。

その後、日本小児科学会は幼児の大腿部への筋肉注射を中止するよう勧告した。この事件では予防接種自体は大腿四頭筋短縮症の原因とはなっていなかったのだが、この後は予防接種も筋肉注射ではなく、皮下注射で行われるようになったのである。日本以外の国では予防接種は一部の生ワクチンを除き筋肉注射で行うのが普通であり、この事件以降日本の予防接種の仕方は世界とは異なったものになった。今回の新型コロナのワクチンが筋肉注射で行うことになっており、筋肉注射に慣れていない現場では大きな戸惑いがあった。

## （六）新しいワクチンの登場

ワクチンは、（弱毒）生ワクチンと不活化ワクチンの二種類に分けることができる。生ワクチンは、ウイルスや細菌を継代培養することで病毒性や増殖力を弱めて（弱毒化）作成する。接種しても感染症状は軽く済み、体の中にゆっくりと免疫を作らせる作用がある。不活化ワクチンは細菌やウイルスを加熱やホルマリン処理で感染力を失わせて（不活化）作成する。生ワクチンに比べると免疫が十分にできないため、複数回の接種が必要であり、効果を高めるために免疫賦活剤（アジュバント）を使用する場合もある。

今回の新型コロナのパンデミックでは、従来と異なる新しいワクチンが短期間に開発され、初めて人類に使用されることになった。今回の新しいワクチンは、大きく二つに分類することが出来る。一つはＤＮＡ（ベクター）ワクチンと呼ばれ、病原体の特定の構成成分に対応する遺伝子を無害なウイルスベクター（運び屋）に組み込み、そのウイルスベクターが体内で感染することで免疫を活性化させる。イギリスの製薬会社アストラゼネカ社のワクチンは二〇二一年一月からイギリスで接種が始まった。もう一つはメッセンジャーＲＮＡ（ｍＲＮＡ）ワクチンと呼ばれ、直接遺伝子が細胞の免疫を活性化するもので、米国のファイザー社のワクチンは二〇二〇年一二月からイギリスや米国で接種が始まり、日本でも二〇二一年二月から医療従事者を対象に先行接種が始まった。このワクチンは氷点下七五度で凍結保存する必要があり、輸送や接種場所が限られる欠点がある。

通常のワクチン開発とその後の臨床試験は安全性を確かめるために数年から十年程時間がかかるのが普通である。これらのワクチンも昨年までは実用化されるのは十年以上先と考えられていたが、同じコロナワクチンによるＳＡＲＳやＭＥＲＳが発生した時に開発が始められたことと、パンデミック下の特例で試験期間を短くしたという事情が重なったため、わずか一年余りで実用化されたのである。

欧米では、ワクチンを開発する研究所や大学、ワクチンメーカーに多額の支援を行っており、中国やロシアは国が開発したワクチンを他国に提供することで影響力や権益の拡大を狙う「ワクチン外交」を行っている。一方日本は、感染症対策は安全保障であるという考えが乏しく、ワクチンメーカーの開発・製造能力を高めてこなかったため、二〇〇九年の新型インフルエンザの時も今回の新型コロナでも、海外からワクチンを輸入せざるを得なかった。そのため、世界的にワクチン争奪戦が生じると、ワクチン接種のスケジュールが大幅に遅れることになる。

また、今回のパンデミックでは、ワクチンを先進国が買い占めたため発展途上国に行き渡らないというワクチン格差問題も生じている。新しいタイプのワクチンは海外での成績では有効率が非常に高く、今後接種が進めば、新型コロナのパンデミックを抑える効果が期待され、今後、感染症のワクチンの主流となる可能性もあるが、長期的な副反応については十分注視する必要があるだろう。

# 第二部

# 永年にわたって蔓延した感染症

# 第一二章　日本にはびこっていたトラホーム

大嶽　浩良

## （一）軍人所持の『衛生法及救急法』には

軍人になると軍隊教育令により『衛生法及救急法』（昭和一一年）の所持が命ぜられ、学習が必須とされたが、同書を繙くと最も恐れられたのは伝染病であることが解る。同書の第九条には以下に掲げる伝染病が警戒された。

第九　伝染病ハソノ種類多キモ主ナルモノハ概《おお》ネ左ノ如シ
（一）「コレラ」、（二）赤痢（疫痢ヲ含ム）、（三）「腸チフス」、（四）「パラチフス」（五）痘瘡（疱瘡）、（六）「発疹チフス」、（七）猩紅熱、（八）「ヂフテリア」、（九）流行性脳脊髄膜炎、（十）「ペスト」
以上十種ヲ法定伝染病トイフ、我ガ国ニ於テハ法律ヲ以テソノ予防法ヲ定メ届出、隔離、消毒等ヲ要スルモノニシテ、陸軍ニアリテモ特別ノ予防法ヲ行フ、ソノ他（十一）肺結核、（十二）流行性感冒、（十三）「マラリア」、（十四）回帰熱、（十五）「デング熱」、（十六）花柳病、（十七）「トラホーム」、（十八）癩病、（十九）麻疹等アリここでは眼病であるトラホームと性感染症（花柳病）を取り上げる。トラホームはドイツ語で、英語名はトラコーマである。現在では後者が使用されているが、これはドイツ医学からアメリカ医学への潮流変化のためである。しかし、流行した当時はトラホームが使用されており、筆者もそれに馴染んできたからトラホームを使用する。

其四　花柳病

第二十九　花柳病（性病）トハ麻病、軟下疳《なんげかん》、梅毒ヲイフ

第三十　花柳病ハ主トシテ、コノ病気アル婦人ト性交スルトキ伝染スルモノニシテ、梅毒ノ病原体ハ全身ニ、麻病及軟下疳ノ病原体ハ患部ノ膿ノ中ニアリ

第三十一　麻病ハ尿道ヨリ膿ヲ出シ排尿時痛ム、時トシテ副睾丸、膀胱、関節腫レ痛ミ、又膿眼ニ入ルトキハ重キ眼病（風眼）ヲ起シ盲トナルコト多シ

又麻病ニ罹《カカ》レル婦人ヨリ生レタル子ハ盲トナルコトアリ

第三十二　軟下疳ハ陰部ニ創ヲ生ジ次第ニ大キクナリ鼠蹊《そけい》淋巴腺腫レ（横痃《おうげん》）痛ミ化膿ス

第三十三　梅毒ハ陰部ニ創ヲ生ジ、鼠蹊部（もものつけね—筆者）ソノ他ノ淋巴腺痛ムコトナク硬ク腫レ、次第ニ頭髪抜ケ咽喉爛《ただ》レ声嗄《か》レ皮膚ニ疹ヲ生ジ肛門爛レ数年ノ後ニハ骨、内臓等ヲ侵シ重キ病気ヲ起シ遂ニハ脳ヲモ侵シ精神病トナルコトアリ、又親ヨリ胎児ニ伝リ（遺伝梅毒）、盲、聾、唖等ノ不具者ヲ生ジソノ禍ハ一身ニ止ラザルモノナリ

第三十四　花柳病ノ予防ニハ二銀膏（星秘膏）、「サック」ノ使用、性交後ノ洗滌、消毒等ノ方法アリテ有効ナルモ的確ナラズ、故ニ絶対ニコノ病気アル婦人ニ接セザルヤウ注意スルコト必要ナリ、接客婦ニハ多クコノ病気アリ

第三十五　コノ病気ニ罹レル者ハ早ク診断ヲ受ケ根治ニ努メ、又他人ニ伝染セシメザルヤウヨク手ヲ消毒シ手拭、洗面器、浴場用小桶等ヲ混用スベカラズ

其五　トラホーム

第三十六　「トラホーム」ノ病原体ハ患者ノ眼脂《がんし》ニアリ、指、手拭、洗面器、被服、寝具等ノ媒《ナカダチ》ニヨリテ伝染ス

「トラホーム」ハ初メ眼脂《めやに》多ク出デ眼疲レ易ク結膜赤クナリテ顆粒《かりゅう》ヲ生ジ、外見軽キガ如キモ治癒シ難シ、治療セザレバ病気ハ次第ニ重クナリテ遂ニ盲トナルコトアリ

病気ノ初期ニ根気良ク治療スレバ全治ス

コレヲ予防スルニハ患者ノ使用シタル洗面器、浴場用小桶、剣術防具、防毒面等ハ消毒シタル後ニアラザレバ用ヒザルハ勿論他人ノ手拭等ヲ借用スベカラズ

と、重くなれば盲目になる危険性を指摘している。この法は、第一節の総説で「軍人ノ身命ハ君国ニ捧ゲシモノナレバ、常ニ健康ノ保持増進ニ注意シ、過ツテ之ヲ損フコトアルベカラズ」とあるように、軍人は健康を第一義としたが、何よりも眼病になると視力が低下し、鉄砲を撃てぬという問題に直面していて、しか

もそれが伝染する深刻さを有していた。

この『衛生法及救急法』は、昭和一一年二月四日に定められ、同時にそれまでの軍隊教育令（大正一二年）の中にある衛生法は改められたが、どう改正されたか筆者は未調査である。しかし、伝染病に関するところは大きな変更はなかったのではないかと推測している。なぜならば、伝染病予防法が定められたのは明治三〇（一八九七）年四月一日であり、種類はコレラ・腸チフス・赤痢・ジフテリア・発疹チフス・天然痘・ペスト・猩紅熱の八種とし、大正一一（一九二二）年に一部改正があり、パラチフス・流行性脳脊髄膜炎が加わったが、これらと第九条が合致しているからである。それ故、以下に論じる大正期の軍隊内衛生法においても、これら条規は適応できると考えられる。

## （二）兵隊検査時に見る罹患率

大正期に入ると赤痢・腸チフスなどの急性伝染病の恐怖もさることながら、結核やトラホームなどの慢性伝染病が急激な広がりをみせた。これらの病気は密集性の高い工場・学校・兵営など集団生活の場で発生し、病を得て帰郷を余儀なくされた患者から地方へと伝染していった。

結核は、特に貧困層や青年層を襲い「国民病」とか「亡国病」とよばれ、大正期の中頃には農村結核は社会問題化した（「結核—亡国病といわれた時代」参照）。空気伝染で人に移ると信じられていたため、結核患者のいる家の近くには、わざわざ遠回りしてまでも近寄らないといった地域住民からの差別もあった。そのため、結核性患者は隠されやすく、実数は不明である。大正八（一九一九）年に「結核予防法」が制定されるが、この年本県の結核死亡数は八二〇〇名余といわれるから、実際の患者数はこの何倍にもなろう（『下野新聞』大正一一年一月一〇日付）。結核患者が届け出制となったのは、昭和一二（一九三七）年であり、ツベルクリン反応やレントゲン検査を中心とした集団検診が行われるようになったのは昭和一五年以降である。

農村における健康破壊を一番心配したのは軍部であった。国民皆兵下、兵士の出身は圧倒的に農村からであった。壮丁《そうてい》と呼ばれた満二〇歳になると徴兵検査が行われ、体位が数量的に把握された。

さて徴兵検査を通しチェックされた伝染性の病気が二つあった。トラホーム（伝染性眼病）と性病（花柳病）であるが、前者は結核と並んで国民病と言われた。国民の中で一体、どの位の患者数であったのか。一次史料ではないが「内務大臣は議会に於て、全国のトラホーム患者壱千万人に達すと発表されたり、実に憂ふべき事ではありませんか」（『下野新聞』大正八年四月二一日付、大学目薬の広告記事）とある。翌九年は第一回の国勢調査が行われ、国内人口は五五九六万三〇五三人とあるから、実に五・六人に一人の割合である。ここではトラホームの実態を大正九年の徴兵検査の結果でみていこう（表12—1）。

合格は丙までであるが、現役に適する者は乙種合格までであった。甲種合格だけでみると三五・一%、乙種合格も含めると七六・七%であり、丙・丁は二三・七%であった。大正一一年から一五年の不合格者丙・丁種の割合は、全国平均二五%といわれているから（川上武『現代日本病人史』）、芳賀郡の割合はほぼ全国並といってよい。

表12-1　大正９年の芳賀郡徴兵検査（『下野新聞』大正９年5月24日付）

| 町村名 | 検査人数 | 甲種 | 第一乙種 | 第二乙種 | 備　考 |
|---|---|---|---|---|---|
| 真岡町 | 69 | 19 | 6 | 21 | |
| 大内村 | 55 | 20 | 7 | 20 | |
| 中村 | 54 | 20 | 4 | 18 | |
| 長沼村 | 48 | 12 | 7 | 18 | |
| 久下田町 | 38 | 8 | 6 | 12 | |
| 物部村 | 46 | 17 | 7 | 11 | |
| 山前村 | 61 | 23 | 8 | 15 | |
| 田野村 | 33 | 12 | 6 | 10 | |
| 益子町 | 64 | 25 | 8 | 21 | |
| 七井村 | 43 | 14 | 9 | 7 | |
| 逆川村 | 55 | 20 | 5 | 16 | |
| 茂木町 | 71 | 32 | 10 | 18 | |
| 中川村 | 70 | 24 | 5 | 25 | |
| 須藤村 | 39 | 10 | 5 | 14 | |
| 小貝村 | 50 | 18 | 2 | 16 | |
| 市羽村 | 59 | 24 | 5 | 17 | |
| 祖母井村 | 42 | 13 | 5 | 10 | |
| 南高根沢村 | 55 | 23 | 7 | 11 | |
| 水橋村 | 57 | 21 | 6 | 24 | |
| 清原村 | 58 | 19 | 13 | 9 | |
| 計 | 1067人 | 374人<br>（35.1％） | 131人 | 313人 | 丙種185人<br>丁種55人<br>戊種　9人 |

表12-2　徴兵検査壮丁のうち花柳病（性病）・トラホーム罹患の割合
（『下野新聞』大正９年5月25日付）

| 年次 | 受検壮丁数 | 甲種合格者 | 第一乙種合格者 | 第二乙種合格者 | 丙種 | 丁種 | 戊種 | 花柳病患者数 | トラホーム患者数 |
|---|---|---|---|---|---|---|---|---|---|
| 大正8年 | 1051 | 285 | 102 | 362 | 241 | 62 | 2 | 18＊1 | 187＊3 |
| 9年 | 1081 | 384 | 131 | 315 | 187 | 55 | 7 | 13＊2 | 182＊4 |

＊1―1.71％＊2―1.19％＊3―17.6％＊4―16.7％
表1と受検総数に違いがあるのは、管外入寄留者を含むため。

この中で、トラホーム患者の割合は表12―2の通りであり、表12―3は大正八年における入営者の郡別罹患割合である。これをみると、一〇〇人につき一七・七人がトラホームに罹っていることがわかる。大正七（一九一八）年～昭和二（一九二七）年の全国平均は一四・四％（川上武前掲書）であるから、芳賀郡は高いといえる。大正八年度入営した兵士の罹患率の場合を見ると、それは裏付けられる。県平均は四・九％であるのに対して芳賀郡は七・一％と足利郡に次ぐ高さであった。なお、トラホームの場合はこれまで取り上げてきた伝染病と違い、死亡の危険性はない。しかし、視力低下を招くだけでなく最悪の場合は失明の怖れもあった。昭和六（一九三一）年の調査によれば、トラホームによる失明者は全盲人の一一％を占めたという（川上、前掲書）。

ちなみに大正一三年の芳賀郡盲人数を示しておく（表12―4）。また、水橋村のトラホームの検診成績表も掲げておく（表12―5）。大正一〇年は四一・二％という高さであり、全国平均の一四・四％以下になるのは、昭和一〇年以降になってからである。

こうしてトラホームは、大正期に社会問題化した。契機は学童と壮丁の中において蔓延化したことであった。学校看護婦（後の養護教員）の前期（明治三八〈一九〇五〉年～大正一〇〈一九二一〉年）における主たる仕事は学童のトラホーム洗眼にあったという（川上武前掲書）。これがひいては徴兵検査時の壮丁のトラホーム患者の増加に繋がり、結果として軍が主導してトラホーム対策に力を注ぐようになったのである。軍が発行した「トラホーム予防の心得」を紹介しよう。

トラホームは日本全国に蔓延せる伝染性眼病である。小学児童中には百人に付平均十人乃至《ないし》三十人位の

表12-3　宇都宮連隊区司令部調査の大正八年度入営兵トラホーム患者
（『下野新聞』大正9年1月23日付）

| 郡市名 | 徴兵検査時 | | 入営兵 | |
|---|---|---|---|---|
| | 人数 | 割合 | 人数 | 割合 |
| 宇都宮市 | 49人 | 12.47% | 3人 | 3.45% |
| 河内郡 | 188 | 17.67 | 11 | 4.52 |
| 塩谷郡 | 96 | 14.31 | 7 | 4.52 |
| 那須郡 | 220 | 16.65 | 15 | 4.93 |
| 下都賀郡 | 131 | 7.50 | 14 | 3.04 |
| 上都賀郡 | 180 | 16.29 | 9 | 3.79 |
| 安蘇郡 | 172 | 20.75 | 13 | 6.99 |
| 足利郡 | 141 | 16.02 | 14 | 7.23 |
| 芳賀郡 | 187 | 17.74 | 17 | 7.14 |
| 計 | 1384 | 14.85 | 103 | 4.92 |

表12-4　芳賀郡町村別の盲人数
（『下野新聞』大正13年1月21日付）

| 町村名 | 男 | 女 | 計 | 5歳以上 |
|---|---|---|---|---|
| 真岡町 | 6 | 1 | 7 | 7 |
| 大内村 | 4 | 11 | 15 | 15 |
| 中村 | 1 | 4 | 5 | 4 |
| 長沼村 | 3 | 3 | 6 | 6 |
| 久下田町 | 4 | 1 | 5 | 5 |
| 物部村 | 8 | 4 | 12 | 12 |
| 山前村 | 3 | 1 | 4 | 2 |
| 田野村 | 0 | 3 | 3 | 3 |
| 益子町 | 5 | 2 | 7 | 6 |
| 七井村 | 5 | 4 | 9 | 7 |
| 逆川村 | 8 | 9 | 17 | 12 |
| 茂木町 | 6 | 7 | 13 | 10 |
| 中川村 | 5 | 2 | 7 | 7 |
| 須藤村 | 3 | 4 | 7 | 6 |
| 小貝村 | 3 | 2 | 5 | 4 |
| 市羽村 | 3 | 5 | 8 | 6 |
| 祖母井村 | 0 | 1 | 1 | 1 |
| 南高根沢村 | 2 | 2 | 4 | 4 |
| 水橋村 | 6 | 3 | 9 | 6 |
| 清原村 | 3 | 4 | 7 | 7 |
| 計 | 78人 | 71人 | 149人 | 129人 |

表12-5　水橋村のトラホーム検診成績（『芳賀町史報告書第六集事務報告書・地誌編輯材料取調書』から作成）

患者数／受検人数（患者割合）

| 年次 | 壮丁 | 学齢児童 | 計 |
|---|---|---|---|
| 大正10年 | 15/36（41.7%） | 311/768（40.7%） | 326/804（41.2%） |
| 11年 | 11/41（26.8） | 319/876（36.4） | 330/917（35.9） |
| 12年 | 8/51（15.7） | 310/907（34.2） | 318/958（33.2） |
| 13年 | 13/35（37.1） | 242/857（28.2） | 255/892（28.6） |
| 14年 | 11/34（32.4） | 207/850（24.4） | 218/884（24.7） |
| 15年 | 18/54（33.3） | 207/850（24.4） | 225/904（24.8） |
| 昭和3年 | 11/53（20.8） | 147/906（16.2） | 158/959（16.5） |
| 4年 | 15/66（22.7） | 150/969（15.5） | 166/1035（16.0） |
| 5年 | 9/55（16.4） | 136/1040（13.1） | 145/1095（13.2） |
| 6年 | 12/64（15.6） | 170/972（17.5） | 182/1036（17.6） |
| 7年 | 6/47（12.8） | 162/991（16.3） | 168/1038（16.2） |
| 9年 | 8/62（12.9） | 288/1089（26.4） | 296/1151（25.7） |
| 10年 | 6/44（13.6） | 106/826（12.8） | 112/870（12.9） |
| 11年 | 4/62（6.5） | 102/1039（9.8） | 106/1101（9.6） |
| 12年 | 4/62（6.5） | 126/853（14.8） | 130/915（14.2） |
| 15年 | 6/68（8.8） | 104/1049（9.9） | 110/1117（9.8） |

同病患者があります。壮丁百人の中には二十人乃至《ないし》四十五六人迄のトラホームがあります。此病気のために学童は学業を休み、壮丁は大切なる兵役に就く事が出来ぬ場合が少くありません。トラホームの予防撲滅は我国に於ける衛生問題中の大切なるものであります。大正八年法律第二十七号を以てトラホーム予防法が発布されております。御同様法律発布の精神を考え、非文化的国民病トラホームの予防撲滅のために注意致さなくてはなりません。

トラホーム予防法は一般には以下の如く通知された（『下野新聞』大正九年三月三日付）。

是が予防施行細則の中に一般に於て知得して置かねばならないことが尠《すくな》くない。産婆・看護婦・鍼灸術業者等直接多数の人に接近する職業に従事する人、或は芸妓・娼妓・酌婦等直接客に接近する営業に従事する人、理髪店・湯屋・鉱泉浴場・旅店・料理店・飲食店・待合茶屋・貸座敷・劇場・寄席・活動写真館・遊技場・観物場等に於ける従業者にて直接客に接近する人々は、管轄警察署に定められた期日に一定の場所にてトラホームの検診を受けねばならない。そしてトラホームがあると診断せられた者は「治療票」といふ紙札を貰ひ任意の医者によって治療を受けねばならず、治療票は治療の都度《つど》主治医に印を押して貰ひ、警察並びに役場の人々の調べに出て行った時は、夫《そ》れを出して見せねばならない。病気が完治した時は、其事の証明を受けて治療票を返すこと。検診の結果、其程度甚だしきものは営業を差止めらるることがないとも限らない故、充分に注意せねばならない。学校・幼稚園・製造所・鉄道・電車・船舶・自動車・馬車の発着所・劇場・寄席・活動写真所・下宿屋・料理店・理髪店・湯屋其他総《すべ》て手洗水は是を流し出す仕掛にすること、貸手拭・又は共用手拭を用ひさせぬこと、但し客を更《か》ゆむ毎に清潔になる仕掛のものは差支えない。職工・徒弟十人以上を使ふ工場にては毎年四月と一〇月との二回、医師を定めて検診を行はねばならない。従来其侭《まま》にされてあった社寺・仏堂・礼拝所等にてトラホーム病毒伝播の危険ありと認むるものに対しては、其設備の変更を命ぜらないとも限らない（後略）。

（「虎眼予防法公布、違反者は法の制裁を受く」）

トラホーム検診は実際に行われた。ここでは河内郡（壮丁検査）と佐野町（戸別検診）の例を挙げよう。

雀宮最も多数　河内壮丁と虎眼

河内郡に於ける壮丁トラホーム及花柳病検診第一回成績は、トラホームは全国の工場の成績百分の三十内外なるに、各町村を通じ平均百分の三十にして、雀宮村の如き実に壮丁の半数はトラホームに罹《かか》り居り、篠井・大沢・富屋は稍《やや》良好なるも尚九十八に対し十八のトラホーム患者を発見、岡本・城山は百廿名中廿九名のトラホーム患者、平石・瑞穂野は百十七名中四十四、上三川・吉田・薬師寺・本郷は百五十八名中四十五、古里・羽黒・豊郷百五十名中四十八、横川・雀・姿川は三十三名十六のトラホーム患者あり。花柳病は全町村を通じ九名ありたるも、青年団・学校を役場吏員・駐在所の督励によって有患者に対しては極力治癒せしむる筈也《はずなり》と。

（『下野新聞』大正八年二月一四日付）

佐野虎眼成績

安蘇郡佐野町に於けるトラホーム検診は、十四日午前八時より役場楼上に於て県五月女警察医出張執行したるが、検診戸数は総数百八十一戸、人員二百七十五人なり。而して患者数は新患者廿五人、越患者四人計廿九人にして病歴の程度を示せば重症一人、中症六人、軽症廿二人なり。更に之を営業別に分類すれば理髪業四人、料理店一人、飲食店九人、按摩《あんま》一人、芸者四人、酌婦二人、揚屋一人、壮丁七人にして旅人宿には一人もなかりしが歩合は百人に対する八分二厘なりと。

（『下野新聞』大正八年三月一六日付）

ここから分かることは壮丁は全国平均で三〇％位であるが、平石・瑞穂野村は三八・八％と高い。また佐野町の業務別検診は八・二％で飲食店が高い割合を示した。

だが、洗面のための上水道の普及も遅れ、石鹸も欠乏し、手拭いにしても一人一枚の個人用も持てない上に、家の中で生木を燃やすために煙がいつも眼を刺激するといった生活・居住環境が続く限り、トラホームの根治は困難であった。それにトラホームの病因もはっきりしないこともあって、その撲滅は戦後の抗生物質の登場、生活水準の向上まで待たねばならなかった。

現在ではクラミジア・トラコマチネスによる眼感染症と確定されたが、これも戦後のことで、大正八（一九一九）年のトラホーム予防法制定時には、原因療法がなく収斂《しゅうれん》薬の点眼処置での対症治療だけであったから完治は困難であった。

**コラム　トラホームと枝廣《えだひろし》**

トラホーム（ドイツ語読み）はクラミジアによって起こる感染症で、現在では英語読みのトラコーマのほうが一般的な病名である。俗に「ぼろ目」とも呼ばれ、古くから知られた目の病気であったが、一般にはあまり関心がもたれていなかった。明治後半になり、トラホームが全国的に流行するが、明治四五（一九一二）年の児童生徒トラホーム罹患率統計によると、全国平均で小学生の一七・一四％、中学生の九・一三％、高等女学校生の七・〇三％、師範学校生の五・七一％、甲種実業学校生の九・六七％がトラホームに罹患しており、平均すると一五・〇五％であった。県別では最も高い青森県で三三・〇八％、栃木県は一二・七四％であった。

明治三九（一九〇六）年に宇都宮高等小学校の校医となった枝廣が、校医として特に力を入れたのがトラホームの予防と治療であり、毎年四月、七月、一〇月にトラホーム検診を行った。四月の検診ではトラホーム患者を見つけて治療や予防を行い、再び夏休み前の検診で夏休み中の過ごし方を指導し、その結果を一〇月の検診で確認したのである。枝が校医を務めた学校では、その熱心な検診と治療・指導でトラホーム患者数を減少させた。枝はこの結果を大正一五年『校醫二十年』としてまとめて自費出版した。のちに枝は、戦時下において（官選）栃木県医師会長を終戦まで務めることになる。（岡）

# 第一三章　梅毒―娼婦が原因とされた病

戸村　光宏

## （一）花柳病《かりゅうびょう》は性感染症

性病は現在「性感染症」あるいは「ＳＴＤ」(Sexually Transmitted Diseases の頭文字）が正式な呼称である。以前は「性病予防法」という名称の法律が昭和二三（一九四八）年に公布されており、平成一〇（一九九九）年に廃止されるまでは「性病」が公的な名称であった。戦前の同法の名称は「花柳病予防法」であり、昭和二（一九二七）年に公布され、同一四年と一八年の改正でもそのままの名称であった。つまり「花柳病」は法律的用語でもあったのだ。

明治三九（一九〇六）年に発行された『男女花柳病予防治療法』という本がある。「東京順静堂院長・小野養治先生著」と表紙には記されていて、国立国会図書館デジタルコレクションで閲覧出来る。この本の緒言と花柳病の解説の一部を要約して現代文で紹介する［（　）は筆者］。

病気のうちで一番恐いものは伝染病でしょう。コレラやペストは急性病で、一時に流行ってたくさんの人命を奪います。結核や梅毒は慢性病で、これらは始終人間に付きまとって害毒を流しています。梅毒を先頭に淋病《りんびょう》や下疳《げかん》（軟性下疳《なんせいげかん》）は時と所を嫌わず、常に人間を狙って悩ますものです。この三つを花柳病と称します（花柳とは柳と花が植えられた街「柳巷花街《りゅうこうかがい》」の略で、酒色を供する遊郭《ゆうかく》・色街《いろまち》のことと『新明解四字熟語』にある）。

梅毒菌即ち梅毒トレポネーマはスピロヘータに属する細菌で、ドイツの研究者により発見されるのは結核菌発見から二三年遅れた一九〇五年のことである。この書物の印刷が翌年三月であるので、まだ梅毒菌は充分に解明されていないと著者は書いている。今日では首を傾げる内容もあるが、当時の医師の花柳病に対する認識がよく読み取れて興味深い。梅毒が病原菌による伝染病であることは、梅毒トレポネーマ発見以前から既に知られていて、病状の進行状況に関しても、現在と同様に第一期から第四期に分類されており、おおむね正確かつ詳細に記載されている。

この書の奥付には「定価三五銭」（当時のビール大瓶の価格は二三銭）とある。著者は読者を上流階層に想定している。それは左のような記述（誤った内容であるのだが）で知ることが出来る。

読者諸君の家庭で、もし料理人を抱えるとか女中、乳母を雇う場合は、ぜひ専門の医者に診てもらうこと。病毒のあるものを雇い入れたらそれこそ大変、家中台無しになるでしょう。

また、この『男女花柳病予防治療法』には江戸時代の医師（本間棗軒《そうけん》）の「娼婦は人と接することが激しいために「濁液陰中《だくえきいんちゅう》」に滞って「黴瘡《ばいそう》」を生じ、それが客に伝染する」という学説が紹介されている。黴瘡は黴毒《ばいどく》により出現する腫れ物の意味であり、黴毒は梅毒と同じである。つまり、性感染症が花柳病と称された理由は、娼婦が原因と思われていた時期があったからである。

《追記》現代医学における梅毒の病期の分類は当時とほとんど変わりが無い。第一期は感染から三週間後に局所にしこり（硬性下疳《こうせいげかん》）ができ自然に治り、一見健康になったように見える。第二期は感染から三カ月から三年後に出現する症状で、発疹（バラ疹）や発熱、リンパ腺の腫れなど。症状は一月ほどで消える。しかし、梅毒菌は体内に残り、数年間は性的接触による強い感染力がある。第三期・第四期を晩期梅毒と呼ぶ。一〇年後に皮膚などに腫瘍（ゴム腫）が出現し、一〇年から三〇年後に心血管の病変（弁膜症、大動脈瘤）、脳脊髄の病変（進行麻痺）を引き起こすことがある。

## （二）公娼《こうしょう》の存在

明治四五（一九一二）年から数年にわたって喜連川町（現・さくら市）の喜連川病院が発行した娼妓の診断書の写しが多数残っている。それには娼妓の氏名・年齢のわきに「貸座敷業　〇〇方寄留」と記してある。喜連川町には当時数件の貸座敷《かしざしき》が存在していたのだが、娼妓は貸座敷業者に寄留《きりゅう》、すなわちそれまでの住所から居住地を移していたのだ。貸座敷業者は単に座敷を貸す業者ということではない。昭和九年刊の『冨山《ふざん》房《ぼう》・国民百科大事典』の「貸座敷」の項の大意を示して当時の娼妓《しょうぎ》をめぐる一般の認識を示しておく。なお、公娼とは当局の許可を得て営業している娼妓《しょうぎ》のこと。それ以外の売春婦を私娼と称した。

娼妓に住居を貸す人は、貸座敷業者として警察の監督下に置かれる。貸座敷業を営むことを許可するということは、売春を公認するということで、その風紀、衛生上、社会に及ぼす影響が大きいため、公娼廃止運動などにより、絶えずその存在を脅《おびや》かされている。

明治三三（一九〇〇）年に発布された娼妓取締《とりしまり》規則によれば、公娼になるためには貸座敷のある所在地の警察署に出頭して娼妓名簿に登録することが義務付けられていた。登録には娼妓になる理由、親の承諾、戸籍謄本等の書類のほか登録前健康診断を受けることが必要であった。この取締規則には、医師の役割も大きかった。翌三四年三月九・一〇日の両日にわたり県庁内で「娼妓治療医協議会」が開催されたほどである。この協議会開催については当時の『下野新聞』に掲載されている（『氏家町史』史料編　近現代）。

《追記》　明治五年、外務大臣副島種臣《そえじまたねおみ》は横浜港停泊のペルー国籍の船舶から清国人苦力《くーりー》二百人余を解放した。奴隷的契約であるという理由であった。その際ペルー側は「遊女も人身売買であり、それを認めている日本政府に奴隷売買を非難する資格はない」と主張した。それで日本政府は直ちに太政官《だいじょうかん》布告「娼妓解放令」を公布し人身売買を禁止して娼妓を解放した。しかし突然の布告であったため路頭に迷う娼妓も出るわけで「志願する者は吟味の上許可する」とされた。遊郭は、経営者が娼妓に部屋を貸す「貸座敷」という形態をとった。しかし、娘の親元が貸座敷業者に借金をするという事実上の人身売買は継続した。明治六年「公娼取締規則」、その後の同三三年「娼妓取締規則」により「指定する以外の場所で売春を禁止する」とされた。言い換えれば「庁府県令（現在の知事）の指定する地域で、官庁が許可した貸座敷内であれば娼妓稼業を認める」ということである。このような娼妓は行政に税金も払っていたのである。「公娼」と称された所以《ゆえん》である。

娼妓の登録前健康診断を喜連川病院で行っていた記録が残っている。診断書の様式には、皮膚、リンパ腺、耳鼻咽喉、口腔、眼、心・呼吸器、消化器、精神系、排尿器・生殖器の異常（原文には異状と記してある）の有無を記載することとなっている。同病院では大正二（一九一三）年に六人の女性に登録前診断を行っている。左にその記録を示す。以後人名は全て仮名に変更してある。

長居ハル（一七歳）　宝積寺　岡部友蔵
太田エイ（一九歳）　宝積寺　小泉作八
井上ナツ（一九歳）　上高根沢　佐藤清作
関イマ（年齢無記載）　喜連川　大森三代吉
高橋ウメ（一九歳）　宝積寺　岡部友蔵
小林タケ（一九歳）　宝積寺　岡部友蔵

年齢の下の住所と氏名は貸座敷業者（遊郭の経営者）へ斡旋していた人物であると考えられる。女性の出身地の記載はない。遊郭で娼妓を生業《なりわい》とする女性の出身地は遠方の場合が多い。例えば、明治三〇年の氏家（現・さくら市）で娼妓をしていた千鳥という稼名《かせぎな》の借金の証文によると、出身は遠く新潟県である（コラム「千鳥の借用書」参照）。

大正二年の太田エイの診断書には小さな紙片が付いていて「洗膣15」とメモ書きされている。膣を洗浄してその単価が一五銭という意味だろう。その結果「排尿器・生殖器に於いても健全にして異状なし」と診断書に記載されたのだ。公娼制度の目的の一つに「性感染症の国民への蔓延を防ぐ」ということがあったわけで、娼妓登録前の診断はおろそかには出来ないのである（コラム「公娼の検診―奇異なる現象」を参照のこと）。

大正三年には三通の診断書が残されている。

増渕マツ（満一七歳）宇都宮市旭町料理店　大島金次郎方酌婦

鈴木キク（二六歳）上高根沢　岡部義太郎方

斎藤イマ（二三歳）北高根沢料理屋　関吉

明治三三年の「娼妓取締規則」では一八歳未満（それ以前は一六歳）は娼妓になれないのだが、増渕マツは満一七歳とある。規則は数え年なのだろうか。増渕マツは酌婦から、斎藤イマは料理屋から貸座敷の公娼として鞍替えした。それため診断書が必要であったのだ（このような診断書や死亡診断書の綴り、処方記録簿などは、一六一頁のコラム「百年以上前の診断書とレセプトの綴り」を参照）。

なお、『全国遊郭案内』（日本遊覧社・昭和五年）を読むと、栃木県には河原町（宇都宮市）、堀米町（佐野市）、例幣使《れいへいし》街道の富田宿や合戦場《かっせんば》町《まち》その他各町村に一一〇軒の貸座敷業を営む妓楼があり、三七〇人くらいの娼妓（公娼）がいたと記されている。喜連川町には四軒（小高楼・吉見楼・富貴楼・松月楼）あり、娼妓が一九人居たとある。なおこの書物は国立国会図書館デジタルコレクションで見ることが出来るが、地名など誤りも散見され、信頼性に若干欠けるようだ。

**コラム**

### 千鳥の借用書*

図版13―1は千鳥の借金の明細書である。内容から氏家町（現・さくら市）の貸座敷の娼妓であると推定できる。妓楼での稼名（源氏名）は千鳥である。出身は越後国とあるので、新潟県である。本証文貸し金として六〇円と記載されている。次の行には、明治三〇年八月から三二年六月迄の利子が一三円八〇銭とある。新潟から当地への道中費用五円五〇銭、診察料（登録前診断書用の診察）二五銭、書記料（警察署に名簿登録の書類か）二五銭、戸籍謄本料一〇銭、娼妓登録の際の邦税四銭が貸し金に加算されている。客が支払う玉代の半分は貸座敷業者の取り分である。残りの半分から借金を返済するのだ。衣類、日常の細々とした品物、食事のおかず代、仕事以外の病気の診療費は自分持ちである。借金は膨らむのだ。

（戸村）

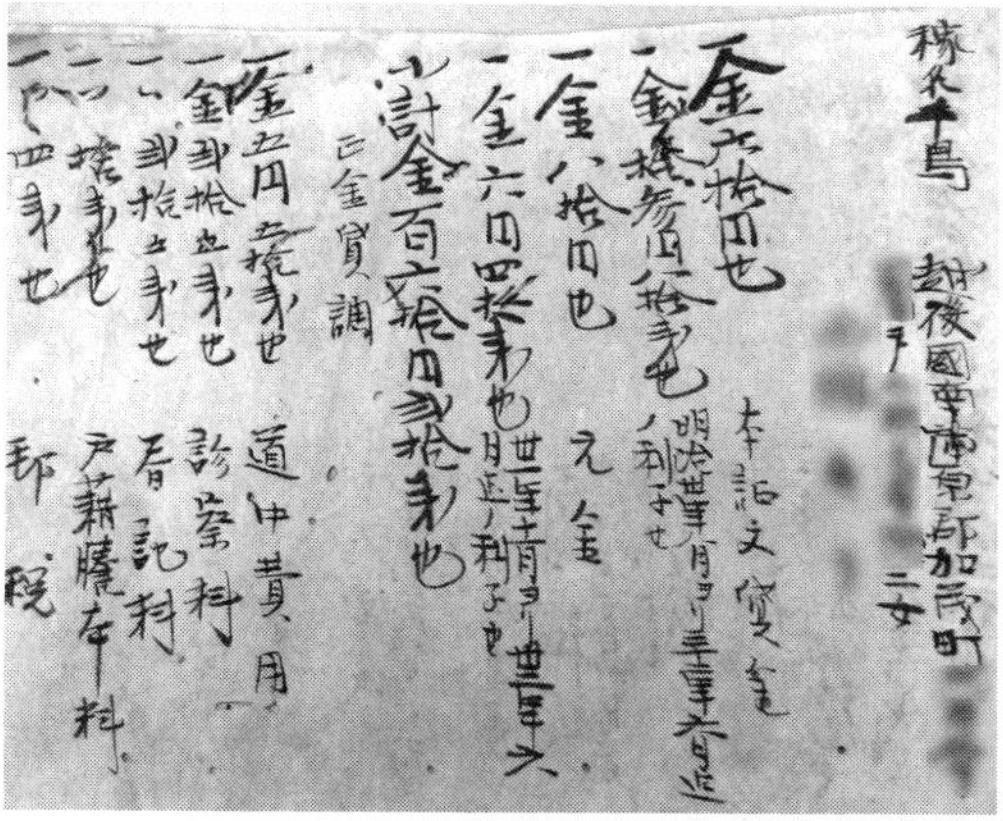

図版13-1　千鳥の借金明細書

＊「長嶋厚樹家並びに長嶋元重氏収集文書」（さくら市ミュージアム）

## (三) ある娼妓の病の記録

喜連川病院に残されていた娼妓の診療記録と診断書から、花柳病治療の一端を辿ってみることにする。これらの史料からは性感染症の実態ばかりでなく、病に悩まされる娼妓の姿が図らずも窺い知ることができる。喜連川町の貸座敷「富貴楼《ふうきろう》」で働く娼妓丸端キク(仮名)の記録を拾い出してみる。最初の記録は彼女の大正二年の診療録。二〇歳の時で、初めての受診らしい。

病名　コンユ

二月二十五日　ボール水三〇〇　罨法料《あんぽう》　／　〇・五％　古加因液《コカイン》八・〇　点眼水

と、診療録には記されている。コンユはドイツ語 Konjunktivitis をカタカナで略記した。結膜炎のことである。喜連川病院でボール水つまりホウ酸水で目を洗う治療を受け、局所麻酔作用があるコカイン液を点眼薬として処方された。その後、三月一八日に淋病と診断されて、外用薬の白檀油《びゃくだんゆ》を処方された。淋菌による膣炎などの症状がこの時期に出現したものと思われる。淋病は男性の場合感染後三〜一〇日で発病するが、女性の場合は症状が顕著ではなく、一〇日以上たって膿のような分泌物などの症状が出ることがあるとされる(『メルクマニュアル医学百科』)。しかし、淋菌に触れた指で目の近辺に触れると、淋菌性結膜炎を一〜三日で発症する。以上のことを勘案して処方記録簿を見ると、淋菌に感染してすぐに結膜炎を発症し、約三週間後に局部に淋病の症状が出現、治療を受けたと考えられる。しかし処方記録にある淋病という病名は、診断書に記載されなかった。彼女の診断書は一七通残されているので、①〜⑰と番号を附して説明する。

①大正二年三月二十一日「子宮内膜炎」目下治療中。

診断書の病名は子宮内膜炎としか書いていない。花柳病の一つである淋菌が原因とはあからさまにしないのだ。それは丸端キクが公娼だからだ。一時休業するに当たり、（現存する診断書は写しのため宛先を書いてないので推測するしかないのだが）監督する喜連川警察署に提出されたものであろう。淋病では娼妓の仕事を続けるうえで不都合だったのだろう。

その後の処方記録を見ると、淋菌と同時かその少し前に梅毒にも感染していたことがわかる。四月二四日には梅毒の治療が開始されたからだ。夭汞丸《ようこうがん》一二粒（ヨウ化水銀）とラバル丸（タデ科植物の根で下剤）が処方されている。つまり水銀剤で梅毒の駆除を図り、その水銀を下剤で体外へ排出する治療で、江戸時代の治療法と大差ない。しかし、このときの診断書には次のように記されている。

②同年四月二十四日「咽頭カタール」治療中。

咽頭カタールは咽頭炎ということである。処方記録の病名は梅毒とあるので、咽頭（のど）に梅毒の病変が出現したのだ。もちろん淋病同様、診断書には記載されない。

③同年五月十七日「子宮内膜炎」昨日来治療。二週間の治療を要す。

④同年七月二十九日「子宮内膜炎」当院施治《せち》の患者で、自今《じこん》二週間の治療を要す。

第一期梅毒（感染後三〜一二週）では自覚症状がなく気付かないことも多い。②以後の時期は第二期の症状が出没していたのだろう。さらに診断書は続く。

⑤同年九月五日　⑥同年十一月五日　⑦同年十二月八日

＊⑤〜⑦は④と同じ内容が記載されている。

⑧大正三年三月五日と⑨二六日も同じだが、二六日だけは治療期間が一週間と短い。

これらの真の病名が梅毒かどうかは診療記録がないので不明である。別の性感染症か、淋病に繰り返し感染していた可能性もある。そしてその三カ月後の診断書からは咽頭の病変が続く。

⑩同年六月五日「咽頭カタール」治療期間は二週間。

⑪同年十月九日「咽頭カタール」治療期間は一週間。

⑫同年十二月二七日も⑪と同じ。

⑬大正四年一月二八日　咽頭加答児で二週間の治療を要する（加答児はカタールと同じ）。

日本性感染症学会の「口腔咽頭の梅毒」によると「感染から三カ月ほどたって、梅毒菌が血液中に入り込み全身に伝搬すると第二期となり、皮膚に発疹が出没し、口腔内に発赤・ビラン・潰瘍が見られる。三年は数カ月単位で症状が繰り返す」とある。診断書②同様、⑩、⑪、⑫にある咽頭カタールは梅毒第二期である。咽頭の病変を繰り返していて、診療録によると八月、一一月、一二月にも水銀剤の処方を受けている。第二期は最も伝染しやすい時期である。現代ではペニシリンが効果的である。しかしそれでも第二期の治療にはペニシリンを四〜八週間服用し続けることが必要とされている。診断書にある一・二週で治癒するものではない。

丸端キクはここまで発病以来、一七カ月で一三通の診断書が発行された。①、②には治療期間が書かれていないが、それぞれ一週間と仮定しても、二一週以上は治療中であった。ほぼ四週間働いては体を壊し、二週間療養していたことになる。客への感染を防禦する上で「治療を要す」とされた期間、「仕事」は当然できず稼ぎも無いのだ。

その後はやや期間が開いて五カ月後の大正四年六月に診断書が出されている。

⑭六月二四日　咽頭加答児で一週間の治療を要する。

この一カ月後にも次のような内容の診断書が書かれた。⑮七月二二日である。

一病名　陰唇膿瘍《のうよう》

右は廿日《はつか》切開排膿セシモ、自今《じこん》三週間ノ治療ヲ要スルモノト思考ス。

七月二〇日、バルトリン腺膿瘍を切開して排膿したと思われる。原因は梅毒ではなく大腸菌などの細菌の感染か、何回目かの淋菌感染なのかも知れない。三週間の治療が必要とされた。七月以後、この年に発行された診断書はない。しかし、大正五年から昭和三年の診断書が一まとめにされた「検案書／診断書綴控」のなかに、⑯大正五年一月二日付の、子宮内膜炎で治療中と記された診断書が見つかった。その後しばらく診断書は見当たらないが、一年後の同六年三月二二日に虹彩炎*で「三週間の治療を要する」とする診断書⑰があった。

ここまでの経過を辿ると、たぶん娼妓になって間もなく大正二年一月ごろに梅毒に感染し、四月に第二期の症状が出現し、三年後の同五年に彼女の梅毒はようやく潜伏したのだろう。この時期はもう丸端キクに梅毒の自覚症状は無い。第三期梅毒の出現は数年先か数十年先、あるいは発症しないですむかもしれないのだ。本人は「治った」と感じたかもしれない。しかし、最初の診断書が結膜炎で、四年後が虹彩炎である。虹彩炎は梅毒が原因であった可能性もあるのだ。はたして本当に梅毒は潜伏したのだろうか。視力は大丈夫だったのだろうか。これ以後の診断書は見つかっていない。公娼の年季はたいてい六年である。彼女はいつまで娼妓を続けたのだろうか。百年以上も前のことだが、気になるところではある。

*虹彩は丸い瞳のうち、中央の黒い瞳孔の外側の茶色の部分。虹彩炎の原因は種々あるが、梅毒でも発症する。

---

**コラム　公娼の検診―奇異なる現象**

大正一五（一九二六）年に警察協会が発行した『賣笑婦《ばいしょうふ》及花柳病』という書物がある。著者は内務技官の氏原佐蔵で、他に内務省で取り扱う記録を基に『結核ト社会問題』などを執筆している。本書には、検診医が公娼を検診した統計が載っていて、明治四〇年から大正一二年の一七年間の記録によると、淋病は百人中一・二四人、梅毒は〇・一六人であった。軟性下疳を含めて、性感染症の娼妓は百人中二・二二人と意外に少ない。このことについて氏原は「娼妓健康診断は検診医が肉眼により診断したもので《精確》ではない」と書いている。明治四三・四年警視庁が一万人の娼妓を顕微鏡で検査したところ、三八％が淋菌の保菌者であった。また、梅毒の血液検査を行ったところ、六割程度の娼妓がワッセルマン反応陽性であった。娼妓登録申請者も肉眼的に検診医の診断を受けるのだが、大正三年から一〇年間に、三府二三県の申請者一七万八千余人中、二万六千余人が性感染症と診断された。一五％近い。氏原は、すでに娼妓になっている人の割合の「約八倍に当たるという奇異なる現象を呈している」と書いて、その原因は「検診医の所謂《いわゆる》手心《てごころ》」によるものだと推量した。つまり、娼婦に対しては種々の事情を忖度したのだということだろうか。

（戸村）

## （四）花柳病から一般社会の感染症へ

ここまで一人の娼妓の記録を御覧いただいてきたが、娼妓が撒き散らす病というイメージの病名「花柳病」は不適切であることをご了解いただけたろうか。局部を洗浄までして健康であると証明されて娼妓になっても、たちまちのうち淋病や梅毒に罹患してしまうのである。その原因は貸座敷を利用する遊客《ゆうかく》にあるのだ。

しかし、梅毒は一定期間で症状が消退する時期があるので、一旦感染してしまった娼妓が、売春業を再開して病原菌を広めてしまうことにもなる。

行政は酌婦などにも売春を半ば黙認しており、保健組合を作らせて検診を受けさせていた。大正五年の「喜連川保健組合診断簿」には、芸妓《げいぎ》一五人、酌婦三人、雇婦《やといふ》一一人が毎月一五日に花柳病の検診を行っていて、各人の記録も残されている。買春をする男性を性病から守る目的である。しかし行政は、それ以上の対策を行うことはなかった。

昭和一四（一九三九）年に花柳病予防法が改正されたが、市川房枝らによって設立された日本婦人団体連盟から「娼婦のみに課せられていた花柳病の取り締まりを、感染者すべてに課し、完治するまで性交を行わないこと。予防に関する啓蒙活動を婦人団体が中心に行うべきこと」が請願された。これは筑波大学・目黒茜の「『妻たちの花柳病』問題における女医の役割」からの引用であるが、東京女子医学専門学校（現・東京女子医科大学）の第一期生である竹内茂代をはじめとする女性医師が「妻たちの花柳病」の専門家として、男尊女卑の世相の中で、性感染症に罹患した一般家庭の女性の悲痛な思いを問題としたということである。「娼妓の性感染症の検査強化により《男の身体保護》をはかる施策だけでは《家庭の身体保護》は成しえないという論旨である。江戸時代以前から梅毒が一般家庭に侵入していたのだが、この時代になっても性感染症対策はおろそかであったのだ。

《追記》　大正八（一九一九）年、平塚らいてう・市川房枝・奥むめおらは新婦人協会を結成した。女性の政治活動を可能にした団体である。しかし、民法の規定に「結婚したい男子は、相手の女子に花柳病ではないという健康診断書を提出すべし」、「現在花柳病に罹患している男子は結婚できない」などの項目を加えようという主張もしていた。「男子の不道徳的行為の結果なので、処罰的意味も含む」のだが、与謝野晶子はこの請願を「異様である」として批判し、「平塚さんは私たちと同じく恋愛結婚の主張者で（中略）恋愛は高く遙かに政治や法律（中略）の彼方《かなた》にあります」と、健康診断書の提出を批判した文書を発表した（「新婦人協会の請願運動」、『太陽』大正九年）。しかし、一九年後も市川房枝らにより似たような請願がなされたのだ。昭和一三（一九三八）年に国家総動員法が施行されたことも大いに関係するのだろう。「恋愛は軟弱」なのだろうか。

## （五）梅毒は無辜《むこ》の子どもにも

妊婦が第一、二期の梅毒の場合、六〜八割は母子感染がおきる。潜伏梅毒や第三期梅毒の母親からの感染も二割程度はある。当時、遺伝梅毒と称したが現在は先天梅毒という。胎盤を通じて胎児の血管内に流れ込んだ梅毒菌は血流に乗り多くの臓器を侵してしまうのだ。喜連川病院の明治四五年から大正三年の史料にも先天梅毒で死亡した乳幼児の死亡診断書が残されている。この間の記録にある五歳未満の死亡児は六一人で、一割にあたる六人の死亡診断書に梅毒の文字が記されている。ある四歳の男児の死亡原因欄には梅毒性喉頭潰瘍《こうとう》とあり、治療開始から一四日で死亡した。あとの五人は生後七日から数カ月で死亡していて、受診から死亡までの期間は数日から一カ月程で、遺伝梅毒と記されてあった。死亡原因を急性脳水腫《のうすいしゅ》とされた新生児、乳児も一六人いた。現在は水頭症《すいとうしょう》という。脳の中心部の脳室などに髄液が過剰に貯留して脳を圧迫する疾患である。頭蓋が異常に大きくなることが多い。妊娠中の風疹などウイルス感染や梅毒が原因のことが多い。この中の何人かが梅毒であった可能性もある。

大正二年一月二日に受診した二カ月の女の子の診療記録がある。病名に「先天性梅毒」とあり、初診で「ヨードカリウム」が処方された。現在は「ヨウ化カリウム」といい、甲状腺腫の治療薬であるが、二〇一一年の福島原発事故の際に放射性ヨウ素の内部被曝予防薬として広く認知された。現在でも効能欄には第三期梅毒の記載がある。この女児には梅毒の薬剤として処方された。先天梅毒は進行した病状で生まれるので処方されたものだろう。この時は二日分処方されたが、しかし次の受診は三週間以上も経過した一月二四日である。当時強心剤とされたカンフルが処方された。もはや梅毒に対処できる状態ではなかったのだろう。その夜半過ぎ、二五日午前三時、この女の子は死亡する。死亡診断書には「先天性黴毒」とある。梅毒菌は与えられたが、充分な医療を与えられたとはいえない女の子は、それでも生まれてから三カ月と四日ばかりを生きたのだ。

## (六) 梅毒の治療の変遷

### ①水銀を使った治療法

梅毒の治療には水銀療法が行われていたことはすでに述べたが、重篤な副作用をもたらし、死に至る場合もある。水銀が含まれた薬剤について、昭和四四（一九六九）年に各都道府県知事宛てに出された厚生省薬務局長通知には《可及的すみやかに水銀化合物を含まない製剤に切り換えるよう貴管下《きかんか》関係業者に対する指導方をあわせてお願いする》という内容が記されている。この当時まで、水銀利尿剤や水虫の治療に用いられた水銀軟膏などが医薬品として存在していたのだが、ついに秦の始皇帝以来の万能薬の座は崩れ去ったのである。現在では薬剤ばかりか水銀を用いた体温計や血圧計も製造されず、二〇一六年には行政により回収された。理由は「水銀は有害な物質でもあり、環境に排出されると大気や水を通じて全世界を循環し、健康被害や環境汚染をもたらすおそれがある」ということである。

## ②有機ヒ素化合物六〇六号―サルバルサン

秦《はた》佐八郎は、ドイツに留学し、パウル・エールリヒの指導の下、ベルトハイムが合成した多くの有機ヒ素化合物のうち六〇六号を用いた動物実験において梅毒菌を消滅させることに成功した。実際の臨床試験でも重症の梅毒患者を治癒に導き、ドイツ内科学会で一九一〇年四月に講演し、医学界ばかりか一般社会にもインパクトを与えた。六〇六号は化学療法の嚆矢《こうし》とされる。元号では明治四三年のことである。

さて、驚くべきことに、翌年の明治四四年四月一日の日付がある塩谷郡医師会の制作した診療料金表に「六〇六号注射料」という項目が載っている（図版13―2）。

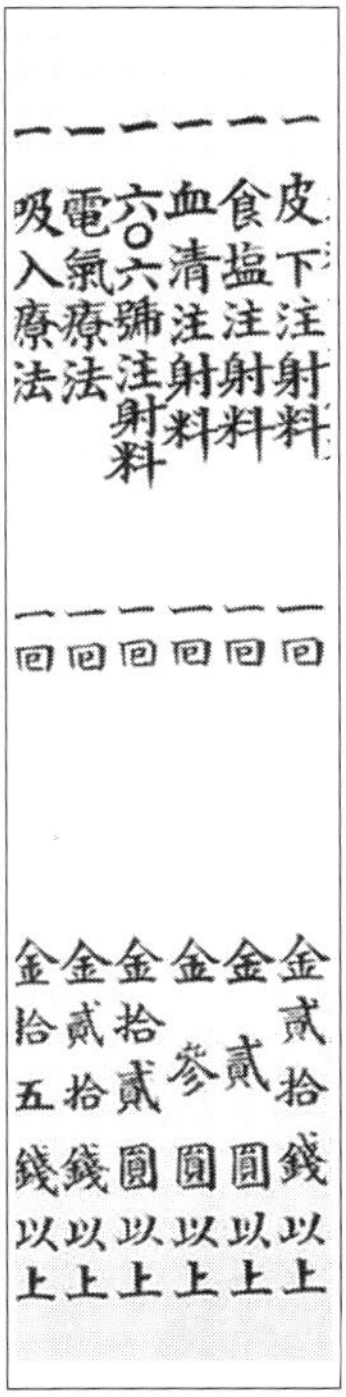

| | | |
|---|---|---|
| 一皮下注射料 | 一回 | 金貳拾錢以上 |
| 一食塩注射料 | 一回 | 金貳圓以上 |
| 一血清注射料 | 一回 | 金參圓以上 |
| 一六〇六號注射料 | 一回 | 金拾貳圓以上 |
| 一電氣療法 | 一回 | 金貳拾錢以上 |
| 一吸入療法 | 一回 | 金拾五錢以上 |

図版13-2　塩谷郡医師会制作の診療料金表

この料金表は、岡一雄と筆者が塩谷郡市医師会史編さんに向けて史料を集めているとき、塩谷郡塩谷町道下の青木マサイ家の文書の中から見つけた。二〇〇七年のことである。二〇一六年に出版した『幕末・明治・大正期の医療・塩谷の地から「醫《い》」を探る』の中で岡は、「当時の診療料は各郡市医師会が独自に設定していた」として次のように書いている。抜粋なので、読者の理解を助けるため（　）は筆者が付け加えた。

　明治四四年三月の上都賀郡医師会の総会で決められた診療料は塩谷郡と似たような設定であるが細かい点で違っている。また、塩谷郡に載っている六〇六号注射料は載っていない。（同注射が）合成された翌年に早くも料金表に載ったことは、塩谷地区には（塩谷郡医師会）会長の齋藤邦一郎（喜連川病院）を始め、複数の先進的な医師がいた証拠である。

　六〇六号は、ドイツのヘキスト社が本格生産した際に商品名をサルバルサンとした。世界に広まり、多くの日本人にも知れ渡った。現在でもこの薬品名を覚えている高齢者は多い。しかし、当時は知識が十分ではなかった医者もいたようだ。サルバルサンは静脈注射であり、その管理や扱い方が正しくないと失敗する。論文集『日本梅毒史の研究』収載の「サルバルサンと秦佐八郎」（金澤真希）によると、秦佐八郎はたびたび警告していて、皮下注射をしてしまう医師が多くいることを遺憾とし「静脈内注射を試みられん事を望む」と説いている。

　では、喜連川病院の記録でサルバルサンを使用した例を紹介しておく。左は大正二（一九一三）年に出された二五歳男性患者の診断書である。概略を現代文で示す。

明治四十五（一九一二）年三月ごろ陰部に潰瘍を生じ、後に全身に湿疹、咽喉《いんこう》潰瘍となる。種々治療を加え、十月（七カ月後）に全快した。しかし翌年（大正二年）五月下旬から頭重、頭痛を感じるようになり、人事不省《じんじふせい》、痙攣も起こすようになった。沃度《ようど》剤、水銀剤を投与し、サルバルサンの静脈注射で駆梅し、さらに臭素《しゅうそ》剤で精神の安静を計ったらようやく軽快したが、《鬱憂《うつゆう》症全然去らずして今日に至れり》

塩谷郡医師会の料金表に六〇六号が記載された翌々年、沃度《ようど》剤、水銀剤という従来の梅毒の治療も行ったが、サルバルサンの静脈注射を行い「梅毒の諸症状は治った」と書いている。感染の時期から考えてこの精神症状の原因は梅毒ではなさそうである。「鬱憂症の症状は全然なくならない」と書いたのは、もし梅毒が原因だったらサルバルサンの効果があるのではと、齋藤医師は期待したのかもしれない。脳脊髄梅毒などの後期梅毒や先天梅毒には効果が無いことは、秦佐八郎も後に認めている。脳脊髄梅毒には発熱療法が効果的であったという。梅毒菌が熱に弱いということで、患者をマラリアに感染させ、その高熱により梅毒菌を死滅させた後に、特効薬であるキニーネでマラリアを治すという過激な療法であった。『子を貸し屋』で知られる作家宇野浩二の梅毒による精神病・進行麻痺はこの方法で治療された。宇野はその後芥川賞の選考委員にもなっているので治癒したものと思われる。

この時期に氏家共立病院（さくら市の黒須病院の前身）の院長であった黒須菊三九《きくさく》もサルバルサンによる梅毒治療を行っていたようだ。このことは、子息であり第八代塩谷郡市医師会長の黒須節三が生前著した『黒須家の人々』に「当時は梅毒の治療にはサルバルサンの注射がありましたが、父は地域で一番先に治療方法を勉強して、他の医師に教えたと言ってました」と書いている。菊三九は明治四〇年に院長として招聘され、県立氏家娼妓治療嘱託、検疫委員を拝命しており、同じ塩谷郡医師会の会長である齋藤邦一郎より一六年ほど年下であるが、交流があったはずである。サルバルサンの情報も交換していたか教えられていたのだろう。

《追記》　上都賀郡医師会の料金表にはないのに、塩谷郡という地方の小規模な医師会が、前年にドイツで創薬されたばかりの六〇六号を料金表に載せることが出来たのが何故なのか、史料をもとに考えてみよう。

北里柴三郎とエールリッヒはコッホ研究所で同時期に研究していて、お互いに畏友《いゆう》として尊敬していたという事実がある。そして北里が秦佐八郎をドイツに派遣し、エールリッヒの下で六〇六号を梅毒の化学療法剤として花を咲かせたわけだが、喜連川病院の齋藤邦一郎も北里柴三郎と縁が深い。齋藤は伝染病研究所に所属していた時期があり、喜連川病院で院長になってからも同研究所との関係は続いていたことを示す史料も現存する。北里研究所の研究者が創薬した結核の治療薬も、まだ臨床研究の段階で患者に使用している記録もその一つである（チアノクプール・二七九頁参照）。従って齋藤は六〇六号を早期に入手できた可能性が大いにある。そして塩谷郡医師会長でもあるので料金表に載せることも容易にできたのだろう。注射料の一二円は小学校の教師の初任給くらいであるが、ドイツからの輸入薬品であるから致し方ないのかもしれない。

### ③ペニシリン

世界初の抗生物質ペニシリンは現在も梅毒の特効薬である。フレミングによりアオカビから発見されてから一四年後の一九四二年に実用化された。第二次大戦の最中である。イギリスのチャーチル首相が肺炎に罹患した際に効果を発揮したという新聞記事がある。昭和一九年一月二七日の朝日新聞、ブエノスアイレス今井特派員の報告で、「七十の老体」でカイロなどでのルーズベルトやスターリンとの会談で疲労しているところに感染し、肺炎になったがペニシリンにより「致命的な肺炎菌が僅か二日で退散した」とある。チャーチルはこのとき実際は六九歳だったらしい。

ペニシリンはイギリス軍の肺炎死亡率を四〇％から四％に減らしたとも記されている。しかし、ペニシリンの効かない耐性菌が間もなく出現してしまう。新たな抗生物質の開発と新たな耐性菌のいたちごっことなるのだが、現在も変わらず梅毒菌にはペニシリンが有効である。日本で蔓延していた梅毒菌感染者は二〇一〇年には年間六二一人にまで減少した。しかしその後、年々増加して二〇一八年には六九二三人が発病している。国立感染症研究所　感染症疫学センターによると、新型コロナウイルス感染症の流行により、インフルエンザなど多くの感染症の患者数は減少しているのだが、梅毒の報告はそれほど減少していないという。二〇二〇年八月までには三千人を超えている。

## （七）現在の性感染症

現在、性感染症とされる疾病は数多いが、梅毒、淋病以外をいくつかを挙げる。

性器クラミジア感染症　細菌クラミジア・トラコマチスが病原体。性器に病変を及ぼす型はＤ・Ｅ・Ｆ・

G型が多い。感染者はヘルペスの三倍、淋病の二倍半である。なお昔流行した同じクラジミアが原因であるトラホームは現在トラコーマと呼ばれる結膜炎でA・B・C型が多い。

性器ヘルペスウイルス感染症　単純ヘルペスウイルス（HSV）の感染で、世界的に増加の一途をたどっている。

尖圭《せんけい》コンジローマ　ヒトパピローマウイルスが感染して性器にイボ状病変を作る。ヘルペスの次に多い。子宮頸癌も同じパピローマウイルス感染が原因であるが、型が異なる。

その他、マスコミのセンセーショナルな取り扱いも相まって社会的パニック現象を起こしたヒト免疫不全ウイルス（HIV）感染症（一九八〇年代から流行した後天性免疫不全症候群でエイズと呼ばれた）など、各種ウイルス疾患やトリコモナスなど原虫による性病が多く存在するが割愛する。

二〇二一年六月現在、パンデミックを起こしている新型コロナ感染症は未知な部分が多く、治療法も明確ではないため、政府から三密（密集・密接・密閉）を避け、人との間隔は最低一メートル以上離れた生活を求められている。しかし、少なくとも密集・密接は、我々が人間らしい生活を営む上で重要な要素である。それらを順守することは難しい。何故なら、コミュニケーションは言葉だけではなく表情、身振り、スキンシップなどでお互いの感情を伝え合うことでもあるからだ。リモートではその感情の枝葉の部分など微妙なニュアンスなどが伝わりがたい。人間が人間らしく生きる上でもっと親しい関係を持とうとすると、さまざまな感染症も共有するということになる。社会に性感染症が蔓延するのは致し方ないのかも知れない。新型コロナ禍の中、この梅毒の項を書き終えてつくづく感じたことである。

## コラム　江戸時代の梅毒の流行

『解体新書』で知られる杉田玄白は、その著『形影夜話《けいえいやわ》』で、《毎歳《まいとし》千人余りも療治するうちに七八百は梅毒家なり》と述べている。時代は一八世紀後半のことである。梅毒は瘡毒《そうどく》とも称されていて、皮膚にさまざまな病態（瘡《かさ》）を来すのだが、当時、皮膚病変は外科医が診ていた。出来物、腫瘍、局所のしこり（下疳）などの患者を外科医である玄白は数多く治療していたようだ。外見からは区別が難しい梅毒以外の難治性の皮膚病変の患者もカウントされている可能性は大いにあるのだが、患者の七・八割に及ぶと診断したとはただ事ではない。『骨から見た日本人―古病理学が語る歴史』（講談社）で著者の鈴木隆雄は「発掘された江戸期の頭蓋骨九二六個を調査し、五〇個に骨梅毒の所見を見つけた」と書いている。有効治療がなかった時代は梅毒感染者の一割位が後期梅毒（第三・四期）まで進行し、骨にまで病変が及んだ。つまり五％の頭蓋骨に骨梅毒が認められたということは、江戸の住民の半数が梅毒に感染していたことを物語る。やはり大流行していたことは間違いない。

玄白は「四・五十年も治療しているのだが、今年七十歳になるのに治療法がわからない。梅毒が難治ということを知っただけで《若年の頃に少しも変わることなし》」と同書に書いている。当時は副作用が強い水銀剤による治療が行われ、玄白も用いていた。副作用が強く効果もはっきりしないにも関わらず、水銀剤は二〇世紀までも続いたのである。

（戸村）

# 第一四章　結核―亡国病といわれた時代

戸村　光宏

「明治時代から昭和二〇年代までの長い間、「国民病」「亡国病」と恐れられた結核も、国をあげて予防や治療に取り組み死亡率は往時の百分の一以下にまで激減しました」と、公益財団法人結核予防会のホームページには記されている。しかしその冒頭には、

結核は日本の重大な感染症です

と大きな太い字体の一行も掲載されている。厚労省によると二〇一九年の結核による死亡者数は二〇八八人で、有効な結核治療薬の存在する現在の日本でも、重大な感染症と言えるのだ。

結核は結核菌という細菌が肺に感染して起こる病気である。結核に罹患《りかん》していて、しかも排菌《はいきん》していると き、つまり咳をしたときの飛沫《ひまつ》や喀痰に結核菌が混じっている場合のことだが、飛沫が乾燥して飛沫核となり空気中を漂い、それを吸い込んで感染する。感染しても全員が発病するわけではない。一〜二割の人に、六カ月から二年の潜伏期間を経て「咳・喀痰・微熱」などの症状が出現する。発病しない場合でも結核菌は肺の中に長期間休眠していて、高齢や糖尿病などで免疫力が落ちると発症することがある。それらを入れる

と感染者の三割程度が発病すると、結核予防会発行のパンフレット「結核の常識二〇一九」には説明してある。肺や肺を包んでいる膜（胸膜）に炎症を起こし、進行すれば肺に巣を作り、中心部が溶けて空洞になり、そこは結核菌の格好の棲み家となり、病変が血管に及べば喀血し、あるいは肺組織が破壊され死に至ることもある。治療法が進歩した現在でも「重大な感染症」とされるほどなのだが、結核菌に対する有効な抗菌剤が存在しなかった時代、結核はさらに恐ろしい伝染病であったのである。では、結核が猖獗《しょうけつ》を極《きわ》めていた往時の状況を、本県の資料も交えながら述べることにする。

## （一）大正期の結核治療の処方箋

明治三八（一九〇五）年から大正一二（一九二三）年の一九年間、結核による死亡率は二〇〇人（人口一〇万人対）を超えていた。当時の処方記録の一部が喜連川町《きつれがわ》（現・さくら市）の喜連川病院（現・佐野医院）に残されており、それを見ると、どのような治療がなされていたかを具体的に知ることが出来る。三例ばかり紹介しておこう（処方記録については一六一頁参照）。

肺結核と同義の「肺労」と病名欄にある三〇歳の患者の処方欄には次のように記載されていた。

キ　スト丁　百布　赤酒　吐舎／炭グ（分量は省略）

暗号文のようであるが、当時の薬物学の書物などを参照すると、「キ」は塩酸キニーネのことで、当時、解熱・鎮痛剤として使われていた。以下、同様に「スト丁」はストロファンツスチンキを略したもので、強心剤である。「百布」はペプと読み、ペプシンのことで、胃薬として用いたようである。「赤酒」は赤ぶどう酒である。当時の『薬物學《やくぶつがく》』という書物には「興奮並びに強壮薬」と記されている。「吐舎」は吐根《とこん》シロップ（当時シロップを「舎利別」と書いた）の略で、ここでは去痰剤として用いられた。以上を混じて水薬として処方している。次の「炭グ」は炭酸グアヤコールのことで、クレオソートの主成分であり、肺結核の治療にも使用されていた。水薬と混ぜずに別に服用している。つまりこの患者には痰を切り、強心と元気を賦活《ふかつ》することを目的とにする水薬で対症療法を行い、炭酸グアヤコールで結核そのものの治療を企図したのだろう。ただし『薬物學』には「結核菌を撲滅できず、発育を妨害することも不可能である」と記載されている。しかし「胃腸の機能は促進する」としてある。

「肋膜炎」（胸膜炎のこと。当時は多くが結核を原因とした）の一六歳の女性の処方の記録には「比林」を頓服とし、「キ　百布　硫苦《りゅうく》　橙舎《とうしゃ》」を水薬として服用するよう指示している。「比林」はピリンと読み、アスピリンのことだろう。胸膜の炎症で胸の痛みや発熱しているときに頓服《とんぷく》させたのだ。水薬に含まれる「硫苦」は硫酸マグネシウムで便通を促す緩下剤で、「橙舎」は橙皮シロップ（ダイダイの果実の皮）のことで、健胃と水薬を飲みやすくするための調味が目的。結核菌に対する直接作用を目指す薬物は処方されていない。

また、腸に結核菌が感染する「腸結核」と病名欄に記載された大工職の患者の処方もあった。

キ　百布　硫苦　赤酒　橙舎／ビス　オピーム　乳糖

「／」以下の「ビス」は蒼鉛《そうえん》（ビスマス）を含んだ製剤で、下痢止めに用いられた。「オピーム」は阿片。『薬物學』には胃腸の運動を静止させる旨の記載がある。これらも腸結核の胃腸障害を緩和する目的の対症療法である。

## （二）根治的治療を目指した注射療法の記録

結核菌がコッホによって発見されたのは一八八二年、明治一五年のことである。それから約三〇年を経たが、まだ結核菌に有効な治療薬が発見されていない大正初期、二種類の注射療法（ツベルクリンとチアノクプロール）によって根治を目指した史料がある。喜連川病院の「結核治療請求書とその明細」である。大正五・六（一九一六・七）年の日付がある。この詳細は二〇一六年に塩谷郡市医師会史編纂委員会が発行した『幕末明治大正期の医療』ですでに述べたのであるが、一部訂正し要約して次に記すことにする。

当時、栃木県には日本赤十字社（以下、日赤と略す）の病院が未だ存在していないため、日赤の「嘱託医」が結核患者を自院で診療し、治療費を日赤に請求していた。喜連川病院長の齋藤邦一郎が塩谷郡医師会の会長であったためか、自院と他の医療機関の請求書をまとめて提出していた。請求先は日赤栃木支部である。請求した嘱託医は齋藤邦一郎の他、玉生《たまにゅう》村金枝《かなえだ》（現・塩谷町）の植木雄吉、矢板町の西垣勝熊で、請求書は日赤栃木支部へ送られており、料金も齋藤医師が受取り、植木・西垣両医師に送金している。

では、大正五年四月の植木雄吉医師による請求書の明細を示す。大宮村（現・塩谷町）上沢《うわさわ》と船生《ふにゅう》村（現・塩谷町）の患者の分である。患者名は○○とした。

上沢《うわさわ》　○○　内服薬　四円二〇銭　（三〇日分）　一日一四銭
　　　　　　　ツベルクリン注射　二円七〇銭　（九回分）　一回三〇銭
船生《ふにゅう》　○○　内服薬　二円二四銭　（一六日分）　一日一四銭
　　　　　　　往診料　一円二〇銭　（二回分）（三里）　一里二〇銭　＊一里は約四キロ

明治四四年の塩谷郡医師会の料金表を見ると、往診料として一里毎に一円五〇銭と表示されているが、日赤への請求は二〇銭でかなり低額である。日赤が治療費を負担する対象の結核患者は、生活に困窮する家庭の住民であったため、嘱託された医療機関も低額で診療を請け負っていたのだろう。横道にそれるが、日赤の貧困家庭への援助は診療費だけではない。喜連川病院の一二月四日付け診療請求書には治療明細の他に、結核患者の父親名で次のような滋養品費下附願《かふねがい》が綴じられていた。文面の大意は次のようである。「滋養品費下附願　喜連川・○○長女○○」とあり、九月以来治療を受けていて「漸次《ぜんじ》軽快に赴《おもむ》きしも家計困難のため滋養品を供給するの余力」がないため、その費用を「下附相成《あいな》りたくこの段願い上げ候也」とある。長女○○の父親から日赤栃木支部長・平塚廣義宛の下附願いで、「貧窮していて栄養のあるものを食べさせられない。滋養のある食料を買う費用を提供して欲しい」と日赤へ請願した文書である。日赤では貧窮者の結核治療を肩代わりしていたわけだが、場合によっては食糧代も補助していたらしい。結核の治療には栄養補給が必須と考えられていたからだろう。

植木医師はツベルクリン注射を一カ月に九回行っている。結核の根治を目指したのだ。ツベルクリンは一八九〇年にコッホが結核菌から抽出した蛋白であるが、当初は治療薬として創製された。実際は効果がなかったのだが、結核菌の成分を用いて免疫反応で治癒を図るという魅力的なコッホの説により、改良すれば効果が得られるものと考える医療関係者が少なからず存在した。しかしツベルクリン注射の評価に関して昭和一一年発行の『冨山房《ふざんぼう》・国民百科大辞典』には以下の記述がある。「ツベルクリン」の項目にはツベルクリンの治療的効果に関して「議論未だ一致を見ず、寧《むし》ろ著しき効力無きもののようである」(竹内松次郎＝東京帝大)とあり、一方「ツベルクリン療法」の項目には「近来は用法に注意し、無反応性の少量を用いると良いといわれている。(中略)抗体を生ずるのではなく、病巣を刺戟して効くといわれている」(眞下俊一＝京都帝大)とも記されていた。どうも有効か無効であるのか医師(学閥)によって判断は分かれていたようだが、昭和一六年になっても用いられていた。同年改訂の『内科診療ノ實際』(西川義方)にも詳細な注射量などの記載がある。この頃まで日本では研究・改良が続けられていた。

また、喜連川病院で結核の治療を受けた患者の治療費を日赤へ請求した大正六年の明細には、チアノクプロール静脈注射が二回分三円との記載がある。しかし、前年に同病院に入院した一般の結核患者に行った同注射の料金の記録では一回分が三円である。日赤への請求は一般の患者の半額なのだ。それでもツベルクリンと比較するとずいぶん高価のようであるが、チアノクプロールの注射間隔は二週間程度あけることになっていた。ツベルクリンは数日おきに注射するので、一カ月のトータル価格はだいたい同じ程度になる。チアノクプロールはシアン（青酸）化合物である。その評価は芳しいものではない。先の『冨山房・国民百科大辞典』にも『内科診療ノ實際』にも記載がない。大正五年の『細菌学雑誌』に「チアノクプロールを以てせる結核療法」と題する論文が掲載されていたが、「胸膜炎には著効なきものの如し」とか、「罹患部《りかんぶ》の広範なる症には注射量と其の間隔に注意せざれば有害に作用することあり」、病症に応じて注入量や間隔を適切に行うことが《本剤の有効ならしむる最良方法なる如きも此《これ》に至るには多くの経験を要する至難の業《わざ》たる憾《うら》みあり》とある。つまり「この注射薬を使って結核を治すのは難しい」という意味だ。この薬が何年ごろまで用いられたのかは定かではないが、少なくとも大正六年までは使われていた。この年の齋藤邦一郎の治療費請求控に記録があるし、『日本内科学会雑誌』の大正五年の広告に北里研究所の血清製剤が載っていてチアノクプロールもある。しかし翌六年の広告にはコッホ氏旧ツベルクリンの治療用と診断用、新ツベルクリンと無蛋白ツベルクリンがあるが、チアノクプロールは見当たらない（図版14―1が大正五年、14―2が大正六年）。

大正五年三月一〇日の『日本内科学会雑誌』に「古賀博士創製『チアノクプロール』に関する諸家の演説及び討論」で、開発者である北里研究所の古賀玄三郎自らが「未だ研究中に属する」と言っている。現在の医療保険制度では、厚労省の認可を受けた薬物しか使用できないのだが、この当時、研究中のいわば実験的な薬剤の使用も日本赤十字社では認めていたことになる。後に北里研究所附属病院副院長になる大谷彬亮《あきすけ》は『細菌学雑誌』のなかで、「結核は、治療せず自然経過に任せていても、意外に経過が良好なことがあるので、ツベルクリンの効果を定めることが困難である」とし、チアノクプロールも「一年や二年の観察又は百や二百の患者の経験では、到底断定的結論をするわけにはまいりません」と書いている。二種類の注射療法も効果の定まらない治療法と認識している医療者もあったのだ。それでも使用されていたという事実は、それだけ結核が猖獗を極めており、医療者も為政者も有効な治療手段を渇望していたことを物語るのだろう。

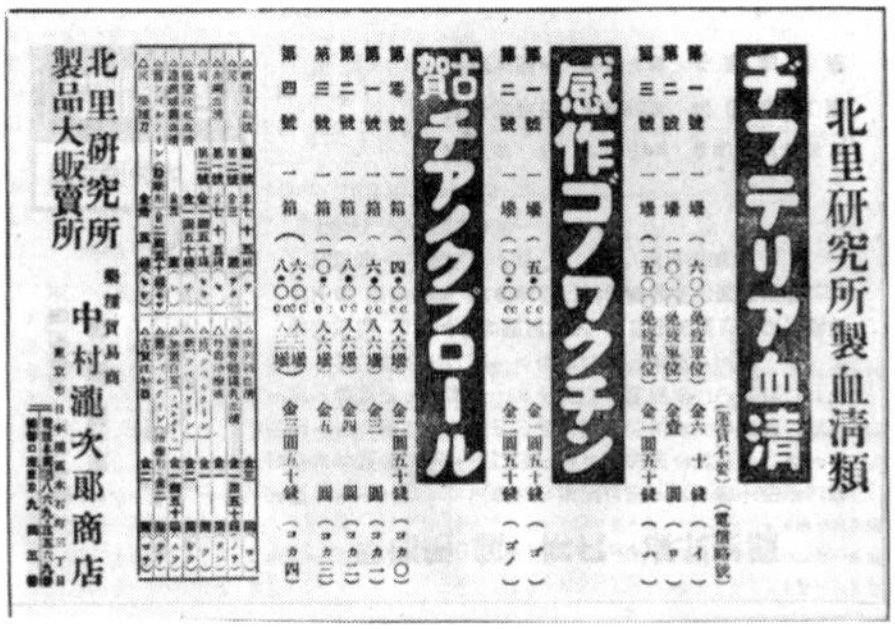


図版14-1　大正5年の広告。チアノクプロールは0~4号あった。感作ゴノワクチンのゴノは淋病のこと。左の小さい表にはツベルクリンなどがある

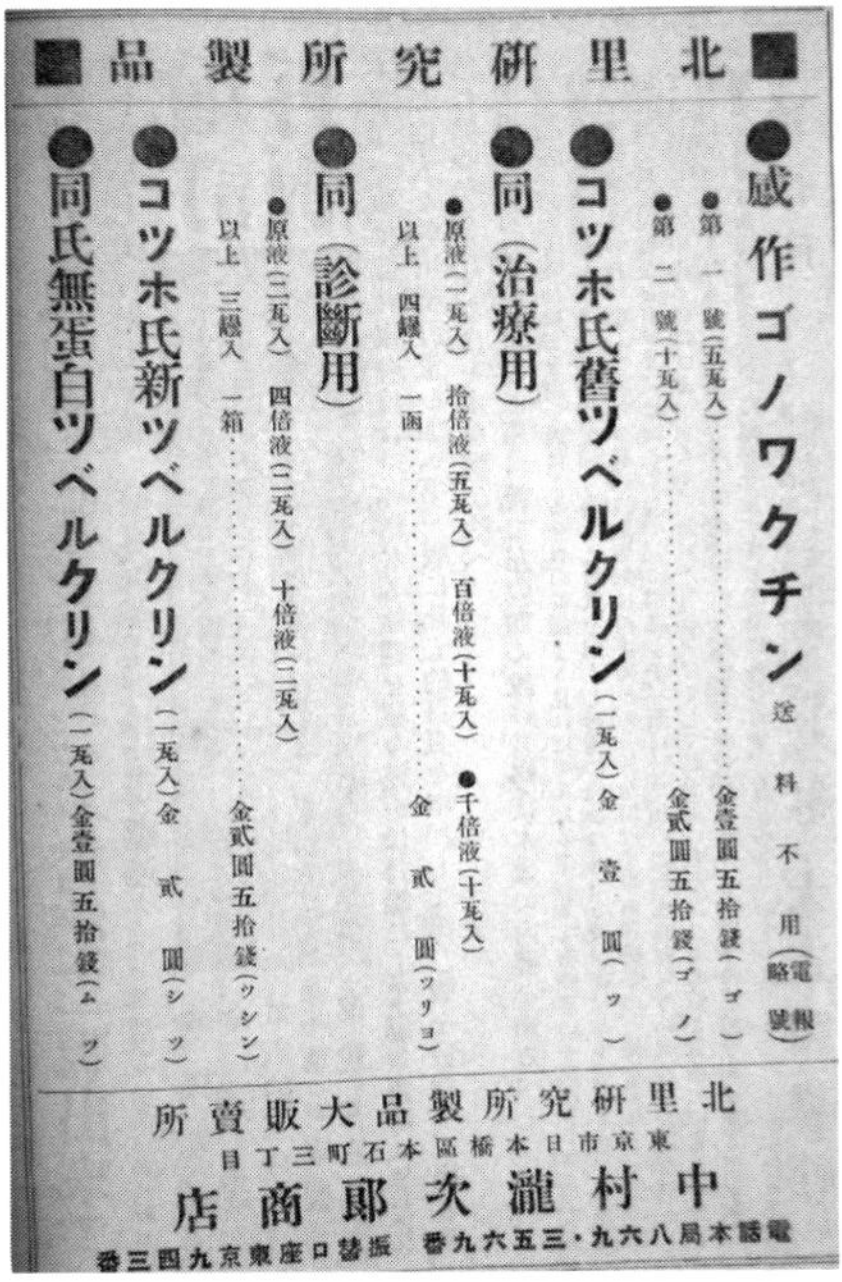


図版14-2　大正6年の広告。ツベルクリンには新と舊（旧）があり、また、治療用と診断用がある。治療用の濃度は診断用の10分の1である。チアノクプロールの広告は掲載されていない。感作ゴノワクチンは淋菌に反応させた血清から得たもので予防ではなく治療薬

## （三）結核に対する国民への啓蒙

明治二四年に発行された『肺労伝染病予防論』（柴田承桂）には肺結核予防の大切さが記されてあり、医薬業者ばかりでなく一般にも結核の知識を広める必要性を強調している。書名は「肺労であるが、本文には「肺労（肺結核）」と記されている。過度の労働、栄養不良が原因とされていたが、コッホが結核菌を発見し、コ

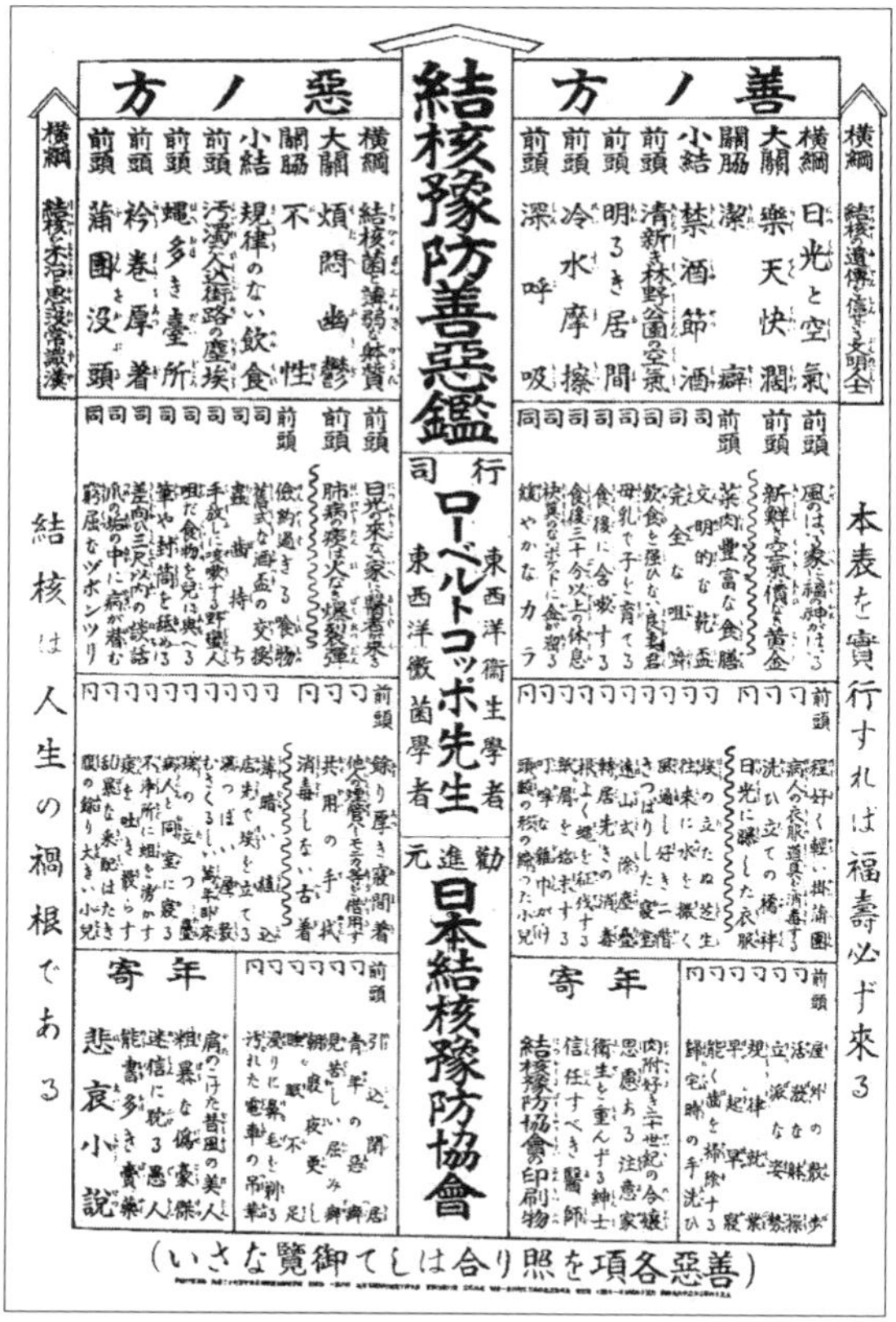


図版14-3 「結核予防善悪鑑」（大正3年）。右が善の方、左は悪の方。行司はローベルト・コッホ。東の横綱「結核の遺伝を信ぜざる文明人士」 西の横綱「結核を不治と思う没常識漢（わからずや）」左右の欄外には次のように記されている。

「本表を実行すれば福寿必ず来る」
「結核は人生の禍根である」

下の年寄の善の欄には「思慮ある注意家」「衛生を重んじる紳士」、悪の欄には「粗暴なる偽豪傑」「迷信に耽る愚人」などとある。下の欄外に「善悪各項を照り合はして御覧なさい」

レラ、麻疹やジフテリアなどと同じ伝染病であると説明されている。「感染した患者の痰が伝染の源なので、痰を床板や庭先などに喀出してはいけない。患者は自分用の痰壺を備えよ。咳をするときは鼻紙やハンカチで口や鼻を覆い、それを便所に捨てよ」と指示している。ちなみに当時の便所は水洗ではない。大正三年開催の東京府主催「東京大正博覧会」で展示された「結核予防善悪鑑《かがみ》」を紹介しておく（図版14―3）。相撲の番付表に倣《なら》っている。

この番付表を制作したのは日本結核予防協会で「勧進元」と記されている。枠内の善の横綱は「日光と空気」が挙げられ大関「楽天快活」、関脇「潔癖」、小結「清新《あたらし》き林野公園の空気」とある。悪の方は横綱「結核菌と薄弱な体質」、以下「煩悶幽鬱《はんもんゆううつ》」「不性《ぶしょう》」「規律のない飲食」と続く。悪の前頭に「病人と同室に寝る」「痰を吐き散らす」などとある。ことに「差し向かい三尺以内の談話」は、現在の新型コロナ対策の避けるべき事項の三密（密閉・密集・密接）やソーシャルディスタンスと相通じるところである。

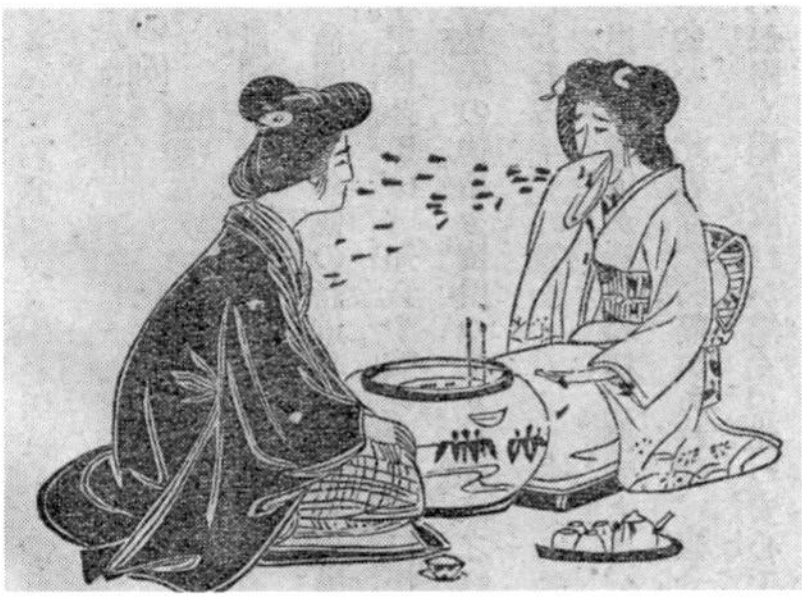

図版14-4　「肺結核の注意書」の挿絵

日本赤十字社栃木支部も大正四年に啓蒙書を出版した。『肺結核の注意書』である。「肺結核とは、俗にいう肺病のことで（中略）肺病患者の痰の一塊中には、何千万という程、多数の結核菌が含まれておる」という書き出しの一九ページの小冊子である。図版14―4は六ページの挿絵で「患者の唾液がかからぬよう、病人とは四尺（一二〇センチ）以上の間隔を置いて談話するのが良い」という文章の説明の絵で、唾液だけは赤く着色してある。図版14―5の文には「痰は消毒液

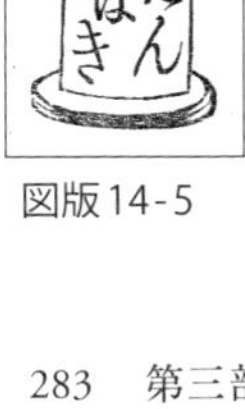


図版14-5

を入れた一定の痰壺に吐き、これを捨てなさい」瀬戸物で五寸(一五センチ)位の円筒形と指定されている。

## (四)ツベルクリン反応とBCGワクチン

昭和一九(一九四四)年四月発行の「日本医師会雑誌」は粗末なわら半紙で製本されていた。しかし一部に良質の紙のページがあり、ツベルクリン皮内注射の写真が載っている。前腕内側《ぜんわんないそく》に皮内注射しているクローズアップで「丘疹の出来た処《ところ》」とある。第二次世界大戦末期で物資不足の中、貴重な良質紙を用いてまでツベルクリン反応の詳細を報じなければならないほど、結核は蔓延《まんえん》していたのだ。

結核菌を発見したコッホがその八年後の一八九〇年にツベルクリンを発表した。死滅させた結核菌の蛋白質を用いて結核の治療を目的としたのだが、効果はなかった。しかし、注射部位の反応を利用して結核の診断に用いられるようになった。ツベルクリン反応(ツ反と略された)という。細い注射針を用いて豆のような丘疹を皮内に作るのだが、皮下に注入しないように注意が必要である(図版14―6)。結核に免疫が無い場合は発赤が不十分でツ反陰性と判定される。その場合は免疫を獲得させるために牛型結核菌を無毒化したBCGを接種することになる。

大阪帝国大学医学部附属医院の今村荒男教授が、昭和一〇年代にツ反陰性の自院の「看護婦・生徒」にBCGを接種する実験を行い、同一七年に「BCGワクチンによる予防接種」という論文でその有効性を報告した。ＢＣＧ接種者の方が明らかに結核の発病が少なかったのである。また陸海軍のＢＣＧ接種の結果などもあり、同年大政翼賛会《たいせいよくさんかい》が「ＢＣＧ予防接種は結核予防に大きな効果がある」と報告している。医師会員に広くＢＣＧの有効性と共にテクニックも知らしめる必要に迫られていたのであろう。なので、七ページの本文全部が結核の記事である。

《追記》　図版14―6の注射器は硼珪酸《ほうけいさん》ガラス製（耐熱ガラス）で、ピストン部分が青色のツベルクリン用一ｃｃの注射器である。〇・一ｃｃ程皮内に注入するのだが、筒内に残液が写っている。二人分ほどの量にも見える。この写真の下には幼稚園や女学校のツ反の集団注射の写真が掲載されている。集団接種では注射針をアルコール綿で拭くだけで、一本の注射器で何人ものツ反の皮内注射が行われていた。物資不足の戦時下で結核の蔓延を防ぐには仕方がなかったのかもしれない。しかし、敗戦後の昭和二四年、厚生省は告示でツベルクリンの被接種者ごとに注射針を取り換えるよう通達したのだが、連合国の占領下の日本では現場に周知徹底されなかったようだ。ウイルス感染症であるＢ型、Ｃ型肝炎の多くは幼少期に受けた集団での注射による感染である。注射筒《とう》も含めて一人一人取り換えるように指導があったのは、実に昭和六三（一九八八）年になってからのことである。筆者は幼少期にツ反を受けた側でもあり、医師になって施行した側でもある。この項を記述しながら忸怩たる思いを禁じ得ない。

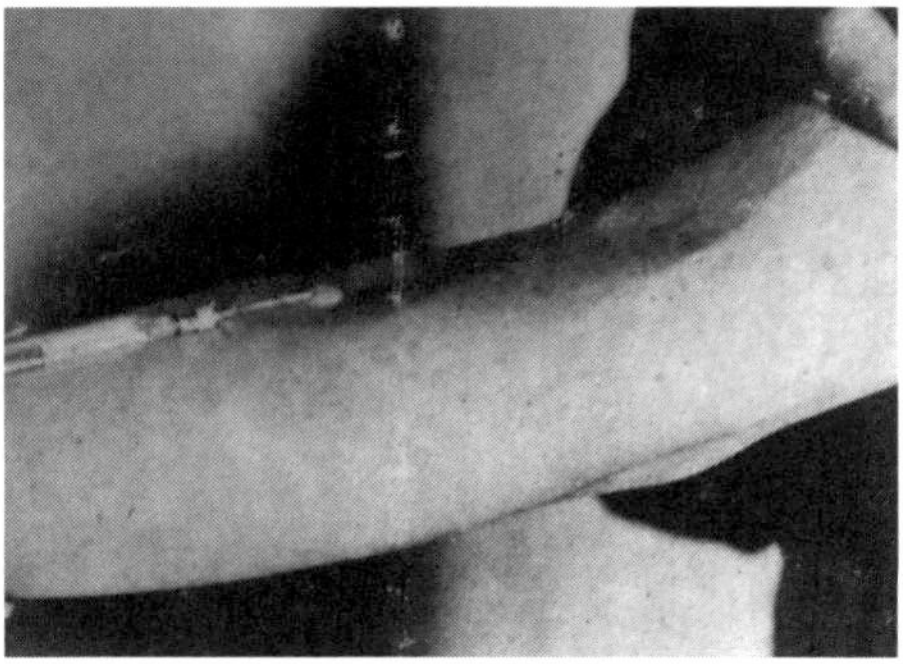

図版14-6　ツベルクリン反応。「日本医師会雑誌　第二十巻第一号」細い注射器はガラス製であり、中に残液があることに注目（写真は産業報国会中央本部提供）

栃木県医師会上都賀郡支部長・長《ちょう》次郎の残した史料（藤田好三氏収

集文書）の中に、昭和一九（一九四四）年に各学校で行ったツ反とBCGを受けた生徒数の記録がある。また、同年一〇月七日付の栃木県内政部長から「関係各学校長」宛の「生徒児童ニ対スル結核豫防《よぼう》接種（BCG）ニ関スル件」という文書もあるので紹介する（旧字体・カタカナは改め、適宜送り仮名を入れて読みやすくした）。

結核初《しょ》感染発病防止の一策として、本年度も県下全中等学校、青年学校、国民学校の生徒児童に対し、結核予防接種（BCG）を施行致すことと決定候に付きては、添付要綱左表により、遺憾《いかん》なき様実施相なりたく（後略）

BCG接種は「本年度も」と記されているので、前年度も行われていたことがわかる。そのことを示す文書もある。栃木県内政部長と栃木県医師会長が県医師会の各郡市支部長宛に出した八月一八日付の「昭和十九年度BCG接種ニ関スル協議会開催ノ件」である。そこには「前年度も同じ要請をしたところ、医師会員の特別なご高配により「予期以上の成果を」収めることができた」ことと、「太平洋戦争決戦下に『勤労動員、学童疎開《そかい》』などにより『結核蔓延の現況に鑑《かんが》み』本年度は一層強化実施の予定なので、前年度の反省と本年度の完璧な実施ができるよう、県医師会の各支部と協議会を開く」という内容が書かれている。主催は、栃木県・栃木県医師会・財団法人結核予防会栃木県支部である。九月四日から六日にかけて各郡市を三カ所に分けて開催する予定が記されている。この文書を読むと、生徒児童に対する全国的なツ反とBCG接種は、昭和一八年に始めたようだ。大政翼賛会のBCGの効果報告の翌年ということになる。

昭和一九年一〇月の文書には「疎開児童及び引率職員並びに貴校職員に対しても本件実施相《あい》なりたく申し

添え候《そうろう》」との一文が添えられている。八月には学童の集団疎開が始まっていたのだ。

**コラム**　**コッホ、栃木県に来たる**

ドイツのコッホは細菌染色法や培養法を開発し細菌学の父と呼ばれている。彼の下へは、日本細菌学の父北里柴三郎や、赤痢菌を発見した志賀潔、梅毒の特効薬サルバルタンを発明した秦佐八郎、さらに森鴎外などが留学して学んでいる。そのコッホが、明治四一（一九〇八）年六月、愛弟子の北里の招きで来日し、約二カ月間日本に滞在した。日本中がその来日を熱狂的に歓迎したが、栃木県日光にも六月二七日から七月一日まで滞在した。『下野新聞』はこのニュースを次のように報道している。「コッホや北里らが乗る上野発日光行きの列車が宇都宮駅のホームに入るや、歓迎の花火が打ち上げられ、ホームでは県知事、宇都宮市長、栃木県医師会長らが出迎え、県医師会が作成した足利織物のコッホ肖像画や日光写真帳などを贈呈した。コッホは日光では、東照宮などを観光し、おみくじで大吉を引いて喜んだ」。滞在先だった金谷ホテルの宿帳にはコッホのサインが残されている。（岡）

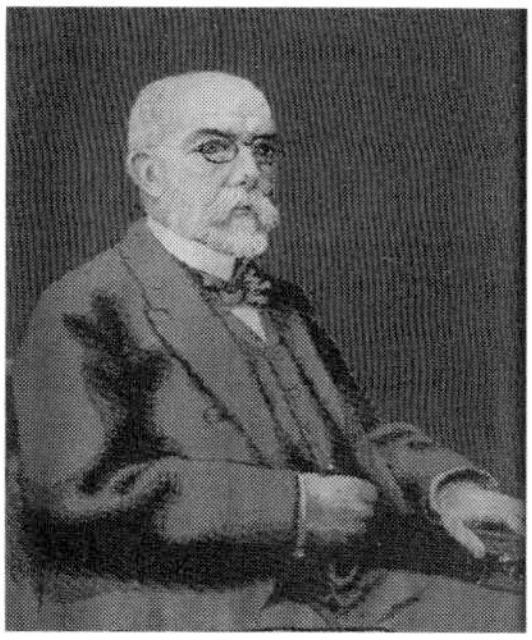

図版14-7　さくら市の櫻井家で発見された足利織物でつくられたコッホ肖像画

## （五）結核療養所での治療

大正八（一九一九）年に結核予防法が制定された。その第七条第一項に「結核患者で療養の途《みち》なきもの及《および》予防上特に必要と認むるものを結核療養所に入所せしむるを得」とある。これに基づき、大正一二年に内務大臣が宇都宮市に対して結核療養所を翌一三年までに設置するよう命じたのだが、宇都宮市立療養所が開所できたのは五年後の昭和四（一九二九）年のことである。当時は三〇床の療養所で発足した。公立としては全国で一六番目、北関東では唯一であった。当時の河内郡城山村（現・宇都宮市）駒生《こまにゅう》字西高田に五千坪余りの敷地を得て建設された。現在の「とちぎ健康の森」である。この療養所はその後管轄の変更があり、名称も国立宇都宮療養所となるが「創立三十周年記念誌」（昭和三四年）には、建設が遅れた理由を「一度は決定された地域の地元から《熾烈《しれつ》ナル反対》があり、中止になった」との趣旨が記されている。反対が熾烈であったのは、結核が「空気感染をする伝染病」で、有効な治療手段が無かったことが大きい。この間の経緯に関してはとちぎ健康の森にある栃木県立わかくさ特別支援学校の前校長である橋本伸一氏が『二兎を追う 最上修二と結核特殊学級』（随想舎）で詳述しているので、ぜひ御一読されることをお勧めする。

二〇二〇年になってもなおこの傾向は続く。新型コロナ感染症が日本に流行し始めた当初、診療した医療機関とその従業員に対する一般の反応には憂うべきものがあった。正確な情報の伝達と、それを受け取る側に冷静な判断ができる理性が必要であると痛感する。

結核予防法は昭和一二（一九三七）年に改正された。同年四月五日の官報によると、「病毒伝播《でんぱ》の危険ある結核患者」を診察した医師は行政に届けることとされた。改正前の「療養の途なき結核患者」が、喀痰中に結核菌を排菌する「いわゆる開放性結核患者」と具体的に示されることとなった。

では、国立宇都宮療養所となった初代院長である最上修二の個人的な日記と「創立三十周年記念誌」から、昭和期前半の結核の治療法を見て行こう。

最上院長は記念誌に「大気・安静・栄養療法」の三原則が確立され、人工気胸が普及し、さらに化学療法の時代になり、療養所は「隔離のための場所から治療のための施設になった」と、結核に対する医療の変遷を書いている。日置辰一朗の「有効な治療薬のなかった頃の肺結核症の経過とその治療の思い出」によると、「大気・安静・栄養療法だけでは排菌のある重症の患者はだいたい死んでいくことになる。レントゲン写真で結核病巣の空洞が三センチ以上あると、三カ月で死ぬと言われていた」そうだ。療養中多くの患者は亡くなっていったと日置医師は書いているが、人工気胸や胸郭成形術など結核の病変部に対する積極的な治療により、退院する患者も増えてきた。宇都宮療養所の患者も昭和四年に人工気胸の記録があり、戦後急激に増加し、同三〇年迄総計五九〇人に達した。「治療のための施設」になったのである。

《追記》 人工気胸について補足しておこう。肺は呼吸によってふくらんだり縮んだりする風船のようなものだ。だから肺に穴が開くと萎《しぼ》んでしまう。穴から漏れた空気は胸郭の中に充満し肺を潰してしまう。気胸とはそういう病気であるのだが、胸郭に針を刺し、空気を注入することで人工的に気胸と同じ状態にすることを人工気胸という。病巣のある肺をつぶして結核菌を閉じ込めてしまう治療である。この治療は内科医も行っていた。一方、胸郭成形術は肋骨を切除して肺をつぶす治療法で外科が行う。人工気胸も含めてこのような治療法を虚脱療法という。つぶれた肺に閉じ込められて酸素不足に陥り増殖を阻止された結核菌は、病巣の周りを硬い膜で囲まれ、活動を休止する。このような虚脱療法により治癒することもあったが、死期を早める合併症も多かった。記念誌にある「入所患者手術区分」によると、昭和二五年までは東京など他の病院に委託して胸郭成形術を行っていた患者が二二例あったが、同二六年からは自院で行うようになった。さらに結核に冒された部分をそっくり取り除く肺切除術の進歩と共に、宇都宮療養所でも二九年には七〇例、三二年には一一六例に施術された。三三年までに四六六例に肺切除術が行われた。しかし、昭和三〇年には結核の治療の基本が化学療法*に移行したため、外科手術の適応は次第に少なくなっていった。

*抗生物質のストレプトマイシンにパス、イソニアジドの併用療法により、治療期間は一年半を要したが治癒に導けるようになった。後年リファンピシンが加わり、併用療法はさらに進化している。

宇都宮療養所の最上所長は日記を書いていた。そこに外科手術を行った重症の肺結核患者のことが記されている。昭和二九年の外科的治療が盛んにおこなわれていたときの日記である。概略を筆者の見解を適宜加えて紹介する。なお、日記文の解読は最上所長と結核特殊学級を調査した橋本伸一氏による。

四月二二日〔以下（）は引用者〕

今日の手術、出血多く患者衰弱甚だし。輸血をしても顔色は良くならぬ。血圧も上がらない。どうもやきもき。（手術を担当した東京医科大の医師が肺の一部を切除する。しかし、患者の肺の血管が正常とは異なり、出血多量、やむなく右肺全部の摘出を決行した）

五時ごろ終了。（手術は長引き、五時ごろようやく手術が終わった）

七時になって血圧八〇。当直医を二名とする。（血圧低下のため医師を増やした）

同二三日

尿の色がチョコレート様。この原因はわからない。利尿剤と強心剤注射、およびリンゲル五〇〇cc注入する。飲んだ水分量はどの位かわからぬ。これから飲んだ分量の記入、手術翌日の処置の原則を決定しておく必要がある。

同二四日

朝ウワ言。自然排尿三〇cc。（重篤な状態になり）利尿剤、リンゲル注入。血圧一四〇となる。なおこの処置を続行。瀉血《しゃけつ》（血を抜く治療で現在行われないが、この状態では血圧を下げる目的で行ったようだ）、重曹*を注入し、意識明瞭となる。強心利尿剤、メチオニン（必須アミノ酸）。（夜になって）再び病室へ行く。患者は少しく楽になり、カテーテル導尿一〇〇cc（茶褐色で凝血塊が少しある）。脈の緊張は良好（患者はうとうとしているが、お茶を飲んだ）。八時二〇分（手術をした東京医大の医師から）電話があり、種々処置について打ち合わせをなし、明日の来所の件を約束する。病名が明瞭になったので処置に対する自信つく。（宿直医に）夜間の処置を命じて九時帰宅。

＊重炭酸水素ナトリウム。ここでは弱アルカリの血液が正常よりやや酸性に傾いたアシドーシスという状態を補正する目的で注入した。

同二五日

依然重態。（手術施行した東京医大の医師が来て昨夜電話で打ち合わせた治療をした）

意識は比較的明瞭なるも血圧が漸次《ぜんじ》亢進の兆《きざし》あり。血清を東京へ持参の上調査を依頼する。
同二六日
重態を続けていた患者、今朝より危篤となり殆ど絶望状態。十時ごろ診察室で廻診していたら付き添いが大変と駆け込む。行ってみるとチェーンストークス氏呼吸（交代性無呼吸で瀕死の状態などの呼吸）、顔貌死相を呈す。脈は殆ど触れず、瞳孔は散大し対光反応なし（瞳孔は開いて光にも反応しない臨死の状態）、聴診するに心音はかすかにあるも、不正下顎《かがく》呼吸（不規則な下あごを使った死の間際の呼吸）始まりて数分、遂に死亡。嗚呼《ああ》。
（その後、患者の父君に解剖のことを相談して承諾を得て、午後四時解剖し、左脳に血栓があり、肺も腎臓も萎縮していたことが記されている。なお、ドイツ語表記は日本語に改めた）。

最上所長は「三十年記念誌」のなかで、化学療法と病巣の切除療法によって《結核は治るという明るい灯がかかげられた》と書いている。この日記はその五年前、療養所での肺切除の黎明期《れいめいき》に書かれた。この当時、肺結核を治癒に導くためには、危険がいっぱいの外科的な治療にチャレンジしなければならなかったのである。しかし記念誌の記録には、人工気胸は昭和三一年以後行われていないことが記されている。そして胸郭成形術も減少し始めている。化学療法の進歩の賜物なのである。

コラム

## 最上修二は二兎を追った

栃木県の結核の診断・治療に対する医学的貢献の他にも、最上にはもう一つの功績がある。それは結核で長期間療養している子どもたちのために、結核特殊学級を開設したことである。北関東で初のこの学級は最上が県議会や教育委員会に熱心に働きかけた結果、昭和三一（一九五六）年九月に開設された。彼は療養所に入所している子どもたちについて「義務教育を受けないで二年も三年も病床に苦しむ、知識欲の盛んな年頃を徒らに空費する。父兄も当人も不幸である」と記している。子どもたちの入所療養期間は数年にもおよんだが、それまで教育を受ける機会はなかった。ある一七歳の入所者の少女は学級開設時の喜びを「今七年ぶりに机に向かい、椅子にこしかけ新しいノートに黒々としたえんぴつの字を書いている。私が病気になったのは小学校の三年生だった。病気なんてすぐに良くなると思っていた。だけどもう七年もベッドでねて居るのだ。そして私の年は十七歳だ。養護学級の生徒として小学三年生に入った。身体は大きくて学年は三年生。ふと自分の事を思ったらおかしくなった。けれどべんきょうが出来る事は何んてすばらしいのだろうか」と綴っている。

最上所長は結核の治療と同時に患児の学校教育にも取り組むという、「二兎」を追ったのである。このことが橋本伸一氏の著書『二兎を追う』の題名にもなったのだ。

（岡）

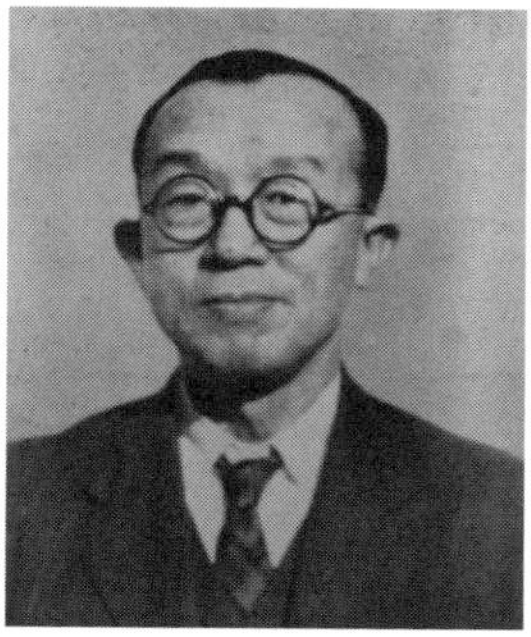

図版14-8　最上修二

## （六）過去と現在の結核のイメージ

「さくら貝の歌」をご存じだろうか。昭和一四年に作られたのだが、二四年のＮＨＫ「ラジオ歌謡」で広く知られるようになった抒情歌である。結核のため一八歳で亡くなった恋人がモチーフになっている。大正時代の「浜辺の歌」もサナトリウムに入院している姪を題材にしているという。文学にも徳冨蘆花《とくとみろか》の「不如帰《ほととぎす》」をはじめ堀辰雄の「風立ちぬ」など、結核をテーマにした小説が有名である。また、村山槐多《かいた》（二二歳）、滝廉太郎《れんたろう》（二三歳）、樋口一葉《いちよう》（二四歳）、石川啄木《たくぼく》（二六歳）、中原中也《ちゅうや》（三〇歳）など若くして死亡した詩人、作家、芸術家も数多い。

大正六年に大阪市利根山に日本で最初の国立結核療養所が出来たが、昭和四年までの一二年間に六一七〇人が入院し、三四六〇人が死亡した。患者の平均年齢は男二八歳、女二四歳ととても若い。幼くして感染し、若者になって死亡することで「どこか甘美なテイストを漂わせる悲劇」というイメージが確かに存在した。だから文学や演劇に昇華し、大衆の共感を得たのである。

〈追記〉『さくら貝の歌・八洲《やしま》秀章の生涯』の著者下山光雄によると、八洲秀章は横山八重子という女性に密かに想いを寄せていたが、音楽家を目指して北海道から上京する。その数年後の昭和一三年、八重子は看護婦になって間もなく結核に感染し一八歳で死んでしまう。さくら貝の歌は逗子の海岸で見つけたさくら貝をモチーフにしたということである。「浜辺の歌」を作詞した林古渓《こけい》は結核に罹患したが、幸いにも治る。そして、やはり結核で入院していた姪を湘南のサナトリウムに見舞ったことが何度かあり、浜辺を歩きながら「まだ治らないのだろうか」という思いを込めて作詞したのだといわれている。姪はその九年後の大正一一年に療養の甲斐無く一九歳で死亡した。

しかし実態はロマンチックとはほど遠い。壺井《つぼい》栄《さかえ》の小説『二十四の瞳』では、結核に侵されて一人伏せっている教え子を、担任だった大石先生が見舞う様子が描かれている。貧困の極みの家を助けるために働きに出かけて罹患したのに物置小屋に放置同然に隔離されていた。家族にも見捨てられたのだ。岡一雄は『幕末・明治・大正期の医療』のなかで、『女工哀史』を引いて、結核が「多くの悲劇を社会の隅々までもたらした」と書いている。それこそ三密での長時間の労働、劣悪な環境が多くの結核患者を生んだのだ。悲惨といってよい。一九五四年公開の木下恵介が監督し高峰秀子が主演した映画「二十四の瞳」では、小豆島から本土への修学旅行の際に、生徒の一人が船の上で「浜辺の歌」を歌う。偶然だろうか。

さて、最近の結核情勢は厚労省が出している「結核登録者情報調査年報集計結果について」の二〇一九年の集計結果を見ると知ることが出来る。冒頭に記したように死亡数は二〇八八人で死因順位としては三一位、集計では年々少しずつ低下している。新たに登録された結核患者は一万四四六〇人いる。そのうち〇～一四歳の小児結核患者数は三八人で全体の〇・三%にすぎない。それに比べて高齢者七〇歳以上の新登録者は八八三八人で六四・一%と多い。この集計結果には[1]「喀痰塗抹《とまつ》陽性肺結核新登録患者数」の表も掲載してある。痰を顕微鏡で観察して見つけることができるほどの結核菌、つまり一ミリリットルの痰の中に七千個以上の菌が存在する患者数ということである。塗抹陽性の結核患者は、周囲への感染が懸念され、公衆衛生上特段の注意が必要とされる。二〇一九年の塗抹陽性患者は五二三一人で、登録された結核患者の三分の一に近い。七〇歳以上は三五〇一人で六七%を占める。一四歳以下は〇[2]である。このような結核に感染する患者の高齢化は以前からあるのだが、結核予防会発行の『結核の統計2002』にある二〇〇一年の患者数によると、新登録患者数が三万五四八九人で、このうち七〇歳以上の占める割合は、まだ三九・六%であるが《増加傾向にある》と記されている。このときの分類は「喀痰塗抹陽性肺結核患者数」と「培養その他の検査で陽性」とに分類されている。

1) 喀痰塗抹陽性とは、痰からチール・ネルゼン染色で赤く染まる結核菌を顕微鏡で確認できたこと。

2) 小児の結核患者が〇という意味ではない。集計結果によると、大量の結核菌が血液の流れに乗って各臓器に広がり、粟のような粒状の病変を引き起こす「粟粒《ぞくりゅう》結核」は、二〇一九年の一四歳以下で三人が発病した。毎年数人が罹患しているが、生後一年未満の〇歳児が多い。

近年、結核菌が体内にあっても、封じ込められて発病していない感染状態を「潜在性《せんざいせい》結核感染症」と呼ぶようになり、厚労省の統計にもこの名称で掲載されている。二〇一九年の潜在性結核感染症の新登録者は七六八四人で、このうち医師・看護師・保健師・介護職は一六八一人で二一・八%にも達する。医療・介護職は感染の機会が多いためだろう。

《追記》二〇一九年の栃木県の新規登録結核患者数は一八八人で、前年より一六人減少している。また、このうち喀痰塗抹陽性肺結核患者数は八九人で、前年より三一人も増加している。

昭和が終わり、平成が過ぎて令和の時代、厚労省の統計通り、結核は免疫力の低下した高齢者の疾病である。従って結核に対するイメージは昔日《せきじつ》の如くではない。徳富蘆花も堀辰雄も知る人は少なくなっている。堀の「風立ちぬ」が出版されたのは昭和一三年である。山口百恵がヒロインを演じて映画化されて知った人もいるかも知れないが、それも四五年も昔の昭和五一年のことだ。以後「風立ちぬ」の実写版映画は制作されていない。現在の若い人たちには結核で死亡する節子の儚《はかな》いイメージは浮かばないに違いない。わずかに、宮崎駿《はやお》が、零戦で有名な堀越二郎を堀辰雄と重ね合わせたようなアニメーション「風立ちぬ」を二〇一三年に制作公開しただけである。堀越が九試単座《きゅうしたんざ》戦闘機の試験飛行に臨む日、その成功を見ずに、死を迎えるため一人サナトリウムへ戻る菜穂子の哀しくも美しいシーンは、昭和一六年生まれの宮崎駿の結核に対するイメージそのものなのだと、世代の近い筆者は少なからぬ共感を持ちつつ理解したのである。

---

## コラム　結核菌と調味料

細菌は分裂して増える。ちなみに、大腸菌は二〇分で分裂するが、結核菌は一五時間もかかる。細菌を増やして研究するにはその細菌が好む環境が必要である。結核菌はその条件が難しく、分離培養には複雑な手順が必要であった。しかし結核研究所附属療養所の小川辰次が一九五〇年に開発した「小川培《ばい》地《ち》」の成功により著しく簡便化されたのである。彼は従来の方法から余計な成分を除き、鶏の卵を加えたところ、結核菌だけを分離培養できたのだ。結核菌は卵が好物なのかもしれないが、卵だけでは満足しない。調味料も必要なのである。それはグルタミン酸ナトリウムである。広島県環境保健協会の齋藤肇が「結核 Vol. 86, No. 6, 2011」に寄稿した「菌検査（小川培地とナイアシンテスト）」によると培地の成分に「味の素（グルタミン酸ナトリウム）」と記してある。結核菌はグルメなのかもしれない。（戸村）

---

# 第一五章　寄生虫とマッチ箱

戸村　光宏

「かつて寄生虫症は流行病であった」と聞いても信じる人は少ないかも知れない。二一世紀の我が国には、罹患者がとても少ないからだ。そのため、医者も含めて一般の関心も薄い。しかし、一九九五年に三内丸山遺跡で多数の鞭虫《べんちゅう》卵が発見された。つまり、四～五千年前の縄文人に寄生虫が存在していた証である。大昔から多くの人々が寄生虫に感染していて、この状態は昭和の半ば過ぎまで続いていた。息の長い流行病と言ってよいだろう。

昭和六（一九三一）年になってようやく寄生虫の感染予防と治療の普及のための「寄生虫病予防法」が制定された。対象の寄生虫は回虫、十二指腸虫、日本住血吸虫、肝臓ジストマなどで、地方長官（知事）の命令で住民の健康診断、糞便検査を行うことができるとされた法律である。個人の不健康が国家にも害をもたらすという認識が行政にも拡がりつつあったのだ。この法律は平成六（一九九四）年に廃止され「感染症の予防及び感染症の患者に対する医療に関する法律」という長い名称の法律に受け継がれて現在に至る。

本章では、寄生虫の代表として回虫と鉤虫《こうちゅう》（十二指腸虫）について述べていく。

## （一）回虫

かつて回虫は「蛔虫」とも「蚘虫」とも記された。回虫の形状はミミズのようだが、体表は淡い紅色がかった乳白色で、なめらかである。体長はメスが三〇センチ、オスが二〇センチくらいの大型の線虫に属する。虫体を解剖すると先端の口から食道・腸管・肛門と端から端まで一直線の管になっている。それに平行してオスは体中に精巣などの生殖系器官が占めており、メスも卵巣と虫卵がびっしりとつまっている細長い子宮だけである。他の臓器はもちろん、脳や目なども見当たらない。なにしろヒトの小腸の中で宿主から栄養分を頂戴して、一日約二〇万個もの産卵を繰り返しているというだけの謎の生き物なのである。では回虫に寄生されたヒトはどのような反応を起こすのか、昔の医療機関の記録を紐解こう。

大正元（一九一二）年に「急性胃炎」の治療を受けた女性がいた。喜連川町の喜連川病院の記録簿に残っている。それによると胃薬の他に《サントニーネ　乳糖／リチネ油》が処方されていた。サントニーネはサントニンのことで、回虫の運動を麻痺させる薬剤である。リチネはヒマシ油のことで下剤。麻痺した回虫を糞便と共に排出する目的がある。つまり、胃の不調を訴えて受診した患者を、胃薬と虫下しの薬で治療している。しかし病名欄には回虫症との記載は無い。「急性胃カタール」とあるだけである。現在の急性胃炎とほぼ同義語である。たしかに回虫の存在により消化器症状を引き起こすことがある。回虫の寄生が蔓延していた時代、消化器症状を訴える患者に、駆虫剤を処方して虫体の排出を試みることは合理的だったのかも知れない。このことに関して、道下村（現・塩谷町）に江戸時代から明治時代に医業と製薬業を営んでいた乾林堂の史料を挙げておこう。

明治三八（一九〇五）年六月一一日に、乾林堂の青木泰次郎医師が日露戦争に出征していた三男へ手紙を送った。現代文にすると「これから夏になりますので、その用意のために安虫丸を送ります。一〇粒ずつ用いれば、水あたり、食傷（食あたり）、腹痛に効果があります」と書いている。

安虫丸は乾林堂で江戸期から製薬販売していた薬剤（漢方薬）の一つで、よく売れていたようである。残されている効能書きには一部省略するが次のように記されている（なお、（　）に漢字を混えて読み易くした）。

秘伝　安虫丸　一包一六粒入　代四拾八銅

一　第一しやくつかへによし（第一癪痞えに良し）

一　かふり虫によし（かぶり虫に良し）

一　しよくつかへはらはるニよし（食痞え、腹張るに良し）

この後、「疝気《せんき》に良し、霍乱《かくらん》に良し」などが記され、「道中にては朝々十粒ツヽ用ひ、暑寒水あたりの憂いなく、其の外腹の痛みに良し。何れも熱き白湯にて用いて良し。牛馬の虫に良し。右虫癪の妙薬なり。野州塩谷郡堂下村　青木氏製［印］」と続く。意味不明の部分もあるが「腹痛、下痢、霍乱に効果的で、食あたりの予防にもなり、人間ばかりか牛馬の虫にも効果があり、寄生虫による腹痛などに対するすぐれた薬である」というような内容である。安虫丸の中身は「苦辛・カンシツ・小枡」とある。苦辛はマメ科クララの根の苦参《くじん》のことで、苦参は古来から苦味健胃（胃薬）・解熱・利尿・駆虫・止瀉などの作用があるとされている。

カンシツは乾漆のことで、ウルシの樹脂で腸内寄生虫に用いられた。小枡は胡椒の当て字だろうか。胡椒であれば、胃が冷えて痛んだり、嘔吐するときに用いられたようだ。つまるところ、生薬の組み合わせを見ると安虫丸は「胃薬」の混じった「虫下し」の薬である。ところで泰次郎にとって安虫丸は自信の薬剤であったようだ。だから日露戦争に従軍した子息に送ったのだが、食あたりや腹痛の薬と説明している。この薬が効果を上げたのなら、当時の腹部症状の多くが寄生虫に依っていた証左と言えるだろう。

先に紹介した喜連川病院の史料に、明治三六年と三七年の患者類別表がある。三六年の一三三四人の患者のうち「急性・慢性胃炎」は一八三人であるが「回虫症」は無かった。三七年の患者数九九六人のうち「急性・慢性胃炎」は一〇六人と少なく記録されていた。しかし類別表には前年にはない「回虫」という項目があり、一四人と記録されている。三六年の「急性・慢性胃炎」には消化器症状を呈する「回虫症」の患者が含まれていたのだろう。『学校保健百年史』よると、大正初期の学童の寄生虫卵保有率は高く、六〇～九〇％と推定されてもいる。

## （二）鉤虫《こうちゅう》（十二指腸虫）

鉤虫は、明治から昭和前期には「十二指腸虫」と呼ばれていた。十二指腸に生息していると思われていたからだが、実際はむしろその先の小腸の上中部に多く寄生している。それで戦後は虫体がフック（鉤）状をしていることから「鉤虫」が正式名称となった。しかし、昭和四〇年の『内科診療の実際』という分厚い専門書には「十二指腸虫病（鉤虫病）」とある。日本に寄生虫病が蔓延した時代の大部分は「十二指腸虫」の名称であり、それが広く浸透していたからである。メスの体長は一センチくらいで、オスはもう少し小さい。同書によると、一日二万個排卵するという。二〇一六年版『図説　人体寄生虫学』には一万〜五千個とある。回虫の産卵数よりは少ない。

明治三六―八（一九〇三―五）年の喜連川病院の患者類別表には「十二指腸虫」として六四人が記録されている。患者数が回虫よりもずいぶん多いのは、貧血など人体に対する被害が大きく、医師の治療を必要とする人が多かったのだろう。鉤虫は小腸の粘膜に咬みついて血を吸い続ける。一日の吸血量は一匹で〇・五ミリリットル前後に過ぎないのだが、多数寄生し続けると、重度の貧血を来し心不全等を招く。鉤虫の人体に対する被害の大きさを示す記録が大正一二年の内務省衛生局文書に残されている。京都府上夜久野村（現・福知山市）で、重症の貧血と、心不全による激しい動悸・全身の浮腫を呈する患者を何人も目にした医師が、十二指腸虫の寄生と診断し治療を勧めた。しかし、明治三八年頃のこの村の住人は「この地特有の不治の病」と信じて医師の指導に従わなかった。そこで行政が、村人全員に寄生虫検査を行い、回虫に一〇〇人中六五〜八五人、十二指腸虫に平均一三人の寄生を明らかにした。以上のような行政の介入と、検査する際も「身体を養う栄養分を取り（中略）命を縮める寄生虫が居るか調べます」という村民への丁寧な説明もあり、ようやく治療を受け入れたものである（内務省衛生局「人体寄生虫病及び地方病に関する保健衛生調査概況」）。

当時、十二指腸虫の駆虫薬として「チモール」と「ナフタリン」が用いられていた。喜連川病院の診療記録簿にも同薬を一緒に処方している。大正元年八月二一日に処方された三四歳の女性の記録には、一〇月二〇日全治して薬を止めたことが記されている。この処方はずいぶん後まで行われていたようで、昭和四〇年の内科学専門書にも四番目の治療薬として「チモール・ナフタリン」との記載がある。チモールは防腐剤であるが鉤虫、条虫（サナダムシ）に用いられた。ナフタリンについては衣類などの防虫剤として知られているが、かつて寄生虫にも用いられていた。大正八年版の『薬物學』には「細菌、下等動物には頗《すこぶ》る有毒であるが、高等動物には比較的無害」と記されている。しかし、実際は赤血球を破壊するので有害であり、現在では使用されない。

## （三）マッチ箱の使い道

南高根沢村（現・芳賀町）公民館長で、医師の酒井良清の著した『農村学童の保険状態』（昭和二六〈一九五一〉年）によると「農村の学童は回虫、十二指腸虫の寄生が高率であって多いところでは一〇〇％に達している所もある」とある。同書には昭和二六年九月の記録として下高根沢小学校、芳志戸《ほうしと》小学校、上稲毛田《かみいなげだ》小学校の寄生虫卵保有児童数が載っている。回虫は六〇％前後、十二指腸虫は二～三％の保有率とある。検査は全学童に行われた。寄生虫卵の有無の検査は糞便で行う。大きな回虫の場合でも、受精卵の大きさは一ミリの二〇分の一ほどなので、スライドグラスに少量の水滴を乗せ、糞便のごく少量を爪楊枝などで採取しよく混ぜて顕微鏡で観察して見つけるのである。

現在では虫卵検査用の容器を用いるのだが、以前は違っていた。先に述べた明治三八年頃の京都府上夜久野村の場合、各家に貝殻と封筒が人数分配布された。その際、注意書きに「貝殻の中に入れる大便は梅干しほどの大きさでよろしい」と記載されていた。大便入りの貝殻を封筒に入れて本人の氏名・年齢を書き、収集する者に渡すことになっていた。貝殻はいつごろまで使われていたか不明だが、昭和三〇（一九五五）年の芳賀町役場文書「寄生虫卵検査実施の通知」に興味深い記述がある。回虫と十二指腸虫の蔓延が著しいと述べ、特に十二指腸が貧血や栄養障害を来すため医師に相談することが必要なので《新しい便を各人ごとに小指頭大（小指の頭の大きさ）ほどマッチ箱に入れて氏名をはっきり書いて当日九時までに持参すること》とされた。場所は芳賀町給《きゅう》部《ぶ》公会堂で、手数料は一人一〇円であった。保健所から所員が来て検査した。

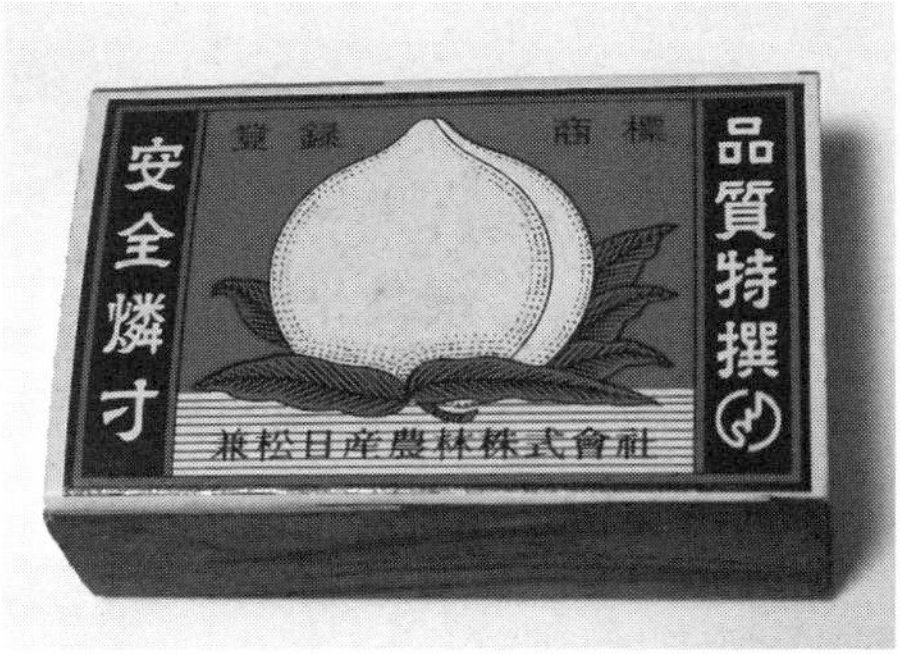


図版15-1　マッチ箱の大きさは、長さ56mm、幅36mm、高さ17mmで、各家庭にあった並型のサイズである。この写真は現在のマッチ箱で、同じ大きさだが、紙製である。昭和30年ごろまでの外箱は経木であった。筆者が、子供のころ経験した検便の容器も経木によるものだったと記憶している。このラベルの白桃は明治25年にマッチ商標登録されている。

現在の寄生虫用の検便には、ダニ、ハエなどの侵入を防いで、においを漏らさない、水分も蒸発しない密封可能で、しかも清潔な容器が求められている。もうマッチ箱は使われることはない。

この頃、筆者（戸村）もマッチ箱による検便の経験をしている。農村である塩谷郡大宮村（現・塩谷町）の小学校で行われた検便では、当時ほぼ全生徒から回虫卵が検出された。そしてチョコレートのような「虫下し」を教室でもらうのだが「景色が黄色く見えることがあるがすぐ治る」と先生からの注意があった。板チョコのように割って分配され、変に甘くて苦みの混じった味だったと記憶している。指摘された副作用の「黄視《おうし》」から「虫下し」の成分がサントニンであるとわかる。サントニンはヨモギの仲間の蕾を乾燥させたシナ花の有効成分で、回虫を殺すのではなく、運動を麻痺させ消化管の蠕動運動により大便と共に排出させて駆虫するものである。

## (四) 寄生虫症が稀になった理由

昭和四八(一九七三)年に国立予防研究所の石川達が発表した論文「学校検便成績よりみた腸管寄生虫感染の疫学的衰退課程の研究」には、大正一一(一九二二)年から発表当時までの寄生虫感染率の推移が以下のように記されている。「当時の厚生省の統計によると、感染率は大正時代に七〇%を超えていたが、第二次世界大戦の敗戦前には四〇%程度に減少している。大戦後は急激に増加し再び七〇%を超えたが、一九五〇年以降は漸減の経過をたどり、六五年以降は一〇%を割るに至り、七一年では五%と減少した」。そして、感染者が皆無の学校が多数になり、学校での寄生虫検査はまもなく行われなくなった。この感染率の激減には「駆虫薬による治療の徹底」が大きいと医療者は考えがちなのだが、実際は異なる。現在腸の中にいる寄生虫が駆除されても、また新たな虫卵の摂取により容易に寄生されてしまうからだ。モグラ叩きのようなものである。寄生虫が激減した理由は、農村における化学肥料の普及である。人糞を使用しなくなったことが大きい。このことは寄生虫の感染経路を知ることで了解できる。

回虫の場合、肥料とした糞便の中の受精卵が野菜に付着し、人に食べられると、小腸で孵化《ふか》し、一ミリの四分の一程度の幼虫になる。そして小腸壁に侵入して、門脈、肝臓を経て静脈の流れに乗り、心臓、肺に達する。京都府立大学の吉田幸雄名誉教授は「肺には数日滞在して著明に成長し、気管支、気管を伝って咽喉まで上行すると呑み込まれ再び小腸へ到達する」と記述していて、小腸で成長し、体内に入ってから二〜三カ月で成虫になり、寿命は一〜二年とある。その間、毎日二〇万個に及ぶ大量の虫卵を生み続ける。それが糞便と共に排泄され、下肥《しもごえ》として畑に撒かれ、野菜に付着し……と、延々と循環するのである。下肥を使用しない環境が、回虫症の激減に大きく寄与したのである。

鉤虫も経口感染が多く、人体で回虫と同じ経路をたどるのだが、虫卵ではなく一ミリに満たない幼虫を摂取して感染する。関東平野に多いとされるアメリカ鉤虫の場合は経皮感染が主である。中身がすでに幼虫化している虫卵に皮膚が触れると、卵の表面が破れ幼虫が皮内に侵入する。そして数日滞留した後、*血管（静脈）あるいはリンパ管に入り、肺に達する。あとは回虫と同じ経路をたどり小腸上部に寄生する。

＊侵入した皮膚には赤い点状の皮膚炎が出現する。これを「肥《こえ》かぶれ」「肥まけ」と称したようだ。

ところで、糞便を一定期間溜めておいて発酵させると虫卵は死滅する。だから下肥として利用する場合、農家では「肥溜め」を作って溜めておいたのである。また便所も、新しい屎尿が汲み取られないタイプの内務省式や厚生省式改良便所などが考案されたりもした。厚生省環境衛生局の昭和三六年までの統計によると、昭和五（一九三〇）年の回虫の寄生率は五〇・六％で、同一〇年、一五年は四二％で推移しているのだが、同二四（一九四九）年は六二・九％とかなり上昇している。終戦前後のこの時代、不衛生、食糧不足等劣悪な環境により多くの感染症が増加していた。寄生虫症も例外ではない。食糧事情の逼迫《ひっぱく》により、家庭の庭先や、空き地、校庭などを耕して少しでも農作物を得ようとしていたことは、当時のさまざまな文献、映像等に残されている。普段農作業をしていない人々が、化学肥料の充分ではないなか栽培するのである。充分に発酵させた屎尿を用いていたのか疑問である。発酵させずに直接施せば、野菜を通じて寄生虫は伝搬することになってしまうのである。

最後に、明治から大正期の小児科医である蛭子暉廣が「寄生虫症の対策には薬物による駆虫だけでは駄目である」と指摘した小論文「頑固ナル蟯虫*症ノ一例」を紹介しておこう。内容は、数年来蟯虫症に罹患し、何人もの医者の治療を受けたが根治しなかった七歳の女の子の治療経験である。医師の治療をあきらめたところ「毎晩数十匹の蟯虫が肛門の外に這い出す」状態になり、蛭子医師が診療を頼まれた。駆虫剤、浣腸などを施し三カ月程治療を続け、この間家人に清潔法を厳命し、頻回に手を消毒させ、本人にも手を口に入れさせないようにさせて、ようやく治療に成功したと書いている。そして「蟯虫症の療法は厳格なる清潔法とともに同一家族を同時に駆虫するを以て第一の条件とする。単に薬剤のみで治療せんとすれば、往々にして徒労に帰すことを知るべきである」と、この小論文を結んでいる。当時としては卓見である。

＊蟯虫はメスで一センチ内外、オスは半分以下の体長で、盲腸に寄生する。時に虫垂炎を引き起こすが腸内にいる分には症状は殆どない。メスは、二カ月ほどで成虫となり、産卵の時期を迎える。宿主が夜間睡眠中、緩んだ肛門から這い出てきてその周囲に一万個程度産卵し、そして命が尽きる。産卵の際の分泌液により、宿主は痒みを感じて掻きむしってしまうことになる。その手を口に入れると、爪の間や指に着いた虫卵が体内に入って感染がループする。下着、敷布にこぼれた虫卵は、塵と共に舞い口に入り、あるいは食卓に落ちて家族にも感染する。一九五八年、学校保健法で小学三年生以下に蟯虫検査が義務付けられた。当時は二五％の陽性率であったが、近年はほぼ〇％

になり、二〇一六年には義務付けは廃止された。栃木県保健衛生事業団のホームページには今も次のような説明が掲載されている。起床したらすぐに特殊なノリのついたセロハンを肛門にあて「指先を強くおして虫卵をはりつけてとる」と記され、使う時の姿勢のイラストは、背中に小さな羽を生やしたキューピーさんそっくりの姿をしている（図版15―2）。

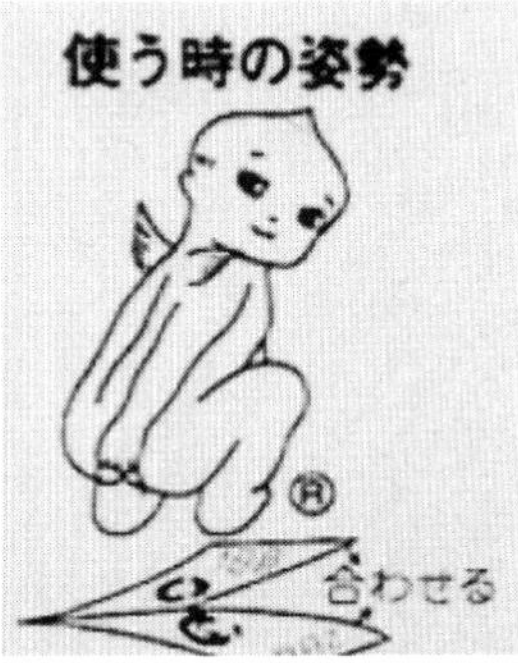

図版15-2（栃木県保健衛生事業団ホームページより）

---

### コラム　ジャガイモの肥やし

一九五〇年代、マッチ箱の項でも触れた筆者の通っていた小学校には小さい畑があり、生徒がジャガイモを植えた。半分に切って切り口に灰をつけ、畝に埋めた。大人（定かではないが先生だったろうか）が便所の裏の汲み取り口を開けて、長い肥《こえ》柄《び》杓《しゃく》を使って屎尿を木製の桶に移し、それに天秤棒を通して、前と後を生徒二人で担いで畑まで運んだ。子どものことなので桶がかなり揺れてしまう。学校の便所は尿が多いため、中身が飛びはねてこぼれたりして往生した記憶がある。それを畝と畝の間に流し込むのだが、そのジャガイモを収穫して食べた記憶は無い。

（戸村）

---

# 終章　新型コロナウイルス感染症

岡　一雄

## （一）はじまり

新型コロナウイルス感染症（以下、新型コロナ感染症と略す）は、令和元（二〇一九）年一二月に中国湖南省武漢で最初に確認された。それ以前から謎の肺炎があったという話も伝わっているが、真偽のほどは不明である。年が明けてから中国政府は一二月中の患者数は四四人、死者は出ていないとＷＨＯに報告したが、武漢市民には一切知らされなかった。そのため、四万世帯が料理を持ち寄って行う伝統行事の大宴会「万家宴」が一月一八日に開かれ、感染を拡大させてしまう。一一〇〇万の大都市武漢は、一月二三日から、感染が収束する四月八日まで都市封鎖（ロックダウン）されることになる。この時点で、日本、フランス、豪州、東南アジア、米国など複数国で中国武漢からの旅行者を中心に感染者が確認されていた。一月初旬に謎の肺炎の原因はＳＡＲＳやＭＥＲＳと同じコロナウイルスであることを中国の研究者が発表、二月一一日、ＷＨＯはこの新しいコロナウイルスを《Covid-19》と命名した。

**解説** **コロナウイルス**

コロナウイルスはもともとコウモリ由来で、コウモリからラクダやハクビシンなどの中間宿主を経てヒトにも感染力を持つようになったと考えられている。現在五〇種類以上のコロナウイルスが見つかっているが、ヒトに感染することが判明しているのは、いわゆるかぜの原因となる四種類と、SARS（重症急性呼吸器症候群）とMERS（中東呼吸器症候群）の原因となった二種類であり、今回の新型コロナウイルスが七番目である。ちなみに、コロナウイルスの名前は、表面に特徴的な突起（スパイク）があり見た目が王冠（crown）によく似ていることから、ラテン語の王冠を意味するコロナ（corona）と命名された。（岡）

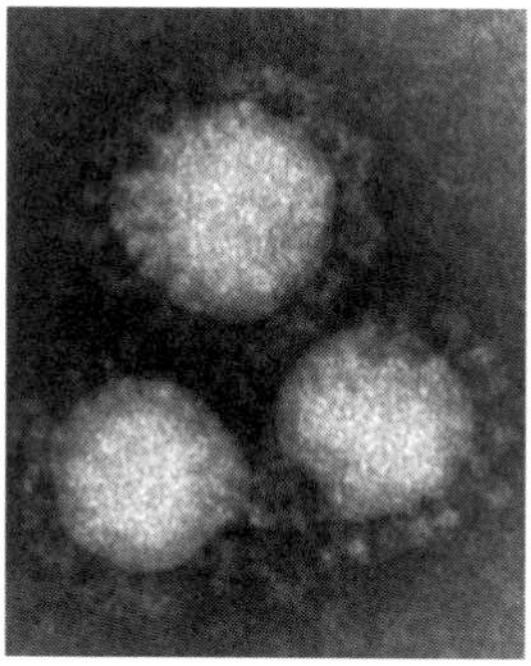

図版終-1　コロナウイルス電顕写真（国立感染症研究所ホームページより）

## （二）パンデミックの概要

新型コロナ感染症は、武漢から中国各地に感染が拡大、さらに年が明けた二〇二〇年一月中旬以降、タイや香港、日本などの東アジアに感染が拡大した。それらは中国からの観光客やビジネス客がもたらしたものであった。一月下旬にはヨーロッパで感染が拡大、二月下旬から三月にはヨーロッパが感染の中心地となり、ヨーロッパのウイルス株は米国や南米のブラジルへと拡がった。三月一一日、WHOはパンデミック宣言を出したが、遅すぎた宣言に世界中から批判が出た。三月から五月にはヨーロッパに加えて米国が感染の中心となり、六月からブラジル、七月からはインドでの感染者が急増した。夏に入り一度感染者が減少したヨーロッパでは、九月末からクリスマスにかけて再び感染者が急増して、死者数も増加した。米国では引き続き感染の拡大が続いた。九月にイギリスで発見された感染力のより強い変異株は、ヨーロッパ全体に伝播すると、二〇二一年にはヨーロッパの感染ウイルスの主流となり、一度落ち着いた感染を三度《みたび》拡大させた。

WHOのパンデミック宣言から一年が経過した二〇二一年春以降も、世界各国は経済の落ち込みと医療情勢をにらみながら、ロックダウンの発令と解除を繰り返している。一方、ワクチン接種の進んだ国では感染者が減少する傾向が見られるが、一方で新しく出現した別の変異株が感染を拡大させている。

新型コロナ感染症は高齢者や基礎疾患を持つ人、喫煙者では男性の致死率は高いが、若年者では致死率は極めて低い。無症状の感染者が他人に感染させる点や潜伏期間が比較的長い点など、感染防止が困難である。また、初期症状である味覚や嗅覚の異常以外は、咳や発熱など普通の感冒やインフルエンザの症状と同じで鑑別診断が難しいため、パンデミックの初期の頃はPCR検査によるウイルスの検出が唯一の診断法であった。

日本では二〇二〇年三月から五月にかけて第一波の流行があり、その後八月に第二波、そして年末の一二月から二〇二一年一月にかけて最大の第三波の流行があったが、欧米などに比べると感染者数や死者数は少なく推移しているが、三月に二度目の緊急事態宣言が解除されると再び増加傾向となり、第四波が到来した。これからもまだ続くと思われるコロナ禍の最初の一年半を、全国紙の『朝日新聞』と地方紙の『下野新聞』

の記事を基に、国内の感染状況と世界の情勢とを交えて時系列で追ってみる。

## (三)令和二(二〇二〇)年、日本への感染波及と第一波・第二波の到来

### 一月　最初の感染

一六日、日本で最初の患者の確認は三〇歳代の中国籍の男性で、武漢から帰国後に判明。二八日、武漢からの観光客を乗せたバス運転手が、日本人の最初の感染例となる。この日、政府は新型コロナを「指定感染症」に指定することを閣議決定。武漢にチャーター便を派遣して二〇六人を帰国させるが、そのうち三人は既に感染しており、うち二人は発熱や咳などの症状がなかったことが関係者に衝撃を与える。三一日、政府は、二月一日から過去一四日以内に湖北省滞在歴のある外国人の入国拒否を決定。同日、米国は過去一四日以内に中国に滞在した外国人の入国拒否を発表した。

### 二月　ダイヤモンド・プリンセス号の衝撃と全国一斉休校要請

三日、三七〇〇名余の乗客と乗員を載せた大型クルーズ船ダイヤモンド・プリンセス号が横浜港に入港、香港で下船した乗客が新型コロナであったことから、発熱患者と濃厚接触者三七人にＰＣＲ検査した所、一〇人が陽性、乗客全員が一四日間の船内待機となる。その後船内で感染が拡大、最終的には七〇七人の感染

者が出る。クルーズ船に乗り込んだ検疫官も感染する事態となった。この時点で中国の感染者数は二万四千余人、死者は四九〇名、致死率は約二％であり、世界三〇カ国で数人から数十人の感染者が出ていた。一三日、渡航歴のない八〇歳代の女性の感染者が日本国内での初の死亡例となり、その後感染経路不明の国内感染が増加。厚労省は受診目安として「四日以上続く発熱、強いだるさ・息苦しさ」を発表、帰国者・接触者相談センターを開設した。一六日、政府は新型コロナウイルス感染症対策専門家会議を開催。二三日、栃木県内で初感染が確認、検査陰性でクルーズ船を下船した六〇歳代女性であった。二六日、政府は国内のイベント二週間自粛要請、Ｊリーグは試合を延期、コンサートも中止となった。二七日、安倍首相は三月二日から春休みまでの全国の小中学校、高校の一斉休校要請を出す。感染者が全く出ていない地域があるにもかかわらず、唐突に週明けの月曜日からの全国一斉の休校要請を木曜日に出したことに戸惑いや不安が広がる。栃木県内では茂木町は感染者が出ていない状況から休校方針を転換した。前日（二六日）の全国の感染者は七人、累計で八七七人、その内クルーズ船やチャーター便関連が七二〇人。国内では北海道が三九人、東京が三五人で、感染者が出ていた県は一九都道府県だった。北海道は道の判断で二七日から一週間小中学校の休校を決めていた。

## 三月　新型コロナ特措法成立

五日、大阪のライブハウスに行った三〇歳代女性が県内二人目の感染者に。一一日、ＷＨＯがパンデミック（世界的大流行）を表明。世界のすべての大陸で感染者が認められ、総数は一二万人超、死者は四七〇〇人、日本での感染者数はクルーズ船を除くと六〇〇人を超えていた。一方、中国は感染がピークを越したと発表。

一三日、新型コロナ特措法成立。首相の判断で「緊急事態宣言」を出し、都道府県知事の判断で外出自粛や休校措置を要請するのが可能となる。この法律は従来の新型インフルエンザ等対策特別措置法の対象に新型コロナを加えたものである。二四日、東京オリンピックを二一年夏に延期決定。二六日、一日の感染者数が今までで最多の四一人となったため、東京が都民に外出自粛を要請。同日、福田富一栃木県知事が感染の拡大している東京、埼玉、神奈川への外出自粛を訴える。二九日、ドリフターズの志村けんさんが死亡、衝撃を与える。東京都台東区の永寿総合病院で大規模クラスターが発生し患者数九五人に、その後六月までに高齢者の入院患者を中心に四八人死亡、最終的に入院患者と職員を合わせて一九二人が感染した。

三月中旬には感染の中心はヨーロッパに移り、イタリアやスペインでは死者数が中国を抜き、米国でも急増、二六日には感染者数が世界最多になる。二五日、世界の感染者数は四〇万人を超える。

## 解説　クラスターと三密

クラスターとは集団とか群れという意味であるが、新型コロナでは、患者の集団発生があった場合に盛んにこの聞きなれない用語が使用された。厚生労働省は二月二六日、「接触歴が明らかな五名以上の感染者の発生」をクラスター（集団発生）としたが、三月に入り、各県でクラスターが多発、国と見解の違いがあると県からの抗議を受けて、「特定の一カ所で五人以上の感染者が出た場合」とし、感染者が家や別の訪問先で感染させた人数は考慮しないことにした。厚労省では感染拡大を阻止するためクラスター対策班を設置した。クラスターは換気が悪く、人が密に、近距離で会話をするような場面で発生しやすいことから、この対策として換気の悪い「密閉空間」、多数が集まる「密集場所」、間近で会話する「密接場面」の三つの密を避けるように呼びかけられ、小池東京都知事が記者会見でボードを掲げた姿が報道され、「三密」という言葉が広く知られるようになった。この「三密を避ける行動」は海外でも呼びかけられるようになった。（岡）

## 四月　第一波の到来と緊急事態宣言

日本国内各地でクラスターが拡大、院内感染も増加した。一日、マスク不足に対し、安倍首相が一官僚の進言で全戸に布マスク配布を決定、二七〇億円の予算をかけたが、配布が遅れた上、広く普及していた不織布マスクに比べ感染防止効果も低いことから使用されず、安倍首相が推進していた経済政策「アベノミクス」をもじって「アベノマスク」と呼ばれた。四日、東京の一日の感染者数が初めて三桁（一一八人）になる。五日、日本呼吸療法医学会の調査で、流行ピーク時には人工呼吸器や人工心肺装置「ECMO（エクモ）」（図版終―2）が不足する懸念。本県も確保に向けて調整。六日、東京など七都府県に五月六日まで緊急事態宣言。那須などでは首都圏からの別荘避難が増加。九日、宇都宮や県南で感染者が出ていることから、県内の一九市町の小中学校が再休校に。一〇日、東京都は図書館、体育館、パチンコ店、バー、カラオケ店に休業要請。栃木県知事が二二日まで県内全域の外出自粛を呼びかける。一一日、全国の感染者が七二〇〇人で第一波のピーク。一六日、緊急事態宣言（五月六日まで）の対象地域を全都道府県に拡大。国内

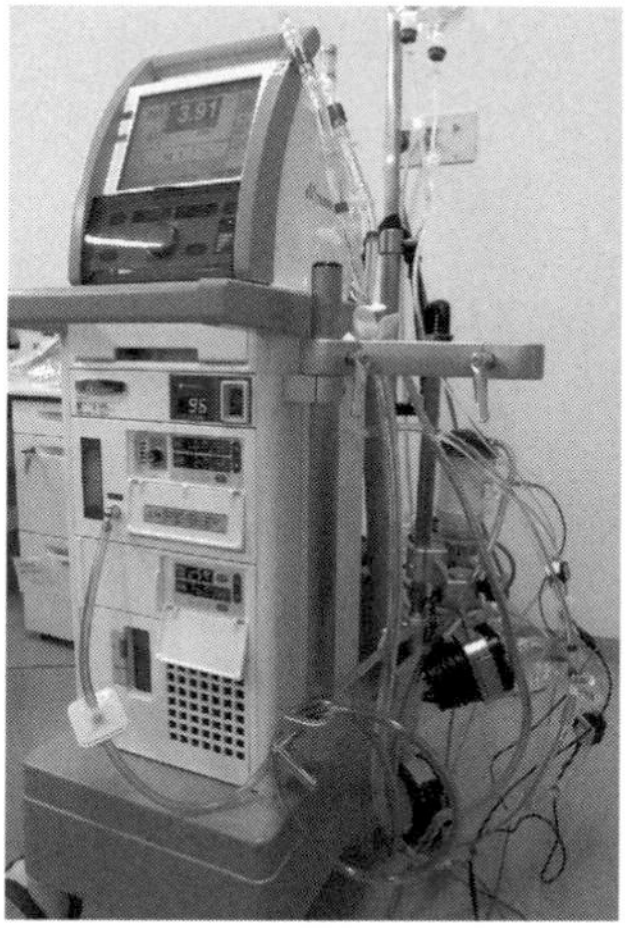

図版終-2　重症者の治療に欠かせない人工心肺装置ECMO（那須赤十字病院集中治療室提供）

感染者数累計が一万人を超える。ＰＣＲ検査数の増加に保健所が対応できないことから、各地の医師会が主体となってＰＣＲ検査センターを設置する動きに。感染が拡大するにつれ、感染者やその家族、医療従事者などに対するいわれなき差別やいじめが拡大し、社会問題となっていった。県内の感染症指定医療機関に勤務する医療スタッフの中には学童保育の利用を断られるなどの差別も。感染者数の増加から、全員入院から軽症者は宿泊施設での療養に方針変換。二一日、世界の感染者数は二五〇万人を超え、死者も一五万人を超える。感染の中心はヨーロッパと米国。スペインでは感染者の一五％が医療従事者で、医療崩壊の危機に。三〇日、米国トランプ大統領が「新型コロナウイルスは中国武漢の研究所から流出したもの」と主張。

## 解説　ＰＣＲ検査と保健所の疲弊

ＰＣＲ検査は、ごく微量のＤＮＡ（遺伝子）を増幅する技術を応用してウイルスの有無を調べる方法で、新型コロナの最終的な診断法である。韓国の様にＳＡＲＳもＭＥＲＳも経験した国はＰＣＲ検査の準備が整っていたが、どちらの感染症も経験してない日本は全く備えがなかったため、当初保健所や各県の検査センターなどにある数少ないＰＣＲ検査機をフル稼働するしかなかった。保健所は、通常業務の他に、ＰＣＲ検査、一般からの電話の問い合わせ、感染者の入院の手配、濃厚接触者への連絡と検査の手配、感染源の調査などを二四時間体制で行うこととなり、疲弊していった。その後、ＰＣＲ検査は各地の医師会のＰＣＲセンターや基幹病院が行うようになったが、感染源の調査などの積極的疫学調査は次第に行われなくなった。行政改革によって保健所の統廃合が進み、人員や予算も削減されている状態でのパンデミック到来は現在の保健所には荷が重かったといえる。一方、感染急拡大の際に宇都宮市は、中核都市の強みを生かして保健所に市役所の他部署からの応援職員三〇名を配置することで第三波を乗り切った。国は、今回の経験を踏まえ、再び起こると考えられる次のパンデミックに備えて保健所機能の強化と人材育成を行う必要があるだろう。（岡）

## 五月　栃木県で初の死者、感染は小康状態に

四日、緊急事態宣言三一日まで延長に。医療現場ではマスクや防護服の不足から、マスクの再使用や雨がっぱを代用する事態に。六日、栃木県で初の死者。二〇日、県内初のPCRセンターが宇都宮市に開設。一四日、東京、大阪を除いて緊急事態宣言解除に。二五日、緊急事態宣言が全面解除に。首相は「わずか一カ月半で流行をほぼ終息させることができた」と強調。専門家会議は「感染のピークは四月一日で緊急事態宣言前であったが、これにより人の移動が押さえられて地方への波及に歯止めがかかった。三月からの感染拡大は中国株ではなく、ヨーロッパ株であること、志村けんさんの死亡報道や東京都の不要不急外出自粛要請が感染症を抑える要因となった」と分析。二七日、米国で死者が一〇万人を超え、世界の三割に。五月三〇日現在の県内の感染者総数は六五人、死者一人。

## 六月　県内初のクラスター発生

一日、県内の小中学校が三カ月ぶりに再開。一九日、都道府県をまたぐ移動の自粛要請を全面解除、イベントの人数制限の上限引き上げ、経済活動再開の動きに。国民全員に一人当たり一〇万円の定額給付金が手元に入り始める。二八日、県内で二二日ぶりに宇都宮のキャバクラ店での県外客の感染確認、県内初のクラ

スターに。二九日、世界の感染者が一千万人を超え、死者は五〇万人に。中南米の感染者急増が目立つ。

この頃から医療従事者に感謝しようというキャンペーンが各地で始まる。栃木県では県内の観光需要を取り戻そうと、「県民一家族一旅行推進事業」（宿泊代金の補助事業）が六月一六日から一〇月三一日までの期間で始まる。四月から六月のＧＤＰは戦後最悪の下落（年率換算二七・八％減）。この月から新型コロナ対策のための接触通知アプリ（ＣＯＣＯＡ）がスタート。

## 七月　ＧｏＴｏトラベル始まる

三日、政府は専門家会議を廃止、六日に感染症対策分科会を設置し、尾身茂が会長となる。五日、米国のトランプ大統領がＷＨＯの中国寄りを批判してＷＨＯ脱退を国連に通知。一〇日、東京を中心に感染者が拡大し、一日当たりの新規感染者数が過去最多の二二四人に増加。一方、政府は社会経済活動の段階的再開を進め、イベント参加者の上限を一千人から五千人に緩和。一五日、栃木県内の感染者の累計が一〇〇人を超す。二二日、政府の観光支援策「ＧｏＴｏトラベル」が東京での感染拡大をうけ、東京除外でスタート。二三日、国内新規感染者数、最多の七九五人で、春の緊急事態宣言時を上回る。感染は地方に波及。二九日、今まで感染者数ゼロだった岩手県で初の感染者。三〇日、県内一六人感染、初の二桁に。県では一カ月で五件のクラスター発生。三一日、東京では四六三人の新規感染者数があり連日最多を更新。

## 八月　第二波と安倍首相辞任

四日、大阪府の吉村知事が記者会見で「新型コロナ対策に特定のうがい薬が有効」と発表したため、買い求める人が殺到し、薬局や医療機関で不足する事態に。専門家は科学的根拠が乏しいと疑問の声を上げた。社会的影響を考慮しない政治家の前のめり発言であった。五日、世界の死者七〇万人超となり、三大感染症（結核、エイズ、マラリア）で二番目に死者の多いエイズの二〇一九年の死者数六九万人を上回る。六日、「ＧｏＴｏ」開始二週間、各地で旅行・帰省が感染拡大の原因に。感染拡大による経営悪化で全国の病院の六割が四月から六月の経営が赤字に。稲野県医師会長が記者会見で、県内が第二波に入っていると危機感を示す。七日、感染再拡大により入院施設や療養施設が十分確保できない自治体があることから、政府は軽症者や無症状者の自宅療養の要件を緩和。八月七日が第二波のピークで全国の感染者数は一八〇五人。八日、米国の感染者五〇〇万人を超え、死者は一六万人に。九日、安倍首相は「ＧｏＴｏ」をなお推進する考えを表明。一一日、国内感染者の累計五万人を超える。県内で検査を受けて陽性となった高齢者が初の死亡（県在住者としては二人目）。七日から一六日のお盆期間中の帰省は全国的に自粛傾向となり、静かなお盆に。墓参り代行が増加。二四日、共同通信社の調査で内閣支持率三六％最低水準に。二九日、安倍首相辞任表明。三〇日、世界の感染者数が二五〇〇万人を超え、死者は八四万人に。

---

**解説**　**政治と科学**

ヨーロッパがコロナ感染の中心地となり各国で医療崩壊が起き死者が増大した時、唯一ドイツだけは死者数を低く抑え、他国への医療援助も行った。もともとドイツは世界トップの医療を誇っていたが、加えて政権トップの的確な判断が大きかったと考えられる。ドイツのメンケル首相はもともと科学者であり、論理的な思考や科学的なエビデンスに基づき感染症対策を行った。また、国民に過不足ない正し

---

い情報を発信し、自らの言葉で感染防止を訴えた。

一方、米国のトランプ大統領やブラジルのボルソナーロ大統領のようなポピュリズム（大衆主義）を掲げる政治家は、新型コロナを軽視し状況を甘く見たため、感染を拡大させ犠牲者を増加させた。イギリスのジョンソン首相は自身が感染し重症となったが、治癒した後は当初の楽観論が間違いだったことを認め、その後強力なロックダウン政策を行うも、初期の感染対策の遅れを取り戻すことはできなかった。これらの政治家は一般に専門家からの助言を受け入れない傾向があり、特にトランプ大統領は、「マスクは不要」と発言したり、米国の感染症対策の要であるCDC（米国疾病予防管理センター）所長と対立していた。

日本の安倍首相もせっかく専門家会議を発足させながら、経済対策と相反する提言は受け入れず、一部の取り巻きからの提言をもとに「アベノマスク」や全国一斉休校のようなエビデンスの乏しい思いつきの政策を行う一方、コロナについての記者会見は行わず、直接国民に語りかけることもなかった。医療現場の悲痛な声や訴えも政権中枢には届いてなかったと思われる。対照的に、東京の小池知事、北海道の鈴木知事、大阪府の吉村知事など各県の知事はまめに会見を開いて情報発信を行った。（岡）

## 九月　テレワーク、テイクアウト、オンライン学習

八日、インドの感染者数四二〇万人となり、ブラジルを抜いて世界二位に。通勤電車や人込みを避けるため自転車通勤が増加。県内の郷土芸能や伝統的な祭礼の中止が相次ぎ、次世代への継承が断たれる懸念も。病院や施設が感染防止目的の為に面会を厳しく制限するようになったため、自宅での看取りが広がる兆し。

一四日、佐野のホームパーティー参加者のクラスターで県内最多の二一人感染。直近の県内感染は外国人が六割を占めたため、県は多言語の啓発チラシ作成配布と相談窓口設置。九日、国がイベントの人数制限を大幅に緩和。一六日、安倍内閣の官房長官だった菅氏が総理大臣に就任。一八日、世界のコロナ感染者三千万人越え、死者は九四万人に。新型コロナの影響でテレワークが普及、通勤回数が減少したことから、都会から栃木県への移住相談が増加。冬のインフルエンザとコロナの同時流行を防ぐため、県内の自治体ではインフルエンザ予防接種の助成拡大に。飲食店のテイクアウトが進む中、キッチンカーの出店が相次ぐ。感染拡大を受け、オンライン学習の環境を整えるために県内の小中学校に一人一台のパソコンやタブレットを前倒し配備に。二八日、スペイン、フランス、イギリスで第二波の感染が拡大、規制再強化に。二九日、コロナの死者一〇〇万人（感染者三三〇〇万人）に、結核の死者一五〇万人に迫る。三〇日、県知事は、四カ所の医療機関を中等症や重症患者を集中的に受け入れる「重点医療機関」に指定し一七二床確保したことを発表。

## 一〇月　欧米で感染拡大

一日から「ＧｏＴｏトラベル」に東京を追加。二日、米国トランプ大統領がコロナ感染。一時重症化するも完治しないまま五日に退院し、「コロナ恐れるな」とツイッターに投稿し、一二日から大統領選挙運動を再開。五日、フランスのパリは感染者数や集中治療室の指標が最悪レベルとなり最大警戒区域に区分。ＷＨＯは世界人口約七七億人の一割が新型コロナに感染した可能性があると推計。実際の集計では感染者数は三四五八万人。七日、国の概算要求がコロナ対策で増加し、一〇五兆四〇七一億円に。八日、新型コロナ対応・民間臨時調査会が、全国一斉休校要請や緊急事態宣言の発出など半年間の施策を「場当たり的な判断の積み重ねだったが結果的に先進国の中では死亡率が低く経済の落ち込みも抑えられた」とする報告書の内容を発表。九日、国連世界食糧計画（WFP）にノーベル平和賞。新型コロナ感染拡大と自国第一主義が広がる中、飢餓の状況が増す中での授賞。一〇日、埼玉の劇団で六二人が感染し、公演が中止に。一四日、フランスの一日の感染者数が二万七千人に達し、死者は一〇〇〇人以上となったことから、マクロン大統領は「第二波」と明言。経済優先が感染の再拡大につながり、経済が疲弊する悪循環に。一九日、県内の学校で感染者出た場合の学校名発表は、国からの統一的な指針が示されてないため自治体任せであり、対応が分かれていることが判明。世界の新型コロナ感染者数が四千万人超す。死者は一一〇万人。中国からの最初の感染報告から約半年で一千万人、四四日後に二千万人、その三八日後に三千万人、その三一日後に四千万人と、ペースが上がっていると報告。二一日、県は発熱患者の診療・検査に対応可能な五二三の医療機関を指定。二三日、政府は年末年始の移動分散のために企業に休暇延長を要請する方針発表。三〇日、国内感染者数一〇万人超え。月末に県内の医療機関では、コロナ同時流行警戒によるインフルエンザ予防接種の増加で一時ワクチン不足に。六月から導入された新型コロナの接触アプリの使用が二割に留まるアンケート結果が発表される。政府に対する信頼性低下が原因か。

## 一一月　ＧｏＴｏトラベル迷走

四日、国土交通省はマスク無着用客の乗車拒否可能と定めたタクシー事業者の運送約款を許可。九日、世界の感染者数五千万人超える。一一日、全国感染者が一五四三人となり、六府県で過去最多となる。一八日、全国の新規感染者数が初めて二千人超え、重症者も急増。日本医師会の中川会長は「ＧｏＴｏがきっかけ」

と言及するが、政府は経済と感染防止の両立姿勢を崩さず、継続方針。一九日、八都道府県で感染者数最多となる。栃木県は一五人で五五日ぶりの二桁。二〇日、コロナ分科会が「ＧｏＴｏ」見直しを提言。二一日、全国感染者が四日連続最多更新。二二日、死者が二〇〇一人に。二四日、感染拡大の札幌と大阪を「ＧｏＴｏ」三週間除外に。東京は結論持ち越し。政府が「勝負の三週間」と名付けた感染対策キャンペーン始まる。二六日、飲食店への時短営業や休業要請が四都道府県に。新型コロナ重症患者が二週間で倍増し、病床使用率が上昇。

## 一二月　県内高齢者施設、病院でクラスター多発

一日、県内感染者最多二六人、足利市内の有料老人ホームでクラスター。「三密」が流行語大賞に。コロナ関連では、「アベノマスク」や「アマビエ」もトップテン入り。二日、イギリスで、米国ファイザー社製のｍＲＮＡワクチン（図版終―3）が日米欧で初めて承認。国会で新型コロナワクチン費用を国が負担し無料で接種を進めるための改正予防接種法が参議院で可決。足利のグループホームでもクラスター発生があり、県の直近一週間の感染者数は最多の九〇人に。北海道や大阪で、高齢者施設での大規模クラスターが起き、死者が急増。一方、東京では感染者数の増加はあるが、第一波の経験を踏まえて病院でのクラスター発生は少なく、死者数も抑えられる。埼玉県で、新型コロナで入院中だった男が病院を抜け出し、感染を申告せずに温泉施設を利用し逮捕。七日、政府

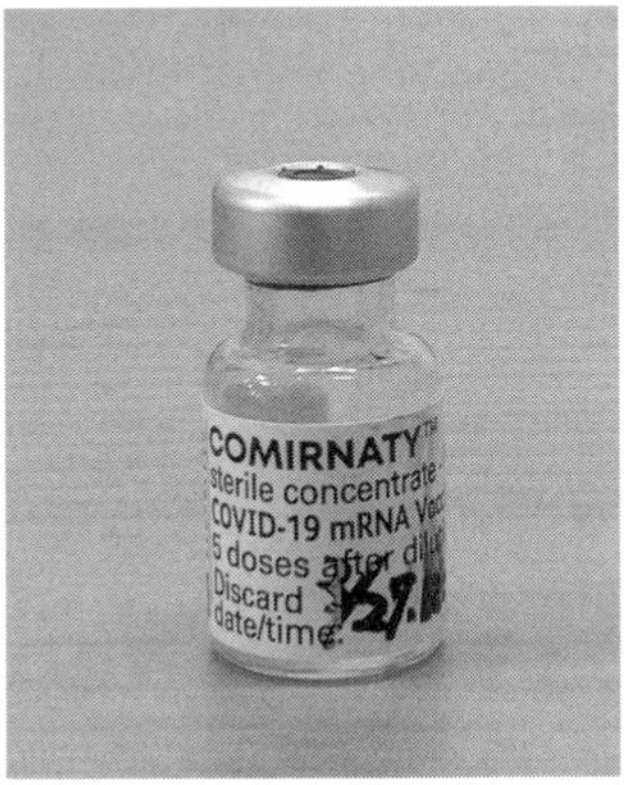

図版終-3　ファイザー社製mRNAワクチン

は医療体制が逼迫している大阪府と旭川市に自衛隊の看護師を派遣。八日、イギリスでファイザー製ワクチン接種始まる。一一日、国内感染者二九七〇人、東京六〇二人と最多。「ＧｏＴｏトラベル」でクラスターが七件発生したのを受け、コロナ分科会が「ＧｏＴｏ」一時停止を提言。一二日、国内感染初の三千人超え重症者も最多五七八人に。一四日、米国でファイザー製のワクチン接種開始。一五日、県内感染三五人の最多に。一六日、政府は「ＧｏＴｏトラベル」を二八日から一月一一日にかけて全国で停止を表明。コロナ沈静化せず、「勝負の三週間」敗北が決定。国民に五人以上の会食自粛を求める中、菅首相が連日の会食と懇談会に批判渦巻く。一四都道府県が飲食店に営業時間短縮を要請。一七日、フランスのマクロン大統領が感染。一八日、東京の感染者過去最多の八二二人、医療警戒レベルを最も深刻なレベル4に。一九日、県内感染者総数一千人超す。一カ月で四五〇人と急増。二二日、国内のコロナ死者三千人超え、一カ月で一千人増。二六日、県内感染者最多の四二人、国内も最多更新の三八八一人。二七日、世界の感染者八千万人超える。死者は一七五万人。ＥＵ各国でワクチン接種始まる。二九日、県内感染八三人最多、鹿沼の病院で三九人のクラスター発生。年末年始の医療体制維持のため、都内の医療機関三〇〇カ所開院に。県内の病院でも開院の動き。三一日、国内感染者初の四千人台。

## (四) 令和三(二〇二一)年　度重なる感染の波とワクチン接種開始

### 一月　第三波と二度目の緊急事態宣言

四日、イギリスはロンドンを含むイングランド全域を対象に三度目の都市封鎖へ。イギリスで自国の製薬会社アストラゼネカ社製ベクターワクチンの接種開始。県内の療養者数が確保病床数を上回り、医療提供体制が逼迫。五日、県内感染者一一一人最多。県は宇都宮市内全域の酒類を提供する飲食店に二週間の営業時間の短縮要請。国内最多の四九一六人感染。分科会は首都圏が感染爆発相当と発表。六日、国内感染者六千人に。県内の感染者一三二人、人口当たりの感染者が全国四位に。自宅療養の高齢者死亡(県内初)。県内の二二市町成人式中止または延期に。宇都宮市が独自の緊急事態宣言発令。七日、政府は、東京、埼玉、千葉、神奈川を対象に二月七日まで緊急事態宣言を再発令。宇都宮市内の宿泊療養施設が感染増でフル回転に。八日、県内感染者一五〇人最多更新、県知事は緊急事態宣言の対象に本県を追加するよう国に要請。一月八日が第三波のピークで、全国の感染者数は七九四九人。一一日、世界の感染者九千万人超。県内の感染者一週間連続一〇〇人超。一三日、緊急事態宣言の対象に、大阪、京都、兵庫、愛知、岐阜、福岡、栃木を追加。国内感染者累計三〇万人超える。一五日、県内感染累計三千人超。一八日、静岡県内の海外渡航歴のない男女三人からイギリス由来の変異株初確認、市中感染の可能性。二〇日、米国バイデン大統領就任。パリ協定復帰とWHO残留、マスク着用強化と科学重視でコロナ対策を行うと明言。二一日、宇大入試の二次試験中止に。二二日、イギリスのジョンソン首相が記者会見で、変異株は感染力が強いだけでなく、死亡率が高い可能性を発表。二六日、世界の感染者一億人超、米国二五四三万人、インド一〇六八万人。一方ワクチン接種は六四〇〇万人に留まる。二九日、EUがワクチンの輸出を許可制に。イギリスのアストラゼネカ社ワクチンの自国優先供給に対する不信感が背景。三一日、WHO、最初に集団感染が確認された中国の武漢市場を視察。

### 二月　ワクチン先行接種始まる

一日、本県の感染者三人で、二カ月ぶりに一桁。二日、政府は緊急事態宣言を三月七日まで延長に。感染の落ち着いた本県は七日で解除に。緊急事態宣言下、深夜に自民党議員が複数で東京銀座のクラブを訪れていたことを首相が陳謝。コロナ倒産一千件に。三日、感染拡大に対応して罰則を設ける特別措置法と感染症法の改正案が成立。特措法では、休業や営業時間の短縮命令に応じない場合は三〇万円以下の過料、改正感染症法では入院拒否などに五〇万円以下の過料、濃厚接触者を特定するため保健所が行う疫学調査を拒否した場合は三〇万円以下の過料が科されることが設けられた。国内一日の死者数最多の一二〇人、累計で六千人超。五日、国内感染者累計四〇万人に。一四日、ファイザー社のコロナワクチン特例で承認。一七日、全国の国立病院機構などの医療従事者四万人のワクチン先行接種始まる。二二日、県内の感染者一〇六日ぶりにゼロ。ウイルス変異株国内で拡大、一七都府県で一三五人感染。二五日、NHO宇都宮病院で県内初の、医療従事者のワクチ

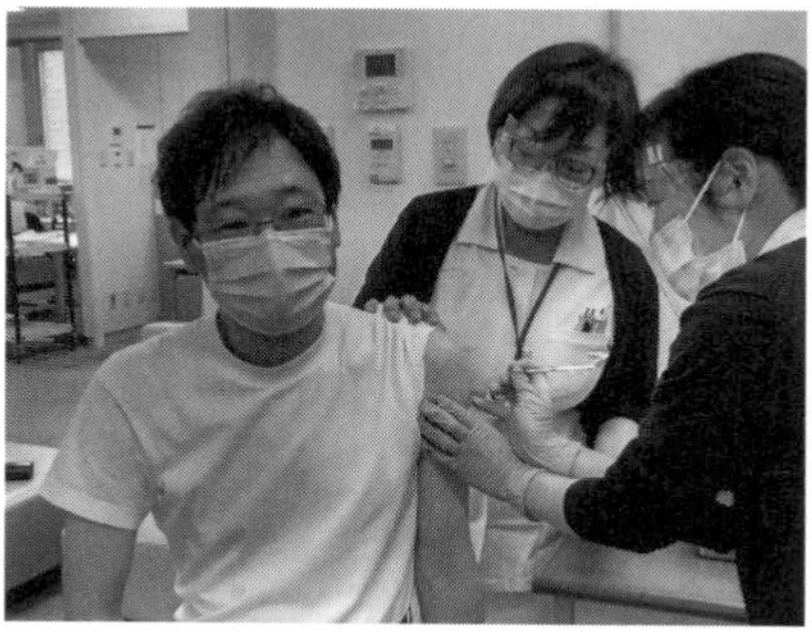

図版終-4　新型コロナワクチン接種の様子

ン先行接種始まる。二月末で大阪・京都・兵庫・愛知・岐阜・福岡の緊急事態宣言は前倒し解除に。

## 三月　緊急事態解除と感染の再燃

二日、国内死者八千人超。四日、県内の外出自粛要請解除。五日、政府は首都圏の四都県に出ている緊急事態宣言二週間の再延長に。九日、県内感染者二二人、二七日ぶりに二〇人以上。

一一日、WHOのパンデミック宣言から一年、感染者数一億二千万人、死者数二六〇万人超で、現代最悪の感染症に。人口当たりのワクチン接種率が最も高いイスラエルが発症や重症化、死亡を防ぐ効果が九七％と発表。一二日、厚労省が、国内の医療従事者三六万人のワクチン接種後に三六人の重いアレルギー症状出現と発表。一三日、ヨーロッパでアストラゼネカ社ワクチン接種後に血栓症による死亡例の報告、接種一時中断に。一七日、イギリス変異株が本県で初確認。二〇日、夏のオリンピック、パラリンピックでの海外客受け入れ断念。二六日、国内感染者、二月六日以来二千人超、感染再拡大懸念。二八日、大阪の感染者数三二三人、一一月二四日以来約四カ月ぶりに東京の感染者数上回る。東京は六日連続で感染者数が三〇〇人を超え、週平均の感染者数は昨年夏の第二波のピークを上回る。二九日、二八都府県で新規感染者増加、リバウンドの傾向顕著に。都市部では夜の人出増加、自粛疲れか。イギリス変異株、世界一〇〇カ国以上に拡散。三〇日、厚労省職員二三人による東京銀座での深夜会食が明らかとなり、菅総理陳謝。東京都の時短営業要請中で、政府は国民に花見や歓送迎会、五人以上の会食自粛呼びかけの最中だった。大阪の新規感染者数四三二人で、四〇〇人超は一月二四日以来。WHO、新型コロナウイルスが武漢の研究所から流出した可能性低いと報告。各国は報告書の透明性を疑問視。三一日、県内感染再拡大四八人、四〇人超は一月二九日以来。国内感染者二八四三人、二五〇〇人を超えるのは二カ月ぶりで「第四波」に危機感。変異株感染者も増加。国の統計によると今冬は二〇〇〇年以降、初めてインフルエンザの流行がなかった年になった。コロナ対策が感染症全般に効果か。

### 四月　第四波と三度目の緊急事態宣言

一日、政府は緊急事態宣言に準じた「まん延防止等重点措置」を大阪・兵庫・宮城に初めて適用することを決定。対象地域は大阪市・神戸市・西宮市・尼崎市・芦屋市・仙台市に五日から三一日間。大阪市は聖火リレー中止に。三月末までの国内死者は九一七三人、そのうち七四〇四人は一一月以降の第三波での死者。三日、県の新規感染者四一人、佐野の高齢者施設でクラスター発生。五日、イギリスは感染者急減で一月から続いているロックダウンの一部緩和に、ワクチン接種効果か。七日、大阪の新規感染者八七八人で過去最多、変異株陽性率六五％、大阪独自の「医療非常事態宣言」。宇都宮市内の保育施設で職員三人、園児三人のクラスター発生。八日、京都大学病院でコロナ肺炎に世界初の生体肺移植。宇都宮市に一九〇〇回（九五〇人）分の高齢者向けワクチン到着、県内市町は接種計画で手探り。九日、東京・京都・沖縄に五月一一日までまん延防止決定。国内の累計感染者数五〇万人超。県は新規陽性者全て変異株検査実施に、飲食店に感染防止の認証制度開始。一二日、全国で六五歳以上の高齢者三六〇〇万人向ワクチン接種始まる。県内で最も早い宇都宮市では特養で接種開始。一方、先行接種の医療従事者の接種は国からのワクチンが届かず二割未満。一三日、大阪感染者初の一千人台に。一四日、全国の新規感染者四千人超。尾身対策分科会長、中川日本医師会長は「第四波」の認識を示し、政府に迅速な対応求める。一五日、政府は埼玉・千葉・神奈川・

愛知をまん延防止の追加する方針に。大阪感染者一二〇八人。県内の感染者総数五千人超す。一六日、小山市で高齢者向けワクチン予約が開始五分で終了し、批判が集中、市長が謝罪会見することに。一七日、世界の死者三千万人超、感染者数は一億四千万人。世界の一日当たりの感染者数七〇万人超。インドで連日二〇万人超の新規感染者、二重変異株急増確認。一八日、ワクチン接種が進み感染者数が減少したイスラエルでは屋外でのマスク着用撤廃に。二一日、全国の感染者五二九二人。五千人を超えるのは一月二二日以来。県内初の高齢者向け集団接種が小山で行われる。二五日、東京・大阪・京都・兵庫の四都府県に五月一一日まで三度目となる緊急事態宣言。酒類提供店に休業要請。プロ野球は対象地域の球場では無観客試合に。県知事は宣言地域への移動自粛要請。二六日、国内のコロナ死亡者一万人（死者が五千人を超えたのは一月二三日）。国はワクチン接種迅速化のため、東京や大阪に一日一万人規模の接種会場設置方針発表。ワクチンは承認予定のモデルナ社製、医療従事者は自衛隊からの派遣を検討。厚労省は接種者不足解消の為、集団接種における歯科医のワクチン接種を特例として認可。県内五四例目のクラスターが上三川町の病院で発生。二七日、県内で変異株急増、四月に入り七八人に。インドで一日感染者三五万人、医療用酸素不足に。二九日、東京の感染者一〇二七人で、一月二八日以来の千人超え。三〇日、政府は全国の市区町村に高齢者への二回接種を七月末までに完了するよう要請。二転三転する政府の方針に自治体からは困惑の声が漏れる。世界感染者数一億五千万人超え。

## 五月　ワクチン狂想曲と緊急事態宣言の延長

一日、五連休初日の首都圏近郊の行楽地に観光客繰り出す。緊急事態宣言のマンネリ化か。那珂川町の中学校で県内五九例目のクラスター発生。インドの一日の感染者四十万人超え。二日、国内感染者数六〇万人超え。変異株への置き換わりが増加のペース加速に。四日、日光市の小学校で県内六〇例目のクラスター発生。二重変異株や三重変異株の出現も指摘されているインドでの感染者数二千万人超え、死者数も米国、ブラジルについで世界三位。七日、政府は四都府県に愛知・福岡を加え、緊急事態宣言を三一日まで延長を決定。国内の一日当たりの死者数最多の一四八人。八日、一日の感染者数一四道県で最多更新。県内感染者五一人で、一〇六日ぶりに五〇人超え。一〇日、NTTは高齢者のワクチン接種予約受付電話殺到で、固定電話網のパンクを避けるために通信制限を予告。県内各地でも「ワクチン予約の電話つながらない」の声相次ぐ。一一日、愛知県西尾市の副市長がチェーン薬局の創業者夫妻にワクチン予約の優先便宜が明るみに。県内四市町がワクチン接種七月完了困難の見通し。出版社の宝島社（東京）が戦時中に戦う訓練をする子どもたちの写真を背景に「ワクチンもない。クスリもない。タケヤリで戦えというのか。このままじゃ、政治に殺される。」と政府のコロナ対策批判の企業広告を全国紙三紙の朝刊に掲載。一二日、国内の全市区町村の一四％がワクチン接種の七月完了困難の見通し。愛知県安城市でコロナワクチン接種の予約を断られた男が腹いせに病院のドアガラスを破壊し、逮捕。県内でも個別接種のワクチン予約問い合わせが医療機関に殺到。個別接種は「かかりつけ患者」に限定する医療機関も多く、「かかりつけ」の定義のあいまいさも混乱に拍車。県医師会が「高齢者目線」でワクチン難民の救済のための行政の取り組みを訴える。米国オハイオ州でワクチン接種促進のため、接種住民対象に一〇〇万ドルが当たる宝くじ実施すると発表。一三日、政府はまん延防止に群馬・石川・岡山・広島・熊本を追加。北海道は感染者数最多の七一二人となり、まん延防止地域の拡大へ。一般の高齢者に先駆けて国内各地の自治体首長など行政トップへのワクチン接種に対し賛否両論。一四日、政府は北海道・岡山・広島に緊急事態宣言追加。当初のまん延防止の政府案に分科会が反対して一変。県は県民に県外への不要不急の移動自粛要請に。一五日、共同通信社の調査で、七月接種完了に多くの課題が。政権が各自治体への接種前倒し要求の電話攻勢実態が明らかに。県内の一日当たりの変異株確認最多の三三人。一六日、菅内閣支持率急落三三％。ワクチンへの不満や五輪開催への不安が原因。ワクチン接種が遅れ、接種率は世界一〇〇位以下、先進国では最下位。台湾やシンガポールなどの感染対策「優等生」が変異株拡大で苦境に。一七日、政府が東京・大阪に設置する大規模接種のネット予約開始。大阪では予約開始三〇分で二万五千回分埋まる。予約システムの不備も明らかになり、混乱相次ぐ。ネットを使えない高齢者は諦めムード。県内初、ネパールからの帰国者三人インド変異株確認。一八日、栃木労働局への取材でコロナ感染に伴う労災請求が医療福祉従事者中心に四九件、過酷な労働環境の表れ。二〇日、厚労省専門部会は米国モデルナ社と英国アストラゼネカ社のワクチン承認。アストラゼネカ社ワクチンは血栓症の副反応への懸念から当面使用しない方針。二一日、県内で唯一予約不要で日時を指定した塩谷町のワクチン集団接種が順調と報道。一方、「平等性」を重視し一斉に通知を出した他の自治体は予約の混乱や苦情殺到に苦慮。県はワクチン接種で市町支援の為、医療従事者募集の登録制を開始。二二日、政府は国産ワクチン研究開発の基金創設方針固める。二四日、東京・大阪で自衛隊大規模接種センターの接種始まる。二八日、政府は緊急事態宣言六月二〇

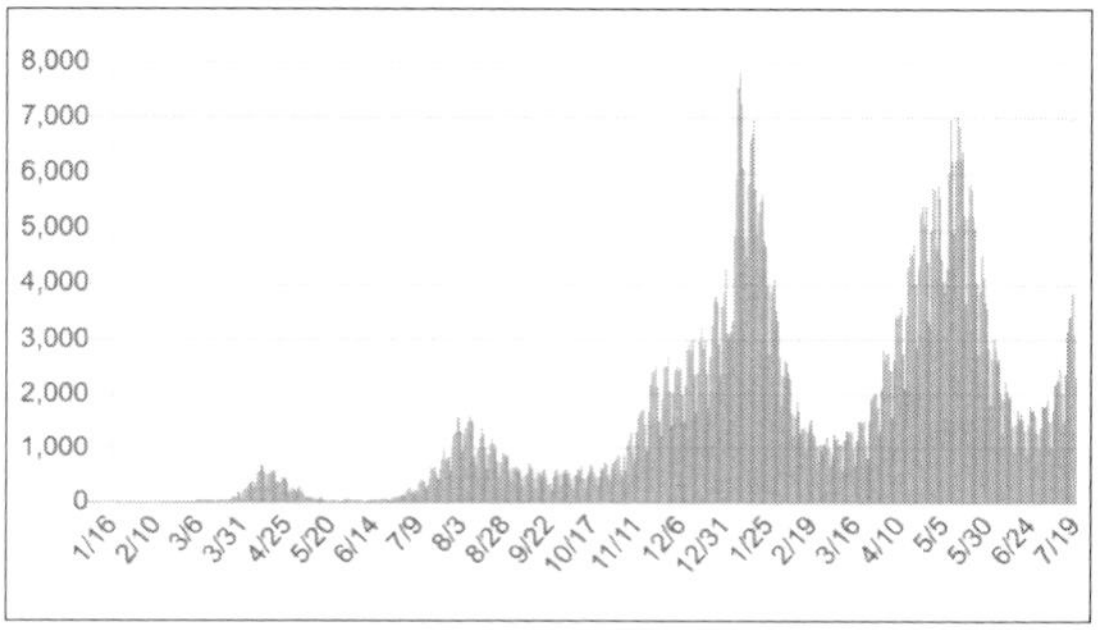

図版終-5　国内の１日当たりの感染者数の推移（厚労省ホームページより）

日まで延長決める。二八日、緊急事態宣言五輪開幕一カ月前の六月二〇日まで延長決定。確保のアストラゼネカワクチン、中国の介入でワクチン調達遅れの台湾に提供検討。東京は映画館・美術館の再開認める。県は六月一六日から、とちぎ健康の森（宇都宮市）に大規模接種会場開設に。県内感染者五二人で第四波最多。ワクチン余りの米国では海外からのワクチン接種ツアー増加。

## 六月　インド変異株（デルタ株）の拡大

一日、五輪の海外選手団の事前合宿のための来日始まる。日本選手団へのワクチン接種始まる。政府は二一日から職場や大学での「職域接種」をモデルナ社製ワクチン使用して始めると発表。県内では宇大で先行実施に。WHOは、新型コロナウイルスの変異株の名称に国名を使用せずにギリシャ文字を使用する方針を示す。六日、インド変異株（デルタ株）が六〇カ国に拡大。新型コロナワクチンの一回目の接種を終えた高齢者の割合が本県が最下位の一四・五％（全国平均は二二・八％）。県営大規模接種会場の予約枠を一八市町に配分に。九日、首相が一〇月から一一月にワクチン接種完了を表明。一二日、英国で開催されたG７（主要七カ国首脳会議）で十億回分のワクチン提供合意。一三日、全日空で職域接種始まる。日本航空も一四日から開始。一四日、県の発表では県内二五市町の高齢者のワクチン接種率に大きな差が。県内自治体によっては県発表と実態と差があると反発。一五日、県は六四歳以下のワクチン接種の優先者に国が定めた基礎疾患のある人に加え、学校、福祉施設職員などを加えた指針を出す。一六日、県営大規模接種始まる。一七日、政府は観客を入れてのオリンピック開催を表明。一八日、コロナ分科会の尾身会長がオリンピック開催なら無観客が望ましいとの提言を政府に提出。県は七月から済生会病院に二カ所目の接種会場設置を決める。一九日、東京都は都主催のＰＶ（パブリック・ビューイング）開催中止に。二〇日、政府は、専門家の危惧をよそに七都府県の緊急事態宣言を解除し、七月一一日までまん延防止に移行。沖縄のみ緊急事態宣言延長。二一日、県内でも職域接種始まる。オリンピックの観客は上限一万人、感染状況により無観客とすることで合意。二三日、政府はモデルナ社製ワクチン不足から、職域接種と自治体の大規模接種新規申請受付一時中止を発表。二四日、東京都は感染者数増加から感染再拡大の予兆と発表。三〇日、県内の感染者数累計で七千人超え。六千人に達した五月二一日から四〇日で一千人増え、この間のクラスターは五件。三一日、創業六七年の宇都宮グランドホテルがコロナ不況で閉館に。変異株（デルタ株）の拡大が東南アジア諸国や欧米で猛威。イスラエルでは一度着用義務をなくしたマスクの屋内での着用を再義務化。

## 七月　四度目の緊急事態宣言と無観客オリンピック開催

二日、大阪市、神戸市、千葉市など国内各地でワクチン予約停止。国のファイザー製ワクチン供給追い付かず、ワクチン接種の混乱続く。五日、県営大規模接種会場で一般六四歳以下の接種始まる。県内の国際医療福祉大学と白鷗大学で学生の接種始まる。英国のジョンソン首相、ワクチン接種が進み死者が減少する一方、デルタ株による感染が急拡大する中、コロナ規制撤廃を表明。専門家は懸念表明。六日、オリンピック選手団の結団式が、オンライン開催。七日、政府は新型コロナ感染拡大が続く東京都（この日の感染者は九二〇人）に対し四度目の緊急事態宣言を出す方針決める（まん延防止が切れる一二日から八月二二日まで）。八日、東京都など四都府県のオリンピック無観客に。世界全体のコロナ感染による死者が四〇〇万人超え、デルタ株による猛威、深刻に。隣国の韓国で過去最多の一二七五人の新規感染。九日、コロナワクチン本県配分が希望の半分の見通し、国に供給を要望。一一日、全国知事会が、国にワクチン不足解消を求める緊急提言をまとめる。一二日、東京都に四度目の緊急事態宣言発出。初日の人出微減にとどまる。一四日、東京の新規感染者一一四九人、五月一三日以来の千人台。全国の感染者は三一九四人で拡大加速。新型コロナ感染が猛威を振るうインドネシアから日本人五二人、特別便で帰国。県内のＰＶ断念相次ぐ。一七日、オリンピック選手村で初のコロナ陽性、関係者感染も最多の一五人。県内感染者四八人。一八日、菅内閣支持率発足以来最低。コロナ対策不満。二三日、一年延期されたオリンピック東京大会が無観客で開幕。

## （五）新型コロナの終息は？

降り続く雨が必ずやんで晴れるように、パンデミックも必ず終息する。問題は収束するまでにどれほどの尊い命が奪われるかである。二〇二一年七月下旬の時点で世界の感染者数は約一億九千万人、死者は四一〇万人で、日本の感染者数は約八五万人、死者は一万五千人で、まだ終息の目途は立っていない。さらに変異株が感染を拡大させている状況を考慮に入れると、今後も犠牲者が増える可能性が高い。

しかし、一方で明るい話題もある。新型コロナ感染症の実態がわかるにつれ、私たちは、パンデミックの初期に抱いたような、得体の知れない病原体に対する恐怖を抱かなくなり、感染拡大を避けるための冷静な対応が取れるようになった。また、特効薬こそないものの、重症化した時の治療法がある程度確立してきたため、医療逼迫が起きなければ多くの命を救えるようになった。そして待望のワクチンが登場したことである。第一一章でも触れたが、今回使用されるワクチンは、人類初の遺伝子ワクチンであるため副反応の心配はあるが、接種が進んでいる海外からの報告では高い感染予防と死亡率を低下させる効果が示されており、コロナ終息までの時間をより短くしてくれるのではないかと期待している。（二〇二一年七月）

### コラム　尾身茂

正体不明の新型コロナウイルスのパンデミックに対し、新聞や雑誌、テレビなどのメディアが多くの専門家の話を報道し、時代の寵児となり連日テレビのワイドショーに登場する専門家まで出現した。しかし、高い見識と豊富な経験、はったりのない誠実な人柄など、尾身茂以上に今回のパンデミック対策のトップに立つのにふさわしい人物はいない。尾身は東京都生まれで、高校時代に一年間アメリカに留学し、帰国後慶応大学法学部に入学する。高校時代は医学部を目指していたわけではなかった。日本中が学園紛争で騒然としている中、大学に行かず書店通いをしていた時に、内村鑑三の息子で東大精神科教授であった内村祐之の著書『わが歩みし精神医学の道』に出会い医学部を志すことになり、自治医科大学の一期生として入学。卒業後へき地医療に従事した後に厚生省を経てWHO西太平洋地域事務局のポリオ撲滅担当となり、西太平洋地域のポリオ撲滅を達成する（第一〇章参照）。その後同事務局長に就任する。事務局長時代の二〇〇三年に世界を震撼させたSARS（重症急性呼吸器症候群）が発生、対策のリーダーとして尽力し、終息させたのである。SARSは、中国の広東省が最初の発生地で、本文でも触れたが、今回の新型コロナと同じコロナウイルスが原因ウイルスである。世界の三二の地域と国で八千人を超える感染者があり七七四人が犠牲となったが、日本には侵入しなかった。現在、感染症対策分科会会長を務める尾身は、専門家を代表して国に提言を行うとともに、国民に現状と対策を率直に語りかけている。

（岡）

# 参考文献

青木純一「刀根川病院を訪ねて」（二〇一四、複十字No.358 公益財団法人結核予防会）
青木歳幸『江戸時代の医学』（二〇一二、吉川弘文館）
石弘之『感染症の世界史』（二〇一八、角川ソフィア文庫）
池田文書研究会編『東大医学部初代綜理池田謙斎　池田文書の研究（上）』（二〇〇六、思文閣出版）
磯田道史『感染症の日本史』（二〇二〇、文芸春秋）
伊東榮『伊東玄朴伝』（一九一六、八潮書店）
伊東祐彦『日本小兒科叢書　疫痢ト赤痢』（一九一三、吐鳳堂書店）
いまいち市史編さん委員会『いまいち市史』（史料編・近現代Ⅳ、一九九八、今市市）
氏家町史作成委員会編『氏家町史』（民俗編、一九八九、氏家町）
氏原佐蔵『賣笑婦及花柳病』（一九二六、泰成堂書店）
宇都宮市医師会史編纂委員会編『宇都宮医師会史Ⅰ』（一九八六、宇都宮市医師会）
宇都宮市教育委員会編『宇都宮の民間信仰』（一九九三、宇都宮市教育委員会）
宇都宮市上下水道局編『宇都宮市水道百周年　下水道五十周年史』（二〇一七、宇都宮市上下水道局）
宇都宮大学民俗研究会編『下ヶ橋の民俗』（一九八八、宇都宮大学民俗研究会）
宇都宮大学民俗研究会編『藤田の民俗』（一九八五、宇都宮大学民俗研究会）
宇都宮大学民俗研究会編『富山の民俗』（一九八九、宇都宮大学民俗研究会）

A・W・クロスビー『史上最悪のインフルエンザ』(二〇〇四、みすず書房)
大嶋建彦『災厄と信仰』(二〇一六、三弥井書房)
大嶽浩良「宇都宮藩の種痘と明治期における継承」(下野近世史研究会『近世下野の生業文化と領主支配』)(二〇一八、岩田書院)
大嶽浩良「栃木県におけるコレラ騒動」(地方史研究協議会編『宗教・民衆・伝統 社会の歴史的構造と変容』(一九九五、雄山閣)
緒方富雄『形影夜話―自分の影との対話―』(一九七四、医歯薬出版)
奥武則『感染症と民衆 明治日本のコレラ体験』(二〇二〇、平凡社)
小野養治『男女花柳病予防治療法』(一九〇六、全賞堂)
尾身茂『WHOをゆく』(二〇一一、医学書院)
小山市史編さん委員会編『小山市史』(民俗編、一九七八、小山市)
小山武夫等編『疫痢と赤痢』(兒科診療叢書第一輯、一九三〇、診断と治療出版部)
笠原英彦・小島和貴『明治期医療・衛生行政の研究～長与専斎から後藤新平へ～』(二〇一一、ミネルヴァ書房)
加藤茂孝「「ポリオ」―ルーズベルトはポリオでなかった?―」(二〇一〇、モダンメディア五六巻)
角川日本地名大辞典編纂委員会編『角川日本地名大辞典9 栃木県』(一九八四、角川書店)
鹿沼市史編さん委員会編『鹿沼市史』(民俗編、二〇〇一、鹿沼市)
鹿沼市史編さん委員会編『鹿沼市史』(通史編 近現代、二〇〇六、鹿沼市)

亀山美知子『大風のように生きて　日本最初の看護婦大関和物語』（一九九二、ドメス出版）
川上武『現代日本病人史』（一九八二、勁草書房）
川喜多愛郎編著『小児マヒ』（一九六一、岩波新書）
黒木登志夫『新型コロナの科学』（二〇二〇、中央公論新社）
熊谷謙三郎『赤痢と疫痢』（一九四六、日本醫書出版）
厚生省医務局編『医制八十年史』（一九五五、印刷局朝陽会）
厚生省医務局編『医制百年史』（一九七六、ぎょうせい）
厚生省五十年史編集委員会編『厚生省五十年史』（一九八九、中央法規）
古河歴史博物館編『病よ去れ　悪疫と呪術と医術』（二〇〇一、古河歴史博物館）
五味淵伊次郎『大正七・八年ノ世界的流行性感冒ノ見聞録』（一九一九、南江堂）
酒井シズ『病が語る日本史』（二〇〇八、講談社学術文庫）
さくら市史編さん委員会編『喜連川町史』（第三巻　資料編3近世、二〇〇九、さくら市）
さくら市史編さん委員会編『氏家町史』（史料編近現代、二〇〇九、さくら市）
さくら市史編さん委員会編『氏家町史』史料編渡辺清絵日記、二〇一一、さくら市）
佐々井信太郎等編『二宮尊徳全集』第三十四巻、一九三二、二宮尊徳偉業宣揚会）
佐藤権司「神領農民のコレラと種痘」（二〇〇四、『大日光』七四号、日光東照宮）
昭和十一年四月四日陸軍省検閲済『衛生法及救急法』（一九三六、一二三館書店）

ジョン・バリー『グレート・インフルエンザ』（二〇〇五、共同通信社）
スティーブ・パーカー『医療の歴史』（二〇一六、創元社）
塩谷郡市医師会編『かかりつけ医のココロ』（二〇〇六、塩谷郡市医師会）
塩谷郡市医師会編『幕末・明治・大正期の医療―塩谷の地から「醫」をさぐる』（二〇一六、塩谷郡市医師会）
実学資料研究会編『実学史研究Ⅵ』（一九九〇、思文閣出版）
下田太郎「前流行期におけるスペインインフルエンザと栃木県の状況」（『歴史と文化』二九）（二〇二〇、栃木県歴史文化研究会）
鈴木厚『戦後医療事件史』（二〇一一、じほう）
鈴木則子『江戸の流行り病』（二〇一〇、吉川弘文館）
竹澤謙『丸山瓦全』（二〇一八、随想舎）
中央畜産会編『馬の日本脳炎（第二版）』（二〇一四、中央畜産会）
筒井清忠『西條八十』（二〇〇五、中公叢書）
獨協医科大学とちぎメディカルヒストリー編集委員会編『とちぎメディカルヒストリー』（二〇〇三、獨協出版会）
栃木県医師会七〇周年史編さん委員会編『栃木県医師会史Ⅱ～令和から振りかえる医師会史～』（二〇二〇、栃木県医師会）
栃木県教育委員会編『栃木県民俗資料調査報告書第一集　大畑・沓石の民俗』（一九六五、栃木県教育委員会）
栃木県教育委員会編『栃木県民俗資料調査報告書第六集　八溝山麓の民俗―馬頭町大那地・大山田地区』（一九七〇、

栃木県教育委員会)
栃木市史編さん委員会編『栃木市史』(民俗編、一九七九、栃木市)
栃木縣警察部『明治二十九年赤痢病流行紀事概要』(一八九七、栃木県)

内務省衛生局編『流行性感冒—「スペイン風邪」大流行の記録—』(二〇〇八、平凡社東洋文庫)
長嶋元重『那須のゆりがね』(一九七六、氏家ロータリークラブ)
西沢いずみ「ポリオ生ワクチン獲得運動に見いだされる社会的意義」(立命館大学生存研究センター報告、二〇〇九)
西方義方『内科診療ノ実際』(一九四一、南山堂)
二至村菁『エキリ物語　GHQと日本の医師たち』(一九九六、中公新書)
二宮町史編さん委員会『二宮町史』(史料編Ⅲ近現代、二〇〇六、二宮町)
二宮町史編さん委員会『二宮町史』(通史編Ⅲ近現代、二〇〇八、二宮町)
二宮陸雄『種痘医北城諒斎　天然痘に挑む』(一九九七、平河出版社)
日本医師会編『感染症の診断・治療ガイドライン二〇〇四』(二〇〇四、日本医師会)
日本小児科学会・日本小児保健協会・日本小児科医会日本小児科連絡協議会ワーキンググループ編『予防接種のすべて２００６』(二〇〇六、日本小児医事出版社)
日本遊覧社編『全国遊郭案内』(一九三〇、日本遊覧社)
沼津市史編さん委員会『沼津市史』(史料編近世1、一九九三、沼津市)

芳賀町史編さん委員会編『芳賀町史』（史料編近現代、二〇〇三、芳賀町）
芳賀町史編さん委員会編『芳賀町史』（通史編近現代、二〇〇三、芳賀町）
芳賀町史編さん委員会編『芳賀町史報告書第六集』（事務報告書・地誌編輯材料取調書、二〇〇〇、芳賀町）
橋本伸一『二兎を追う　最上修二と結核特殊学級』（二〇二一、随想舎）
橋本正巳『衛生行政』（一九五八、績文堂出版）
速水融『日本を襲ったスペイン・インフルエンザ』（二〇〇六、藤原書店）
日向野徳久「栃木県の民間療法」（『関東の民間療法』）（一九七六、明玄書房）
平山宗宏「ポリオ生ワクチン緊急導入の経緯とその後のポリオ」（二〇〇七、小児感染免疫 Vol.19）
深瀬泰旦『伊東玄朴とお玉ヶ池種痘所』（二〇一二、出門堂）
福田真人・鈴木則子『日本梅毒史の研究―医療・社会・国家』（二〇〇五、思文閣出版）
富士川游『日本疾病史』（一九一二、平凡社）
冨山房百科事典編集部編『冨山房・国民百科大辞典』（一九三四―三八、冨山房）
増岡敏和『久保全雄医師風雲伝』（一九九五、久保医療文化研究所）
松田心一「日本脳炎の疫学的考察」（一九六一、日本伝染病学会雑誌第三十五巻三号）
見市雅俊『コレラの世界史』（一九九四、晶文社）
南和男『維新前夜の江戸庶民』（一九八〇、教育社歴史新書）
南河内町史編さん委員会編『南河内町史』（史料編4近現代、一九九二、南河内町）

南河内町史編さん委員会編『南河内町史』（民俗編、一九九五、南河内町）
峰宗太郎・山中浩之『新型コロナとワクチン　知らないと不都合な真実』（二〇二〇、日本経済新聞出版本部）
壬生町史編さん委員会編『壬生町史』（資料編近代Ⅱ、一九八七、壬生町）
壬生町立歴史民俗資料館『種痘医齋藤玄昌』（一九九六年、執筆中野正人）
壬生町立歴史民俗資料館『壬生の医療文化史』（二〇〇七年、執筆中野正人）
宮坂昌之『新型コロナ　7つの謎』（二〇二〇、講談社）
宮川米次『日本内科学全書』（第二巻　伝染病 伝染病各論、一九五四、金原出版）
宮田妙子「民俗事象に見る病や魔への対応」（『歴文だより』第一一六号）（二〇二〇、栃木県歴史文化研究会）
真岡市史編さん委員会編『真岡市史』（第三巻近世史料編、一九八五、真岡市）
真岡市史編さん委員会編『真岡市史』（第四巻近現代史料編、一九八五、真岡市）
真岡市史編さん委員会編『真岡市史』（民俗編、一九八六、真岡市）
森島庫太『薬物學』（一九一二、南江堂）

山本俊一『日本コレラ史』（一九八二、東京大学出版会）
山本太郎『感染症と文明―共生への道』（二〇一一、岩波新書）
吉田幸雄・有園直樹『図説　人体寄生虫学』（改訂9版、二〇一六、南山堂）

早稲田大学民俗学研究会編『山本・大郷戸の民俗』（一九七八、早稲田大学民俗学研究会）

『朝日新聞』
『下野新聞』
『栃木新聞』

（編著者名五十音順）

# あとがき

大嶽浩良

本書は塩谷医療史研究会（会長・岡一雄）の永年にわたる活動の成果として刊行したものである。会は平成二一（二〇〇九）年一月一四日に第一回研究会を開催し、以降今日まで一四八回の回数を重ねた。初会の参加者名は、岡一雄・戸村光宏・大嶽浩良・小竹弘則・上野静枝・池田知美の六名であり、以降北島隆行・大嶽弘子・神山壮（故人）・中野英男らが加わった。

会が発足した経過について記すと、医師の岡・戸村両氏が氏家町史編さん室に来室し、塩谷郡塩谷町道下の青木マサイ家文書の調査を開始したことに端を発する。両氏は、すでに栃木県塩谷郡市医師会編『塩谷郡市医師会～新生医師会半世紀のあゆみ～』（平成一五〈二〇〇三〉年）を編纂されていたが、サブタイトルが記すとおり医師会事務局には戦前の医師会に関する史料は残っておらず、戦後の新生医師会発足からの記述となり、戦中・戦前のことが課題として残されたとの感想を抱かれておられた。

一方、大嶽を専門委員長とする氏家町史編さん委員会は、上阿久津河岸を遡航終結点とする鬼怒川の河川交通を編纂の重要な柱と決めていたが、残念ながら河岸問屋を務めた家が残らず史料もすでに処分されたと判り、落胆に暮れていた。ならば上・下流に史料探索を求めようと努力し、その中で塩谷町道下の青木マサイ家にたどり着いたのであった。残念ながら、青木家文書には河岸史料はあまり多くなく当初の目的は達成されなかったが、その代わり、四代にわたる村医者を続けた家であり、膨大な医療関係の史料があることが判明した。近現代部会に所属した大嶽は、以前に執筆した芳賀町史・今市市史・二宮町史で医療史を取り上げていたから、氏家町史史料史でも医療史を柱の一つに据えて行きたいと考えていた。

両者の想いが一致し、研究会を開こうということになり、青木マサイ家文書を読み始め、以降さくら市押上の長嶋厚樹家並びに長嶋元重氏収集文書、さくら市喜連川の大草尚家・佐野哲郎家・さくら市鷲宿の笹沼実家等の医家文書を読んできた。これらの成果は両氏によって塩谷郡市医師会編『幕末・明治・大正期の医療　塩谷の地から「醫」をさぐる』で活かされ、平成二八（二〇一六）年に刊行され評判を呼んだ。

研究会はこれで終わらず、史料収集を県全域へ拡げた。ここで役に立ったのが、壬生町在住の藤田好三氏が永年にわたり収集した文書であった。この中には医療史関係も膨大にあり、それを読ませていただいたのである。中でも鹿沼町の長次郎家文書は戦中期の上都賀郡医師会史料であり貴重なものであった。たまたま、岡・戸村・大嶽の三名は栃木県医師会『栃木県医師会史Ⅱ～令和から振りかえる医師会史～』〈令和二〈二〇二〇〉年〉の編纂に参画し、特に戸村は第四章の「国民皆保険制度と県医師会」の中に反映させた。

こうして会活動は幾つかの成果を生んで来たが、新型コロナが猛威を振るう中、感染症関連の史料も読んできたので、会活動の集約的なものとして近世末から今日にわたる感染症の歴史を、栃木県を舞台に振り返ろうとしたのが本書発刊の動機である。流行り病・伝染病・感染症と名称は変わってきたが、近世末から今日に至る本県の動向を描いたのは最初の試みであり、そういう意味で発刊に意義があると確信している。最後に編集の過程でなにかと労をおかけした下野新聞社クロスメディア局コンテンツ創造部齋藤晴彦氏に、この欄を借り厚く御礼を申し上げる。

## 協力者・協力機関

### 協力者

木村真理子
小竹弘則
五味淵静
佐野哲朗
下田太郎
直井祐紀枝
橋本伸一
藤田好三
宮田妙子
最上恵美子
山田洋子

### 協力機関

さくら市ミュージアム－荒井寛方記念館－
塩谷郡市医師会事務局
下野新聞社
栃木県立博物館
日光市歴史民俗資料館

（五十音順、敬称略）

## 著者経歴

**大嶽浩良**

昭和二〇（一九四五）年三月一五日生まれ。栃木県歴史文化研究会顧問、宇都宮市文化財保護審議委員会委員。横浜市立大学文理学部人文学科日本史課程卒業、県立高校教諭、真岡市史・南河内町史・芳賀町史・今市市史・二宮町史・氏家町史など六自治体史編纂に参加。〈主な著書〉『栃木県の歴史』（共著、山川出版社）『下野の戊辰戦争』（下野新聞社）『下野の明治維新』（下野新聞社）『若き日の野口雨情』（共著、下野新聞社）

**岡　一雄**

昭和三三（一九五八）年四月二一日生まれ。岡医院院長。獨協医科大学卒、前塩谷郡市医師会会長、現顧問。さくら市博物館運営協議会会長。〈主な著書〉『塩谷郡市医師会史―新生医師会半世紀の歩み』（共著、塩谷郡市医師会）『とちぎメディカルヒストリー』（共著、獨協出版会）『幕末・明治・大正期の医療塩谷の地から「醫」をさぐる』（編著、塩谷郡市医師会）『栃木県医師会史Ⅱ　―令和から振りかえる医師会史―』（編著、栃木県医師会）

**戸村光宏**

昭和二〇（一九四五）年八月二六日生まれ。尾形医院勤務医。日本大学医学部卒、栃木県保険医協会会長。（主な著書）『塩谷郡市医師会史―新生医師会の歩み』（編著、塩谷郡市医師会、『幕末・明治・大正期の医療　塩谷の地から「醫」をさぐる』（共著、塩谷郡市医師会）、『栃木県医師会史Ⅱ―令和から振りかえる医師会史―』（共著、栃木県医師会）、『おさんぽ　おさんぽ』（しもつけの心発行・井上総合印刷）

**中野英男**

昭和二二（一九四七）年三月三〇日生まれ。さくら市文化財保護審議会委員。早稲田大学第一文学部西洋史専修卒業、元さくら市ミュージアム－荒井寛方記念館－館長。（主な著書）『氏家町史史料編　渡辺清絵日記』（共著、さくら市史編纂委員会）、『とちぎメディカルヒストリー』（共著、獨協出版会）、『若き日の野口雨情』（共著、下野新聞社）、『宇都宮水道百周年　下水道五十周年史』（宇都宮市上下水道局）

## 栃木の流行り病 伝染病 感染症

2021年8月30日　初版第1刷発行

編　集　大嶽　浩良

発　行　下野新聞社
〒320-8686　栃木県宇都宮市昭和1-8-11
TEL　028-625-1135（コンテンツ創造部）
FAX　028-625-9619

印　刷　株式会社シナノパブリッシングプレス

装　丁　栄舞工房

定価はカバーに表示してあります。
落丁・乱丁は送料小社負担にてお取り換えいたします。

ISBN978-4-88286-799-9